上海市卫生和健康发展研究中心
国外最新卫生政策研究译丛

POPULATION HEALTH

An Implementation Guide to Improve Outcomes and Lower Costs

人口健康

改善成果和降低成本的实施指南

[美] 乔治 · 梅泽尔（George Mayzell）主编
黄玉捷 主审
信虹云 朱凤平 主译

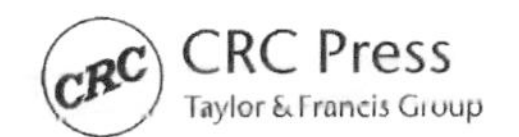

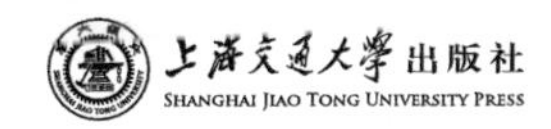

内容提要

本书详细介绍了美国在医疗保障、医院管理、医生薪酬、医疗创新等方面的改革经验，探讨了医疗服务系统从“治愈疾病”到“保障人口健康”的转变，全书共分为14章，涉及如下主题：人口健康的定义、医疗延续性服务、群体管理、以患者为中心的医疗之家、疾病的预防与筛查、大数据技术在医疗领域的应用、医疗保险与医疗支付改革、医生薪酬模式、患者参与自身的医疗行为、医疗公平，以及未来的医疗服务模式。本书有助于读者深入了解美国医疗服务体系，并在此基础上思考中国医疗改革的可能方向。

图书在版编目(CIP)数据

人口健康：改善成果和降低成本的实施指南/(美)乔治·梅泽尔(George Mayzell)主编；信虹云，朱凤平主译.—上海：上海交通大学出版社，2022.1
ISBN 978-7-313-24342-3

Ⅰ.①人… Ⅱ.①乔… ②信… ③朱… Ⅲ.①人口—健康—研究 Ⅳ.①R193

中国版本图书馆CIP数据核字(2021)第209918号

人口健康：改善成果和降低成本的实施指南

RENKOU JIANKANG: GAISHAN CHENGGUO HE JIANGDI CHENGBEN DE SHISHI ZHINAN

主　　编：[美]乔治·梅泽尔
主　　译：信虹云　朱凤平
出版发行：上海交通大学出版社
地　　址：上海市番禺路951号
邮政编码：200030
电　　话：021-64071208
印　　制：江苏凤凰数码印务有限公司
经　　销：全国新华书店
开　　本：710 mm×1000 mm　1/16
印　　张：13.75
字　　数：237千字
版　　次：2022年1月第1版
印　　次：2022年1月第1次印刷
书　　号：ISBN 978-7-313-24342-3
定　　价：78.00元

引　言

大多数医疗公司都在讨论人口健康。他们的讨论分为两派：一派认为人口健康时代来了，我们应该向这一模式迈进；另一派认为人口健康时代不会来临，什么都不会改变。

人口健康的前提是在疾病早期更好地医治患者，从而降低患者的最终医疗成本。我们不仅要医治“患病风险上升”的人群，还要确保人们的预防性医疗和“身心健康”。要使这些健康计划获得成效，通常需要等待多年。

我们都认为，当前的医疗模式是支离破碎的，并不能为美国普通民众提供高质量的医疗服务。虽然大多数人认为今天的美国医疗体系很优质，但这并非所有美国人都可享的。同时，美国医疗服务收费过高，相对于其他国家来说，性价比较低。

尽管在美国的许多地区，“按服务收费”的支付模式似乎仍将持续，但美国目前的医疗模式不可能一成不变。许多人认为，医院的支付模式和服务模式都将发生改变。相较于这种改变是否会发生，人们争论的更多的是这种改变的到来会有多快速和多彻底。许多医院系统和服务模式体系使人相信，这种转型还需要很多年才能完成，而“按服务收费”或“按点击收费”的模式永远不会完全消失。

在联邦医疗保险和商业医疗保险行业，我们已经开始看到向以价值为基础的支付模式转变的趋势。这种模式仍处于一个过渡期，只影响了部分支付过程。我相信，我们正朝着人口健康的方向发展。这是一个逐渐演变的过程，可能不会以我们最初认为的线性方式迈进。

人口健康还关乎对患者群体在临床和经济上负责。这需要一种支持跨境支付的报销模式，例如全额风险。但更重要的是，需要对提供何种医疗保健服务，以及在何时何地提供这些服务做详细的评估，并找出需要这些服务的分散的群体，这仍然是一个极大的挑战。

识别患者群体本身就具有挑战性。为了让医护人员确定自己的所作所为能改善患者的健康，我们需要知道自己的负责对象，并且以更长远的眼光看，我们的工作是应该能得到回报的。虽然联邦医疗保险可以识别这些患者，但为这些患者提供医疗服务可能会受到一定的地理条件的限制。

另一个问题是人口健康服务的时间要求。这对我们目前的医疗保险和支付模式是一个挑战,因为许多患者一次只在一家医保公司投保一年。为了将资源投入预防性健康服务,群体或个体患者必须在一家为临床和经济结果负责的医保公司长年投保。在我们目前的保险模式中,这不是一件一蹴而就的事。有一种理论认为,或许可以通过用人单位来达到这一目标,因为许多员工待在一家公司的时间往往比他们留在一家保险公司的时间长。在用人单位的层面,要做到这一点还需要极大地提振他们的信心。

考虑到这一点,我们更有理由认为人口健康有一段很长的路要走,最终真正实现可能需要很多年。但是,人口健康的部分或者说很多宗旨却可能会更早实现。这里,让我们再谈谈以价值为基础的支付模式,该模式是人口健康的重要基础。我们认为,该模式意味着从医疗保健服务第一曲线(只注重服务量和成本)向第二曲线(注重成本、效果和价值)的转变。

这种向第二曲线和基于价值的支付模式的转变很可能比我们想象的更快。美国医疗保险与医疗救助服务中心已在持续推动医院在未来几年内采用基于价值的支付模式。这一支付模式的重点是医疗保险优势计划、责任制医疗机构和捆绑支付计划。商业保险公司也全力支持着医疗保险的改进。随着支付模式从按服务收费到按价值收费的转变,医疗服务模式也必定会发生转变。这意味着医疗保险将按治疗效果向医院支付费用,并支付一些按人头付费的费用。在这种模式下,医生必须与支付过程和服务系统的其余部分挂钩。这需要数据和更完善的数据评估方法,还需要患者参与,并致力于满足自身的健康需求。

患者参与进来后,医疗服务模式才能转变为“健康”模式。虽然“健康”被定义为“一种没有疾病的感觉和心态”,但也有更贴实际的方式来定义它。此时,“健康”不仅仅意味着预防疾病或保健。想要成为一家成功的人口健康机构,需要从当前的服务模式转变为更高程度的以健康为导向的医疗模式。这种医疗模式离不开医疗服务系统、公共卫生的支持,以及消费者乃至用人单位的付出和参与。

我对新的“健康”服务模式持乐观态度,与忧心未来的变化相比,我更期待创建起能更好地为患者、社区、医生和医疗服务系统服务的新型医疗服务模式。

大卫 L.克莱恩
AMITA 健康集团
执行副总裁/首席运营官

目　　录

第一章
什么是人口健康?

乔治·梅泽尔

美国目前的医疗服务系统不仅支离破碎,而且不可持续!

美国的医疗服务系统与其说是一个卫生系统,还不如说是一个“疾病系统”。可以说,美国在患者患病时的照顾确实做得很好,尤其是当这些患者充分投保并来自特定社会经济阶层时。

尽管美国将近17%的GDP用于医疗保健服务,但与其他发达国家相比,美国在许多关键医疗保健决定因素中表现不佳,包括预期寿命——这个被引用最多的医疗指标之一。与奥地利、加拿大和法国等国家相比,美国的医疗体系一直表现不佳。与英联邦基金报告[1]中的其他11个国家相比,美国在医疗服务质量、服务可及性、服务效率、服务公平性和健康生活方面排名最后。

美国的国际排名

在我们目前的医疗服务体系中,大多数利益相关方都是出于经济动机来应对疾病。因此,尽管有个体道德因素存在,但医疗服务模式的大多数决策者都是在经济利益驱动下做出决策的。这样的医疗体系实际上是为治疗疾病而非预防疾病而设计的。在大多数情况下,有关预防保健的支付模式都得不到重视。因为这种模式即使有回报,通常也要在很多年后。因此,对于支付方或用人单位而言,从短期来看,预防或保健投资的直接回报率很低。

美国只在四个比项(有效医疗、安全医疗、协调医疗和以患者为中心的医疗)上排名第五[2]。因参保状态、居住地区以及其他社会经济条件的不同,医疗服务质量和可及性方面也存在差异。美国的医疗体系在某些特定群体的生活质量和预期寿命方面取得了一些进展。遗憾的是,巨大的不平等性仍然存在(图1.1)。

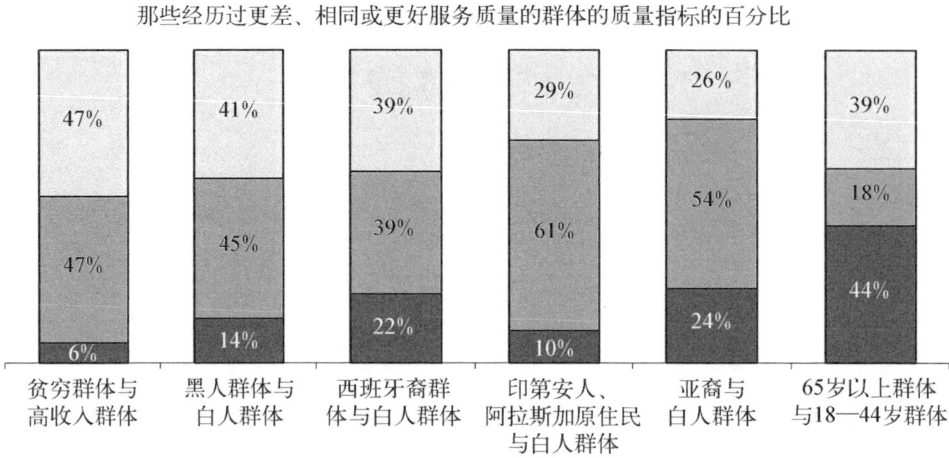

图 1.1　差异性图表(改编自医疗保健研究与质量局,National Healthcare Disparities Report 2011,http://www.ahrq.gov/qual/qrdr11.htm)

目前的医疗保健服务体系显然是不可持续的,因为越来越多的 GDP 用于治疗疾病。医疗保险的经济压力越来越大,联邦医疗救助的服务群体日益扩张,而美国很大一部分人口还没有参保。此外,我们的服务模式的透明度越来越高,这也为医疗系统改变模式施加了一定压力。

人口健康与公共卫生的比较

人口健康是我们当前服务模式之外的一切事宜,完全发生在医生办公室、医院或诊断中心的围墙之外。我们所知道的是,仅仅管理医疗服务的提供并不足以为患者提供"健康"(福祉)。有 85%的"健康"或生活质量并不与医疗服务相关,而是与其他的环境、行为和社会经济因素相关,这些因素将影响我们所谓的生活质量。我们不能再等到人们生病才去干预。届时,医疗费用很高,这将进一步破坏美国经济的稳定。通过纠正或排除风险因素,可以控制社会的长期医疗成本,并提高生产率。

虽然人口健康与公共卫生之间有许多相似之处,但还是存在一些重要的区别。公共卫生通常受政府引导,且素来侧重于疾病生存率、传染病防治和环境因素,如供水、清洁空气和其他类似问题。公共卫生长久以来一直关注的是与整个人口有关的公共物品,如饮用水安全等。“公共卫生”一词正逐渐被“人口健康”所取代。“人口健康”是一个更宽泛的术语,不仅包括为促进健康福祉而采取的行动,还包括与之相关的政策驱动方针。人口健康关乎群体的医疗服务,但也常向个人层面延伸,着眼于改善人类健康和医疗服务。人口健康还关注疾病的个体和全社会风险因素,并且往往比传统的公共卫生模式更具前瞻性。

目前的疾病治疗模式一定会转变为健康模式和预防保健模式。“健康”有许多不同的定义,而不仅仅是没有疾病。健康也是身心安康或一种完满的状态。医疗服务只是“健康”中的一小部分。

医疗模式新的侧重点很可能大部分是由公司、较大的用人单位和政府支付方推动而出现的。用人单位将不再只关注自己的医疗支出,而需要开始关注公司在员工身上所花的总成本。这些成本包括出勤和缺勤等导致的成本。这些是影响劳动效率的重要因素,对于任何一家想获得长期成功的公司来说都至关重要。从长远来看,这些因素导致的损失对于公司而言往往比产生的医疗费用更昂贵。缺勤和出勤的成本长期以来一直被低估,并且未被纳入医疗成本。积极和高效的劳动力对于有竞争力的美国企业来说至关重要。

人口健康的定义

目前这种不可持续的医疗服务模式的一个解决方案是:接受人口健康的概念。人口健康有几种不同的定义,虽然人们未对某种定义达成明确的一致意见,但是,所有的定义本质上都指向同一个目标。以下为“人口健康”的三种定义:

(1) 定义一。某一群体的健康结果及这些结果在群体内的分布情况,用于帮助确定健康结果产生的影响、分布方式和针对其中的决定因素采取的干预措施。[3]

(2) 定义二。一种尖端的医疗服务模式,涉及系统性评估目标人群的健康需求,并前瞻性地提供维持和改善该人群健康的服务。

(3) 定义三。加拿大联邦咨询委员会使用以下定义:“人口健康指的是健康状况指标所衡量的人口健康状况,受社会、经济和物质环境,个人健康行为,个人身份和处事能力,人体生物学,童年成长经历,以及卫生服务的影响。”[28]

从本质上讲,人口健康需要识别特定群体,同时为该群体的健康和医疗负责。要实现这一目标,不仅要重视医疗服务模式,还要重视人口的健康和福祉。这就需要我们去关注健康、预防保健及慢性病管理。

健康与医疗保健服务的对比

我们必须区分医疗保健和健康。“健康”的定义可能是有争议的，并且通常是个否定句，指“没有生病”。在“人口健康”中，“健康”的定义则是个肯定句，涵盖保健、预防和幸福感。此外，如果衡量一下目前的健康定义，会发现该概念往往侧重于患病率、疾病负担和医疗成本等问题。而人口健康则很重视人们的福祉、生活质量和生产率。我们所面临的一项挑战是制定能够准确衡量身心健康的指标。我们习惯于按特定的病程后果来估量总的医疗费用。而现在，我们必须要考虑生活质量、生产率和其他“健康”指标。

“致病因素主要来自经济和社会，因此治疗也必须与经济和社会有关。”

迈克尔·G.马尔蒙特，2001 年

伦敦大学流行病和公共卫生学院教授

人口的健康状况可以通过健康状况指标来衡量，并受到社会、经济和物质环境，个人健康行为，个人身份和处事能力，人体生物学，童年成长经历以及医疗服务和程序的影响。[1] 这些通常被称为医疗决定因素。

风险因素例如：
- ✓ 高血压
- ✓ 不活动
- ✓ 肥胖
- ✓ 高血脂
- ✓ 压力
- ✓ 营养状况
- ✓ 吸烟

图 1.2 健康的风险因素

我们通常很难区分风险因素和医疗保健决定因素。决定因素主要与接触的环境（包括自然环境和社会环境）有关，而风险因素通常与生活方式有关。医疗保健决定因素可以定义为：改变一个人健康状况的任何因素或特征。请参见图 1.2 中的典型风险因素示例。决定因素多种多样，包括：

- 社会因素——包括教育、经济稳定性、卫生保健、社会和社区环境以及邻里环境
- 环境因素
- 医疗卫生服务因素
- 遗传因素
- 行为生活方式因素

- 生物因素

患者群体可以按生存状况、地理、政治因素或物理边界来确定;按观念、文化状况或其医疗费用支付方确定;也可以按国家或种族、宗教或区别于具有明确特征的任何其他划分方式来确定。到目前为止,在美国,从实用性上考虑,通常是按医疗费支付方来确定患者群体的。这可能是在可接受监测和评估的前提下识别人口的最简单方法。责任制医疗机构可以被视为人口健康模式的先驱,随着医疗服务对人口的覆盖更全面,这种模式将做出调整。

了解人口健康最关键的一点是,它与医疗保健的概念截然不同。在美国,谈论健康时,通常谈论的是医疗保健和医疗服务模式,谈论的是疾病治疗模式,是医院运营、医生以及医疗系统的所有这些方面的结合。

随着向人口健康模式的转变,上述概念也与之前大不相同。我们谈论的健康就是健康本身。"健康"是一个比提供医疗服务更宽泛的概念。医疗服务显然是健康的重要组成部分,但它是一个相对较小的组成部分。事实上,医疗服务被认为只占健康决定因素的10%~15%。[4]

在图1.3中,我们可以看到医疗服务实际上只占了健康决定因素的一小部分。遗传因素占了很大一部分,达到30%,至少直到最近,遗传因素一直是不可能被影响的因素。新技术的出现可能会让该局面有所不同。环境因素也占20%,例如传统公共卫生所关注的水、空气和毒素问题。最后,最大的健康影响因素是健康(或不健康)行为。

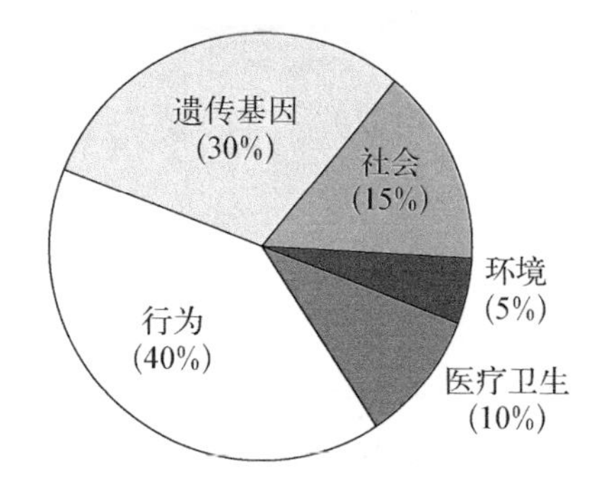

图1.3 健康的首要决定因素(改编自McGinnis JM, Williams-Russo P, Knickman JR. Health Affairs, 2002; 21(2): 79-93.可在http://www.healthaffairs.org上获取)

近年来,我们一直在花时间和精力去研究健康行为,但我们很少以协调一致的方式关注公共场所的卫生。不过吸烟是个例外,公共卫生重点大多集中在教育和税收。最近,肥胖和久坐的生活方式受到了极大的关注。

如果你看看我们的时间、精力和资源都花在了哪里,就会发现我们将大部分资源用于医疗服务,而只有很少一部分用于健康行为相关的地方(见图1.4)。我们所面临的一项主要挑战是这些不健康行为以及全社会健康的其他负面决定因素带来的额外成本。医疗成本正在迅速上升,呈失控状态。在我们着手应对导

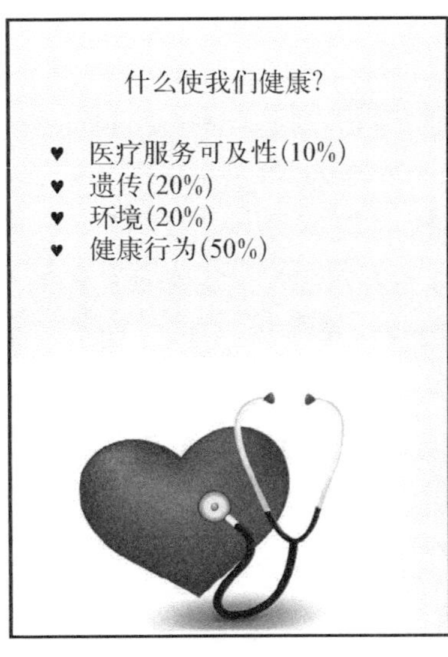

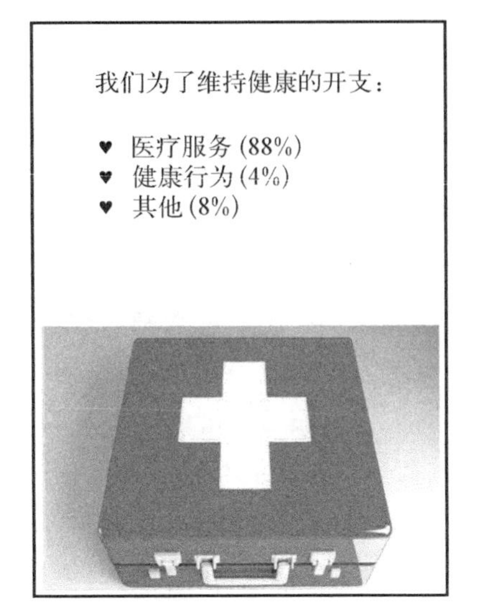

图 1.4 健康与保健:什么使我们健康(改编自 Bipartison 政策中心和波士顿基金会/新英格兰医疗研究所,2012 年 6 月 5 日)

致这一现象的原因时,我们意识到在传统的医疗服务模式下行不通。我们必须开始关注这些健康决定因素。除非推动人口的福祉和"健康",否则我们无法控制医疗成本的上升。

图 1.5 呈现了宏观视角下的人口健康状况,从中我们可以看到人口健康的全景。我们的大部分资源都用在了医疗服务上,用于改善其可及性和质量/效果。其中还包括服务成本、诊所地理位置上的可及性、保险报销范围等。以质量为先的医疗服务看重的是循证医疗、预防性医疗和疾病管理。

影响健康的因素有遗传和个人行为等。这些因素包括肥胖、吸烟、久坐不动、饮酒以及其他个人生活方式。此外,影响健康的还有环境相关的传统公共卫生因素。这些因素包括环境暴露、医疗不平等性等社会和经济问题,以及传染病、水、空气和毒素等。

人口健康服务模式拓宽了传统的医疗服务体系(图 1.6),纳入了我们当前医疗服务模式通常所没有的项目和综合流程。其中包括重视预防、保健以及一般无需求医的人群。接下来的章节将进一步探讨以下内容:

- 基于团队的医疗服务模式
- 医疗协调、住院患者和门诊患者

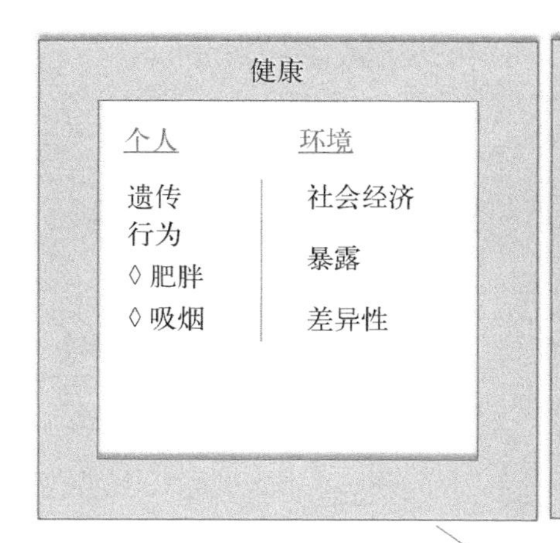

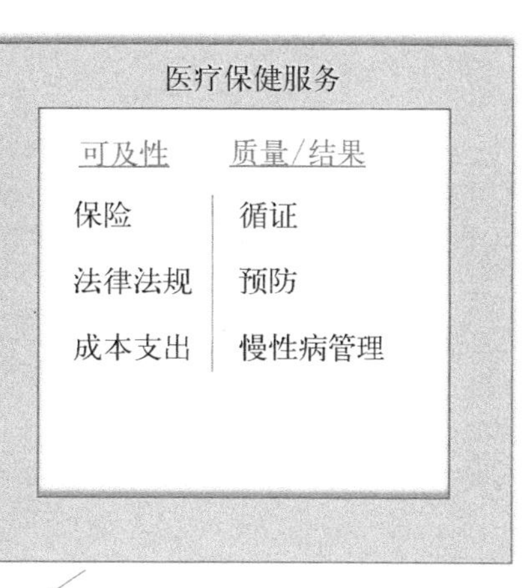

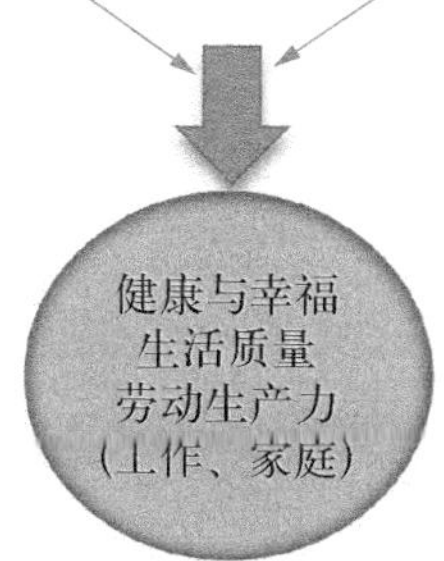

图 1.5　人口健康的宏观视图

- 行为健康综合服务
- 健康风险评估及其与医疗服务模式的整合
- 姑息治疗和临终关怀计划
- 初级保健网络(重点关注以患者为中心的医疗之家和医疗服务属性)
- 患者参与
- 疾病预防与保健的基础设施
- 一套标准体系(侧重于绩效生产率、生活质量以及衡量医疗成果)
- 风险预测模型
- 医院联网电子病历(医疗信息交换),与移动健康信息、个人健康记录、患者门户网站和远程医疗/虚拟访问技术的连通

构建人口健康模式

如果仔细观察医疗资源都花在了哪些地方,我们会发现这些资源主要都花

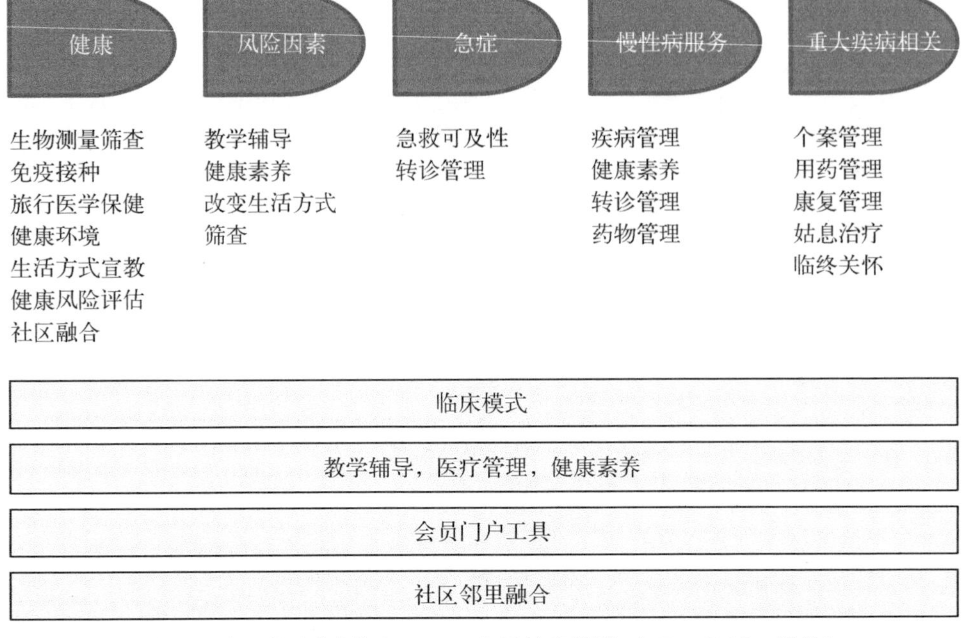

图 1.6 人口健康(改编自 Fabius 人口健康模型,由 Ray Fabius 提供)

在了医疗服务的提供上,而不是健康上。我们花费过多的钱来治疗患者,专门确保其得到高技术和高质量的医疗服务。然而,用于预防疾病和减缓病程的花费却很少。如果将美国与其他国家相比,可以看到美国医疗支出所占 GDP 的百分比超过其他所有发展中国家。与此同时,我们在影响健康的社会决定因素(即行为和预防)上的支出占 GDP 的百分比明显较少(图 1.7)。人口健康将改变这种资源占用状况,着力杜绝医疗服务高额支出的需求。不可否认的是,这不是一个快速解决方案,需要数年甚至数十年才能完全改变固有模式。目前的模式显然不可持续,现今医疗趋势不可能一成不变。我们必须改变关注健康和医疗服务的方式。这将是困难且具有挑战性的。

目前的支付模式不报销预防性健康服务和人口健康费用。随着支付模式的发展以及我们对人口健康的定义日趋明朗,我们终将实现这种新的实施模式。在此期间,我们需要在两种医疗模式下提供医疗服务。这两种模式为:当前以量计费的服务模式和未来的价值导向型服务模式。正是由于这一过渡,未来几年,我们将面临日益艰巨的挑战。

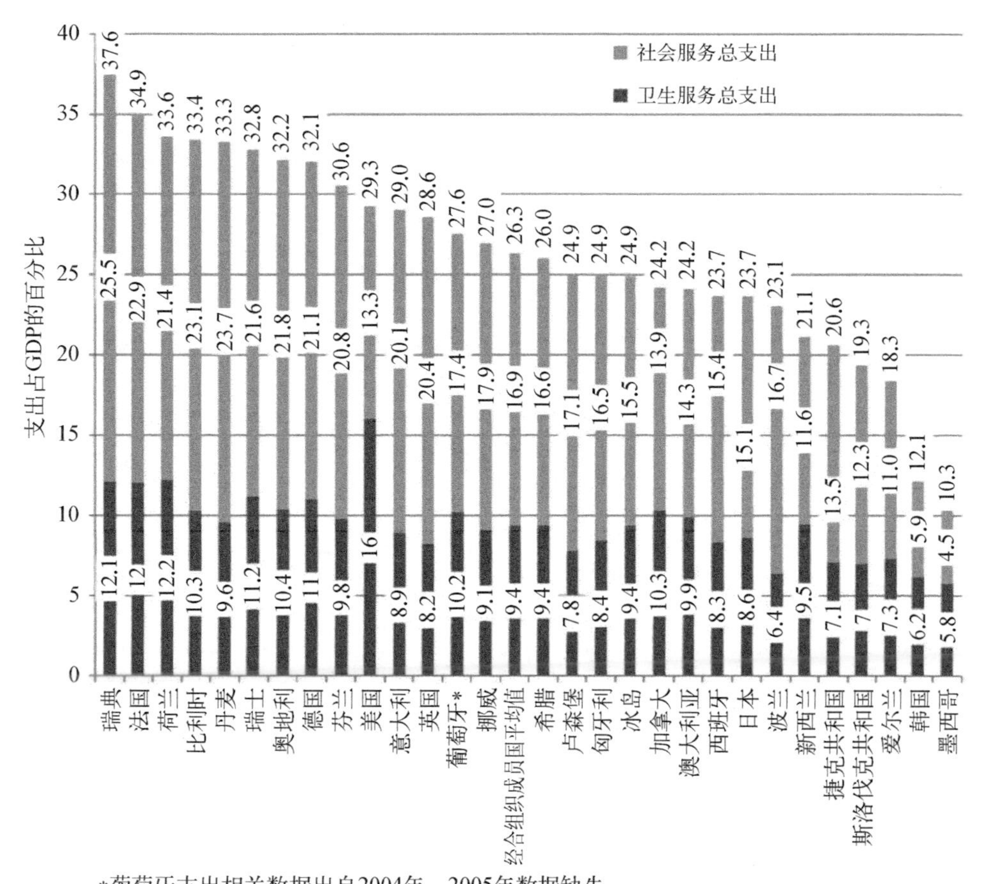

图 1.7 2005 年经合组织成员国卫生服务和社会服务支出总额(转载于 Average Health and Social Services Expenditures：Associations with Health Outcomes.经 BMJ 出版集团有限公司许可)

参考文献

1. Commonwealth Fund Report 2014. US health system ranks last among 11 countries on measure of access, equity, quality, efficiency, and healthy lives. Commonwealth Report June 2014. Available at: www.commonwealthfund.org.
2. www.beckershealthcarereview.com/quality. Accessed on January 7, 2015.
3. Highest rates of obesity, diabetes in the South, Appalachia, and some tribal lands: Estimates of obesity now available for all U.S. counties [news release]. Atlanta, GA: Centers for Disease Control and Prevention, 2009. Available at http://www.cdc.gov/media/pressrel/2009//r09119c.htm. Accessed on December 18, 2009.

4. McGinnis JM, Williams-Russo P, Knickman JR. The case for more active policy attention to health promotion. *Health Affairs*, 2002; 21(2): 79–93. Available at http://www.health affairs.org. Accessed on January 7, 2015.
5. Dunn JR, Hayes MV. Toward a lexicon of population health. *Canadian Journal of Public Health*, 1999; 90(Suppl 1): S7–S10.
6. Centers for Disease Control and Prevention. Heart disease facts: America's heart disease burden. Available at http://www.cdc.gov/heartdisease/facts.htm. Accessed on December 18, 2009.
7. Kindig D, Stoddart G. Models for population health. Peer reviewed. *American Journal of Public* Health, 2003; 93(3): 380–383.
8. Association for Community Health Improvement, 2013. Trends in Hospital-Based Population Health Infrastructure: Results from an Association for Community Health Improvement and American Hospital Association survey. Chicago: Health Research & Educational Trust. December 2013, pp. 380–383. Available at www.healthycommunities.org.
9. Kindig DA. Understanding population health terminology. *The Millbank Quarterly*. 2007; 85(1): 139–161.
10. Nash DB, Reifsnyder J, Fabius RJ, Pracilio VP. *Population Health Creating a Culture of Wellness*. Sudbury, MA: Jones & Bartlett Learning, 2011. Available at www.jblearning.com. Accessed on January 7, 2015.
11. Punke H. US healthcare system ranks last among 10 peers, *Beckers Hospital Review*. June 17, 2014.
12. Nash DB. Game changers for population health. Available at http://tinyurl.com/Nash-interview. Accessed on January 7, 2015.
13. www.beckershealthcarereview.com/quality.
14. The Advisory Board Company, Health Care Advisory Board. The Scalable Population Health Enterprise. *Generating Clinical and Financial Returns from Cost-Effective Care Management*, April 9, 2014.
15. Growth and Performance, Resetting Priorities: The Path from Volume to Value, Sg2's Annual Business and Technology Forecast, 2011.
16. The Advisory Board Company. Health Care Advisory Board, Care Transformation Center, The Scalable Population Health Enterprise. Generating Clinical and Financial Returns from Cost-Effective Care Management, April 2014
17. A governance institute white paper, GovernanceInstitute.com. Moving Forward. Winter 2013. Executive Summary. Building Authentic Population Management through Innovative Payer Relationships.
18. Huynh TM, Cohen D. Innovators and early adopters of population health in healthcare: Real and present opportunities for healthcare—Public health collaboration. *Healthcare Papers*, 2013; 13(3): 53–57. Doi: 10.12927/hcpap.2014.23683.
19. Shannon D. Effective physician-to-physician communication: An essential ingredient for care coordination. *Physician Executive Journal*, January–February, 2012.
20. Burns J. Do we overspend on health care, underspend on social needs? *Managed Care*, OECD Publishing, September 2014.

21. Burton R. Health policy brief: Care transitions. *Health Affairs*, 2012. Available at http://www.healthaffairs.org/healthpolicybriefs/brief.php?brief_id=76. Accessed on January 7, 2015.
22. Bodenheimer T. Coordinating care—A perilous journey through the health care system. *The New England Journal of Medicine*, March 2008; 358: 1064–1071. DOI: 10.1056/NEJMhpr0706165.
23. AHRQ National Healthcare Disparities Report 2011. www.ahrq.gov/qual/ardr11.htm.
24. Riegelman R. *Public Health 101: Healthy People-Healthy Populations*, Sadbury, MA: Jones and Bartlett, 2010.
25. Larkin H. Population Health, Lessons for Hospitals Transitioning to Population Health Management, H&HN/December 2014; 30–31.
26. Hodach R. *Provider-Led Population Health Management*. Bloomington, IN: AuthorHouse, 2014.
27. McAlearney AS. *Population Health Management: Strategies to Improve Outcomes*. American College of Healthcare Exec, Chicago, IL: Health Administration Press, 2003.
28. Association for Community Health Improvement, 2013. Trends in Hospital-Based Population Health Infrastructure. Results from an Association for Community Health Improvement and American Hospital Association survey. Chicago: Health Research & Educational Trust. December 2013. Accessed at www.healthycommunities.org.

第二章
为什么现在就要推行人口健康模式?

乔治·梅泽尔

在过去的20年里,医疗环境一直在飞速变化。在纷繁复杂的环境中,美好往日自然已经被不断的变化所取代。对于我们来说,值得后退一步,评估一路的历程,以及造成当前处境的原因。虽然人口健康的理论和社会价值没有改变,并且可以得到很好的表述,但直至最近,财务模型的出现才使这些理论和价值获得更多收益。

20世纪以来,医疗保健体系发生了巨大变化,人们的预期寿命显著提高。自20世纪初以来,预期寿命增加了30多年,这主要归功于公共卫生的进步。从1900年到1999年,公共卫生方面最为重大的十项改善如下:

- 疫苗接种
- 机动车安全
- 工作场所安全
- 传染病防治
- 冠状动脉疾病和脑卒中的减少
- 健康食品
- 母婴保健
- 家庭计划(计划生育)
- 饮用水氟化
- 认识到烟草的危害和保健教育的必要

美国疾控中心每周计算发病率和死亡率[1]

这些公共卫生项目的推进促成了医疗保健方面的重大改善。我们可以看到,医疗保健环境和个人行为都很重要。

过去的日子,用一些过来的人话来说,是非常不同的。我们觉得,以前的医疗成本都在掌控之中。医疗保健信息体系当时尚处于雏形阶段,患者会有经济负担问题。这里,我们不谈健康保险出现前的状态,也不解释健康保险出现的原因,我们就从医疗成本受到控制、患者普遍支付20%共同保险的时候谈起。那时候,并没有挂号费或健康维护组织,没有保险的患者可在急诊室就诊。那时,患者需要在离开诊所时支付账单,并且,多数诊所都是直接向患者收医疗费的。这种收费结构在当时是"司空见惯"的现象。曾经有过保险单由谁来填写的争议,到底是由患者还是诊所填写?很多时候,诊所只提供账单明细并要求患者用现金支付。然后,患者自行申请报销。我知道,对于一些人来说,这似乎是难以置信的。

医疗成本上升

随着时间的推移,医疗保健服务变得越来越昂贵,构建服务提供方"网络"的想法也随之形成,"优选医疗服务提供机构"的时代已经到来。医生和医院同意通过降低费用来换取更多的服务患者。此时,医疗保健成本仍然在增加,但幅度更小,保险公司能够通过提高保费来弥补开支。劳动力成本一直在增加,护士短缺,新技术蓬勃发展。因此,尽管医疗费用在上涨,但支付大部分医疗费用的用人单位并没有表示强烈抗议。

随着成本问题日益凸显,健康维护组织通过国家立法诞生。健康维护组织的概念是合理的。该医疗保险计划专注于预防性治疗和医疗保健,旨在减缓疾病进展并控制医疗费用。这个过程由支付方进行管理。当时,人们极为关注所谓的管理型医疗保险三原则:成本、质量和可及性。难点在于,如何以正确的比例平衡这三个基本方面。这三者同时做到最好是非常困难的,因此必须做出取舍。其中比较大的"舍"是通过较小的网络和就医审查来限制患者获取医疗保险服务。这引起了公共部门的极大关注。健康维护组织建立了很多制度来帮助控制医疗成本,但只创建了有限的网络来管理医疗保险的成本和质量。正是这些网络比较有限——在大众看来意味着对医疗服务的限制,最终导致了健康维护组织的消亡。在许多情况下,如果医疗保险公司的条条框框太多,或者让公众感觉受到限制,他们就会产生激烈反对。

也就是在这个健康维护组织的时代,按人头付费和转移风险的概念开始萌芽。按人头付费就是按患者或按人头向医生付费(通常预付)。通常按月报销每位保险会员(或每位患者)的医疗费用。这种支付模式引起了医生行医方式的巨大变化,也造成了诊所功能的重大脱节。从某种程度上说,这种做法是将患者的财务风险转移给医疗服务提供者。这是医疗保健领域迎来重大变革的根本出发点。

管理型医疗保险日益为人诟病,保险公司和用人单位渐渐重返"优选医疗服务机构"的模式,该模式下通常需要支付非常高的挂号费。医疗成本持续上升。这些高挂号费的医疗保险被委婉地称为"消费者导向型医疗保健服务",其重点在于消费者已支付高达数千美元的第一笔费用,因此会更多地参与医疗决策。这些医保计划至今仍有,并且还在继续增长。

最近,美国推出了"平价医疗法案"——通常被称为"奥巴马医改法案"。该法案旨在帮助缓解医疗成本的失控状态,扩大医疗保健服务的可及性和可用性,通过增加一致性来限制保险公司,并将责任下放到医疗提供者层面。事实证明,这项联邦立法引起了很多关于其意图和成功概率的争议。即使在撰写本书时,关于该立法是否合理的争议仍在继续。许多人认为它在保险和服务可及性方面都有很多好处。但是,大多数人认为它在控制长期医疗费用方面的作用不大(图 2.1)。

医疗服务变革的另一个强大驱动力是人口结构的变化。"银发海啸"(又称"老龄化趋势")正不断加剧对新型医疗保健服务模式的需求。我们将照顾更多的老人,他们的寿命更长,并且患有更多的慢性病。这也被称为"疾病压缩",因为这些老年人在较短的时间内消耗了过量的医疗资源。鉴于这一点,我们将面临的困境是,至少在公共医疗保险方面,今后能够为婴儿潮一代的老人的医疗保健需求提供经济支持的劳动人口的比例将越来越小。随着人口老龄化加剧,最终为该项目提供资金而支付医疗保险税的纳税人将越来越少。当前的医疗体系并未考虑这种人口结构的转变(图 2.2)。

经济驱动因素

大多数人都一致认为,美国的医疗体系实际上是非常支离破碎的。其中很大一部分原因是金融分裂导致我们的卫生体系不太一致。比如说,患者出院后经常会收到 10～15 个不同来源的账单。账单来源包括:实验室、放射科医生、病理学家、医院和每位诊治的医生,等等。医生和医院收到的经济激励通常是不

ACA重要举措

2010年	2011年	2012年	2013年	2014年	2015年
儿童可以在26岁前使用其父母的保险 小企业税收抵免 临时既存状况保险 新的保险规定禁止在人们生病时将其排除出保障范围，并废除终生保险上限 有既往症状的儿童不能被拒保 特定服务的预防保健 健康保险公司增加保费需证明其合理性，并报告所缴纳的保费的去向	医疗赔付率：必须向受益人退还多余保费 医疗保险受益人处于D部分计划下的“甜甜圈洞”时获得50%的折扣 自愿长期护理保险计划 用人单位必须告知员工福利的价值	医疗服务问责制，医院再入院和基于医院价值的采购计划	通过州和联邦市场首次公开注册 扩大医疗预防服务选择范围	标准福利包 市场上的分层计划(青铜、银、黄金、铂金和巨灾保险等)，具有不同的福利和价格 保险公司不能因健康状况或性别的差异限制保障范围或增加基本保费 为家庭提供的保费和费用分摊补贴 实施个人强制参保计划 小型用人单位推迟到2016年 大型用人单位则被要求在2015年开始 推动此法案的州，将医疗救助资格扩展到合法居民	高成本保险计划(个人保费大于10 200美元，家庭保费大于27 500美元)将享受40%的消费税

图 2.1　平价医疗法案时间轴(改编自联邦基金的医疗改革资源中心，http://www.commonwealthfund.org/interactives-and-data/health-reform-resources-center，2014 年 9 月 6 日访问)

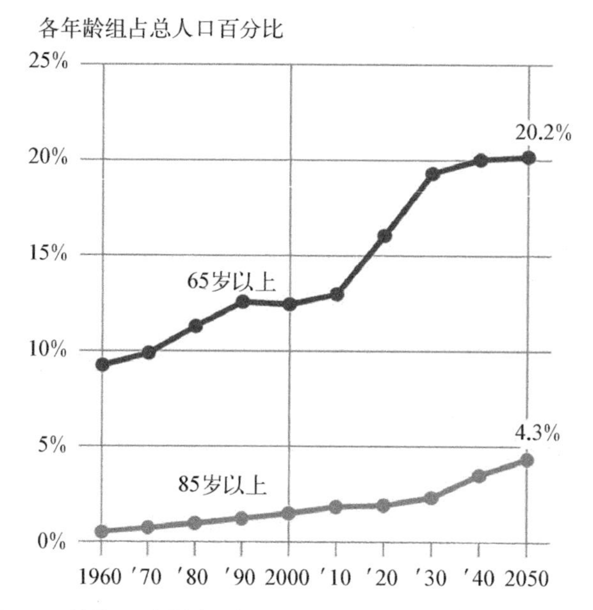

图 2.2 长期医疗服务财政危机，预计老年人口将迅速增长(1960—2000 年数据来自：Frank Hobbs and Nicole Stoops, "Demographic Trends in the 20th Century," U.S. Census Bureau, Census 2000 Special Reports, CENSR－4, Table 5, November 2002, http://www.census.gov/ prod/2002pubs/censr－4.pdf [2012 年 8 月 17 日访问]. 2010—2050 年数据来自：U. S. Census Bureau, National Population Projection, NP2008－T12, http://www.census.gov/population/ www/projections/summarytables.html [2012 年 8 月 17 日访问]

一致的，医生每次看病都有报酬，而医院每次服务可得到一笔固定的报酬(疾病诊断相关分组，英文缩写为 DRG)。经济驱动因素使医疗保健失调，这也是医疗成本上升的一个主要原因。

当管理型医疗保险出现时，其重点是通过多种途径，包括医生网络的缩窄化、就医审查和积极签订保险合同，来管理医疗成本。其中一个主要目标是专注于治疗高医疗成本的患者。这些患者的医疗成本普遍占某地医疗成本的30％～50％，具体视人口数而定。这些患者经常住院，这是医疗保健服务中最昂贵的部分。管理型医疗保险公司花费了大量时间和资源来观察这些患者的住院时间、限制其住院次数，并预防再入院的情况发生。此外，其他高风险患者被转入个案管理或服务协调管理模式，从而帮助医疗服务和成本控制得到平稳过渡，同时提高该人群的医疗质量。

最初，这种模式在控制一些主要成本方面相当成功。该模式面临的挑战之一是，很难提前知道哪些人群将需要支出医疗费用。今年支出医疗费用的患者群明年并不一定就会有高额医疗支出。这是预测分析发挥作用的地方。在预测未来哪些人将出现医疗支出方面，我们的模型正日趋成熟。预测模型的一个挑战是，尽管我们可以充分地统计并预测哪些人将出现医疗支出，但却不一定能得出明确的干预措施。有时风险因素和统计模型非常混乱，潜在病因很难理清。例如，我们可以预测患者在未来几年内会有高额支出。但我们常常不知道是明年，还是两年或三年后，我们往往也不能确切地知道是何种费用。因此，我们难以以预防的形式进行干预，从而限制未来的医疗成本。在面对大规模人群时，我们可以更准确地预测和预防医疗支出，但聚焦个体患者时则比较困难。

为了解决其中一些问题，管理型医疗保险公司开始专注于管理患者的疾病状态，主要对糖尿病、哮喘、抑郁症和其他疾病进行管理。这有助于管理特定的患者群，但可以说并没有显著改变整体医疗成本状况。此外，还有许多患者患有多种疾病的复杂情况，这让所有这些并存疾病的管理变得很复杂。

管理型医疗保险的另一个焦点是“上升风险”的患者，即存在患病风险因素的患者。这些患者具有潜在的风险因素，如高血压、肥胖、吸烟或其他因素。目前，他们的医疗支出不算大，但在未来几年内，随着这些风险转化为疾病，医疗支出将变得惊人地庞大。

仅管理“生病者”行不通

也有其他一些患者目前没有风险因素，但他们却具有可导致未来风险因素的行为特征或遗传特征（提早改变这些患者的行为将对长期医疗成本产生长远的影响）。据我们所知，只关注“生病者”和有风险因素的患者从长远来看并不能控制医疗成本。我们必须关注整个人口，包括所有患者群体。需要预防性保健服务的健康群体是历来被疏于照护的主要群体，应该专门为他们提供预防保健服务，以防患于未然。只有同时关注生病者及其他未生病的人，我们才能真正控制长期医疗成本。这是基于人口健康的基本宗旨。

从图 2.3 中的例子可以看出，没有进行保健管理的人口健康计划的收益率为－9.7％。显然，没有保健管理的人口健康计划是无效的，但有趣的是，对高风险患者采取干预措施后，收益率仅提高到了－4.9％。只有对上升风险的患者采取干预措施后，该计划才能产生收益，收益率为 3%。仅管理高风险患者并不会显著扭转局势。每年约有 18%的上升风险患者升入高风险类别。挑战在于，即使不无可能，我们也很难知道哪 18%的患者的风险会上升。如果只管理高风险人群，仍然会得到负收益的结果。没有保健管理，收益率几乎低至−10%。如果只管理中高风险人群，则收益率约为−5%。只有同时管理高风险和上升风险患者，才能在 5 年内获得正收益率。

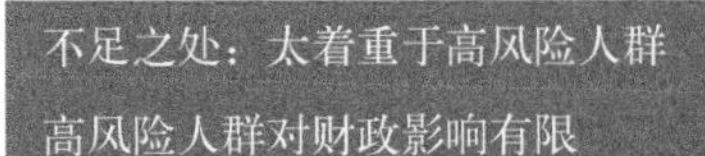

财政分析表明管理上升风险患者的必要性

风险管理分层的收益率(1)

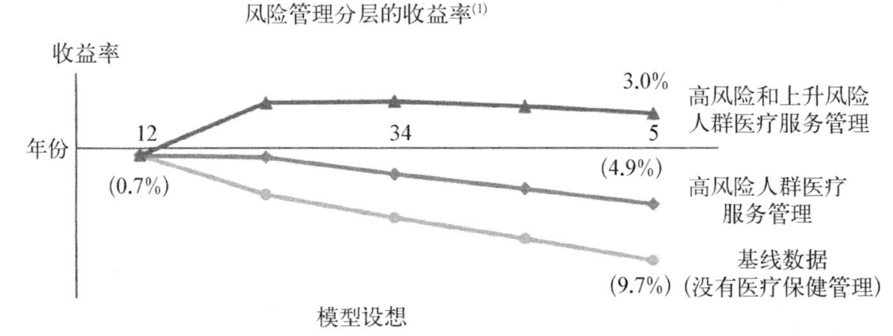

模型设想

利润率	初始	对高风险人群进行医疗管理后	对高风险和上升风险人群进行医疗管理后
初始成本降低幅度	0%	10%	10%
成本增长率	5%	4%	4%
上升风险转向高风险人群占比	18%	18%	12%

(1) 患者人群分为高风险(5%)、上升风险(20%)和低风险(75%)。

图 2.3 医疗服务管理和收益率(来自 The Advisory Board Company. *Prioritizing Population Health Interventions from Data Aggregation to Actionable Insights*. ©2013 经许可，保留所有权利。)

这些数据表明，如果我们一如既往地坚持仅关注高风险和慢性病患者的短期视角，医疗成本曲线不会得到扭转。这个难题的关键部分是获取来自所有患者的更优质数据，以便通过更稳健的预测模型进行适当的风险分层。我们需要拥有更好的技术和患者参与策略，并专注于医疗模式的过渡。通过将重点放在改善医疗协调，医疗模式的过渡将带来更高质量和更低成本的医疗服务(图 2.4)。

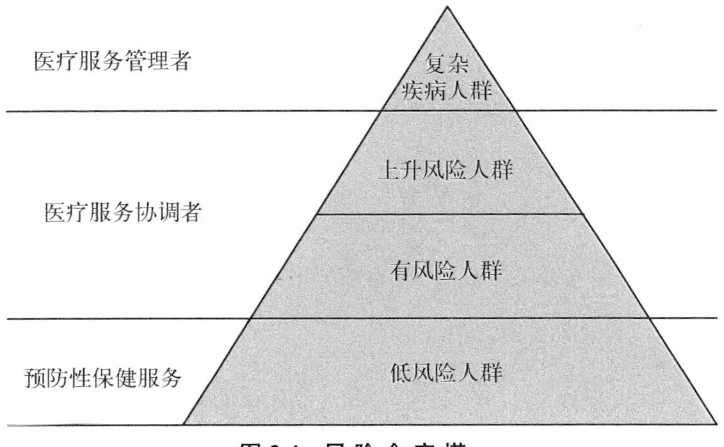

图 2.4 风险金字塔

从数量到价值的转变

所以现在我们已经确定,仅仅管理患者,尤其是重症患者,不会使我们得到和预想一致的质量结果,也不会控制医疗成本的上升。医疗改革的主要障碍之一是,当前的支付模式不支持医疗保健资源对口以及为优质治疗效果买单。因此,医疗保健的主要转变之一是从基于数量的报销模式转向基于价值的报销模式。

这个转变可以分几个阶段完成,但它与传统意义上的人口健康不同。图 2.5 强调了以价值为导向的医疗服务模式中需要发生的一些变化。在早期阶段,这种转变仍然不过是我们当前医疗服务模式的改良,而不是真正的新型服务体系。随着这种转变的发展,新型服务体系肯定会产生。这种转变的一个关键是:支付模式必须有所变化。现在的计酬模式是按就诊或服务付费,而新模式的一个关键之处是按实际的疗效或至少按疗程付费。这种新模式需要以团队为单位,通常表现为采用以患者为中心的医疗之家模式,并需要增加患者参与度。未来的医疗重点不再只是由医生提供服务,而是由专业拔尖的整个专业化分工的医疗团队提供一流的医疗保健和"健康"服务。患者的健康素养对于该模式至关重要。患者将充分参与和影响医疗保健服务,并可随时查看自己的病案。机构的规模越来越重要,因为医疗专家组在初级保健机构中服务患者的平均数量将从当前的 2 000～3 000 名增至3 000～4 500 名。这就需要一种不同类型的医疗服务模式,特别在该模式侧重于整个人口的预防和保健等医疗服务的情况下。医生规模扩充和其他以团队为基础的医疗保健活动将是这个新模式的关键部分。新的侧重点将放在门诊部，60%的医疗服务将发生在门诊，而不是昂贵且资源密集的住院部。新模式将侧重于医疗服务体系，而不仅仅是医院和诊所。

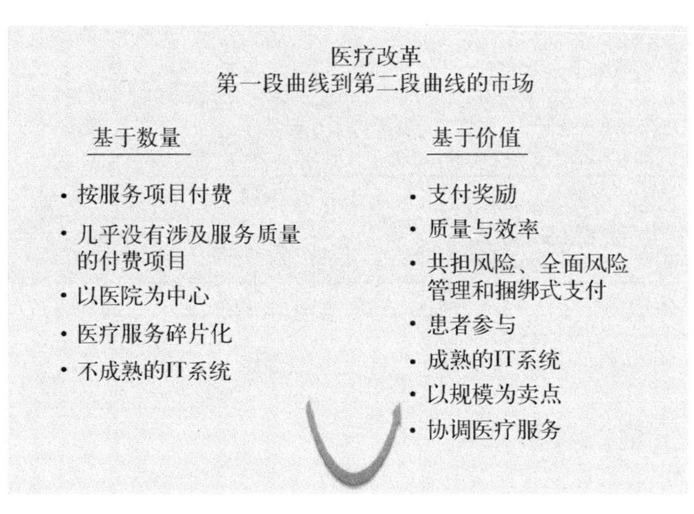

图 2.5 从数量转变为价值(来自 HRET, Transforming Healthcare through Research and Education, http://www.hret.org/,经许可)

促成转变的六大要点

很多强化因素的存在使得当前的医疗模式得以存续。当前模式是由诸多专科医院和自主经营的不同诊所的医生组织起来的，在按服务付费或按接诊量付费的平台上运行。该模式下，低报酬群体有大量交叉补贴。重复的服务比比皆是，很少被整合在一起。患者群体和医疗过程的碎片化现象很普遍。IT 系统彼此孤立，互不相关。质量管理往往侧重于服务内容和过程，而不是结果。

这种从数量到价值的转变将非常困难。目前，医疗行业是按服务量多少而不是按服务效果如何来计酬的。支付体系服务的是患者治疗，而不是健康人的保健。新的医疗服务模式有点类似脚踏两只船的感觉，医疗服务者需要努力平衡服务和基于价值的支付方式。此外，还必须重点关注质量指标和质量成果。要做到这些，需要医疗服务模式的纵向整合，支付方、保险公司和医生之间的边界也会变得模糊。规模将是至关重要的，因为将有巨大的规模经济创建一体化卫生服务体系，特别是在医疗信息学领域。大多数人认为，这种从数量到价值的转变将在未来3～5年内发生，但没有人确切知道具体时间。

有一点显而易见——当前的医疗支出并未为我们带来巨大价值。据估计，医疗浪费至少达7 500亿美元。芭芭拉・斯塔菲尔德曾在一篇文章中论述了她所认为的一些隐性浪费现象。

另外，美国医疗保险和医疗救助服务中心的数据显示，医疗保健体系正日趋复杂。医疗保险投保人往往有多种病症、多个病位、多重治疗方法，并深受不连贯、不协调的医疗服务之苦。鉴于医疗保健体系的复杂性，在综合医疗信息系统中，确保医疗服务的无缝对接非常重要（图2.6）。

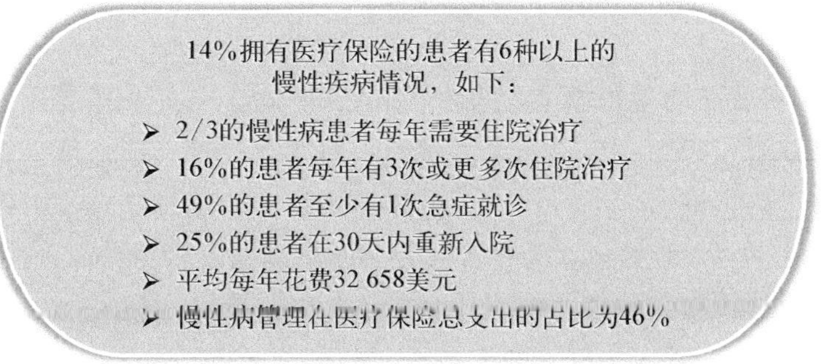

图2.6　慢性疾病驱动下的医保使用情况（改编自 *Chronic Conditions among Medicare Beneficiaries*, Chartbook, 2012 edition, Baltimore, MD, 2012.）

在美国债台高筑的当前困境下，我们在审视国内经济时，务必要考虑健康在其中的重要性。如果同时从工作和家庭方面考虑生产力的重要性时，就会发现人口健康与经济成功直接挂钩。

美国将近18%的GDP用于医疗保健服务。我们在教育方面的支出仅是医疗服务的八分之一，而教育的改善显然与生产力直接相关。这似乎是一个恶性循环。医疗成本的大部分增加与慢性疾病负担的增加、单位服务成本的增加以及更高的就医成本有关[26],[27]。与其他发达国家相比，美国在医疗服务方面的投入更多。

向以价值为导向的医疗模式转变的六项要求

根据波特等人介绍，要推动这个新的价值导向型平台，需要历经许多不同的步骤[2]。第一步是围绕消费者展开工作，采用以患者为中心的行动。在《哈佛商业评论》的一篇文章中,这种系统被称为"综合医疗单位"。这些医疗单位重点关注患者、患者病情、并发症和整体情况,而不是仅仅关注一种或多种疾病过程。

有一个转变是:临床医生团队提供的必须是多学科医疗服务。因此,不仅仅是医生提供治疗。值得注意的是,该团队医疗服务模式类似于我们如今看到的以患者为中心的医疗之家模式。

另一项要求是医生将自己视为机构团队中的一分子。这意味着医生们不仅是医院内部的一支团队,还是服务体系中具有更广泛意义的一支团队。该团队也可被称作"医疗社区"。该团队还负责整个治疗周期,包括门诊部、住院部及介于两者之间的一切协调服务。此类医疗单位还必须易于就医并随时为患者服务。

下一个转变是衡量每位患者的健康结果和成本。这不仅需要以患者为中心的方法,还需要对提高质量和结果测量的不懈追求。我们还必须采用捆绑式支付模式或一些正式的统一支付体系,以便在所有医生和其他医疗工作者之间调整激励措施,而这一切都必须在综合医疗服务模式下进行。此外,所有利益相关者必须共享医疗信息系统。

地理范围必须超出当地的医疗服务体系所在区域。这通常是一个中心辐射模式,中心接收远端的转诊。

最后一项要求最重要:信息服务模型必须具有通用的 IT 平台,以便任何医疗机构都可以从任何位置访问信息(图 2.7)。

转变
➢ 综合医疗单位
➢ 多学科、多渠道
➢ 以团队为基础的医疗服务
➢ 关注结果
➢ 统一支付模式
➢ 通用的医疗信息化
➢ 地理位置

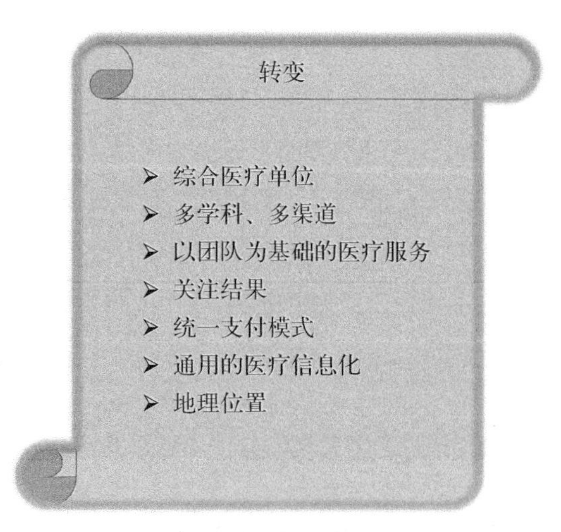

图 2.7 转变到基于价值的医疗服务模式(改编自 Porter ME et al., *Harvard Business Review*, 2013 年 10 月;50.)

用人单位医疗

医疗固然重要，但保健更重要。我们重视工作场所和生产力问题，这些与缺勤和出勤有关。用人单位除了支付员工的直接医疗成本外，还有其长期或短期残疾的间接成本，其中代价最大的是缺勤。

说到缺勤，这不仅关乎员工个人健康，也关乎他们家人的健康。有多少次，父母需要待在家里照顾生病的孩子，或带孩子去医院或诊所？因此，员工家庭所有成员的健康是工作环境的一个关键方面。

随着企业进入新的全球环境，医疗成本成为一个决定性的竞争劣势。这些成本加上健康状况不佳的成本，结果十分惊人。如果将医疗保健的直接成本加上短期和长期残疾及缺勤的间接成本，得到的数字将令人瞠目。

以下为用人单位的普遍缺勤情况：

- 每名员工每年因患病丧失生产力，缺勤 115 个小时
- 每名员工每年因慢性病缺勤与之相比还要多 10 天以上
- 每年每 1 000 名员工缺勤天数中有 400 天是可以避免的[15]

支付方的参与

随着我们进入人口健康的新时代，每位医疗服务提供者将在医疗保健延续性服务中扮演新的不同角色。被称为“医疗社区”的医院将采用集所有医疗服务提供者之力的综合医疗模式，并有着强大的社区服务基础。除此之外，个体层面的激励措施将侧重于患者参与和行为改变。健康素养和患者参与度将是这种新型服务模式的核心。医疗费用支付方的角色会改变，患者的角色也会改变。

支付方将与医疗服务提供者和福利管理人员携手合作，让医疗消费者参与自己的医疗过程。此外，他们将制定激励措施，将患者引导至效率最高的医疗服务提供者，并取得良好的治疗结果。他们还将医疗费用透明化，并将与企业和福利管理人员合作，建立鼓励适当的患者和医生行为的结构体系。

这次是真的有所不同吗?

我们过去没能成功,为什么这次有望成功?这次与过去有什么不同呢?许多人把当前的模式转变等同于20世纪80年代的健康维护组织的模式。其实有几个不同点,其中一个主要原因是转变的紧迫性。国家债务处于创纪录水平,用人单位被迫参与国际竞争,必须削减其福利成本。我们现在有了更好的数据和更好的知识来驱动医疗保健体系转变。大额保险的推出和用人单位向定额缴费的转变不断将患者牵涉进来。此外,医生观念也在发生改变。完成学习后,医生对就业和工作与生活的平衡有着不同的期望和目标。医务领导人员必须推动这种转变(表2.1)。

表2.1 管理型医疗向人口健康的模式转变

	旧(管理型医疗)	新(人口健康)
患者	可及性受限	关注"健康"
用人单位	员工福利	管理成本、缺勤、出勤
支付体系	降低单位成本 增加就诊数量	统一的支付模式 对产生和提高价值的行动给予奖励
信息化系统	不成熟的	正在开发,日渐成熟

向人口健康转变

走向人口健康的道路或者说转变过程非常困难。最大的两个挑战是,未来几年,人们将不得不同时生活在按服务付费和按价值付费的两种制度下。这是两个非常不同的医疗服务模式,在同一个医疗服务体系中很难平衡。此外,这是一种文化变革,需要一些时间。

第二个主要挑战是,经济状况不允许向以人口为基础的医疗保健的快速转变。目前,对"价值"的支付仍是有限的,因此,超前于医疗服务体系会导致经济困难。目前,医疗保健体系仍然是按就诊数量付费的,而且不同的医疗支付方之间的支付模式常常不一致。

向人口健康的转变分为四个阶段:准备期、转型期、实施期和成长期。第一个阶段主要是评估医疗服务体系,并就人口健康的细微差别对服务部门进行教学和培训。第二阶段是切实建立人口健康模式。成本效率和临床综合在按服务付费和按价值付费两种模式下均受到重视。因此，在这个阶段，从在这两种支付模式下均能创造价值的内容方面开展工作很有意义。这些工作包括：以患者为中心的医疗之家、团队医疗服务、临床信息及其共享平台、住院和门诊服务管理以及网络建设（包括医生协作和聘用模式）。此外，信息化系统也很重要。医疗信息交换和其他共享数据是至关重要的任务。为了改善结果和降低成本而进行的成本管理和临床患者细分都是一些基础工作。

紧接着，下一步是实施人口健康模式。这包括确定关键人群，通常通过与医疗费用支付方合作进行。在这一点上，了解归因模式并将特定的医生加入相应医疗服务部门非常重要。了解支付模式，建立适宜的用于支付的基础设施，并建立严格统一的财政激励措施，这些举措对长期成功至关重要。

实施这些计划时，未来市场的增长至关重要。这意味着要研究医疗保险、医疗救助和商业保险公司的支付模式。一开始可以尝试一些试点项目，然后再予以推广。

结束语

总的来说，笔者对医疗保健的未来持乐观态度。我们拥有先进的技术和教育，这意味着我们拥有世界上最好的医疗保健体系。随着我们的经济模式的改变，我们将转向以患者为中心、以团队为形式的医疗服务。笔者对未来保持乐观态度。医疗服务的提供和责任将落到最能在质量、成本、可及性和效果间取得平衡的医疗机构身上。这条路很崎岖，并且要走很多年。但是，笔者相信：我们终将拥有更好的医疗体系。

参考文献

1. CDC works out morbidity and mortality weekly review April 2, 1999/48/12:241–243.
2. Porter ME et al. The strategy that will fix healthcare. *Harvard Business Review*, October 2013; 50.
3. The Commonwealth Fund's Health Reform Resource Center: http://www.commonwealthfund.org/interactives-and-data/health-reform-resource-center (Accessed on September 6, 2014).

4. Starfield B. Is US health really the best in the world? *(Reprinted) Journal of American Medical Association*, 2000; 284(4), 483–485.
5. Watson Wyatt/National Business Group on Health. *International Journal of Workplace Health Management*. The Value of Population Health Management Strategies, 2007/2008.
6. U.S. Department of Health and Human Services, 2005.
7. Care Coordination. A strategic priority in the shift to accountability. Sg2 Report.
8. Burton R. Health policy brief: Improving care transitions. *Health Affairs*, 2012.
9. Bodenheimer T. *New England Journal of Medicine*, 2008; 358: 1064–1071.
10. Shaddon D. *Physician Executive*, 2012; 38(16): 21.
11. Morbidity and Mortality Weekly Report (MMWR), published by Centers for Disease Control (CDC), Identified ten great public health achievements in the United States during 1900–1999. Box 1.3. Public Health Achievements of the Twentieth Century and Challenges for the Twenty-first.
12. Mokdad AH, Marks JS, Stroup DF, Gerberding JL. Actual causes of death in the United States, 2000. *Journal of American Medical Association*, 2004; 291: 1238–1245. [Errata, *Journal of American Medical Association*, 2005; 293: 4, 298.]
13. Kue Young T. *Population Health Concepts and Methods*. 2nd edition. Oxford: Oxford University Press, 2005, pp. 392.
14. *Health Care Transformation: First Curve to Second Curve Markets*. HRET
15. The Advisory Board Company. *Prioritizing Population Health Interventions from Data Aggregation to Actionable Insights*, 2013. The Advisory Board Company. Advisory.com
16. OECD. *Health at a Glance 2009*. OECD Publishing.
17. Burns J. (ed.) Do we overspend on health care, underspend on social needs? *Managed Care*, September 2014. MultiMedia USA.
18. Serxner SA, Gold DB, Bultman KK. The impact of behavioral health risks on worker absenteeism. *Journal of Occupational and Environmental Medicine*, 2001; 43(4): 347–354.
19. HRET. Trends in Hospital-Based Population Health Infrastructure, December 2013.
20. Riegelman R. *Public Health 101: Health People—Healthy Populations*, 2009, Jones & Bartlett Publishers.
21. McAlearney AS. *Population Health Management: Strategies to Improve Outcomes*. Chicago, IL: Health Administration Press; 2003.
22. Moving Forward. Winter 2013. Executive Summary.
23. Better, Smarter, Healthier: In historic announcement, HHS sets clear goals and timeline for shifting Medicare reimbursements from volume to value. hhs.gov/news, January 26, 2015.
24. HRET. Trends in hospital-based population health infrastructure: Results from an Association for Community Health Improvement and American Hospital Association Survey, December 2013.
25. Vox.com. January 20, 2015. 8 facts that explain what's wrong with American health care. Updated by Sarah Kliff.

26. Thorpe KE. Trends: The impact of obesity on rising medical spending. *Health Affairs*, 2004, *Supplemental Web Exclusives*, W4: 480–486. DOI: 10.1377/hlthaff.w4.480.
27. Thorpe et al. The rise in healthcare spending and what to do about it. *Health Affairs,* 2005; 24(6): 1436–1445. DOI: 10.1377/hlthaff.24.6.1436.

第三章
医疗延续性服务

凯瑟琳·费尔克

《责任医疗法案》的问世在医疗体系内部引发了一场颠覆性的变革。目前有诸多变化影响着医疗环境,人们将这些变化描述为“在以每小时80英里的速度行驶的汽车内换电池”。按服务付费转向了按价值付费,这给医院、医生和患者选择带来了前所未有的影响。在以“医院-医生”为中心的服务模式中,高就诊量、服务过度占用、再入院和医院获得性疾病通常是一直能得到报销的。一些疾病原本只能在收费昂贵的医院中通过经验丰富的医生的判断和技能得到治疗,现在逐渐可以通过在更便利和更负担得起的医疗机构工作的收费较便宜的医疗人员进行诊断和治疗。[1]

三重目标是“新制度”医疗的指导原则,奖励医院和医生以最具竞争力的成本提供高质量和适当的就医服务(图3.1)。卓越的患者体验、降低人均医疗成本以及改善人口健康状况,历来都不是医生或医院关注的焦点。有效的沟通、协作、以团队为基础的医疗模式和临床综合网络是实现三重目标的关键。随着患者延续性医疗时间的推移,将需要做一些医疗协调。从以医生为中心的模式向以医疗消费者为导向的模式的转变已经开始,这将影响医疗保健体系的方方面面。

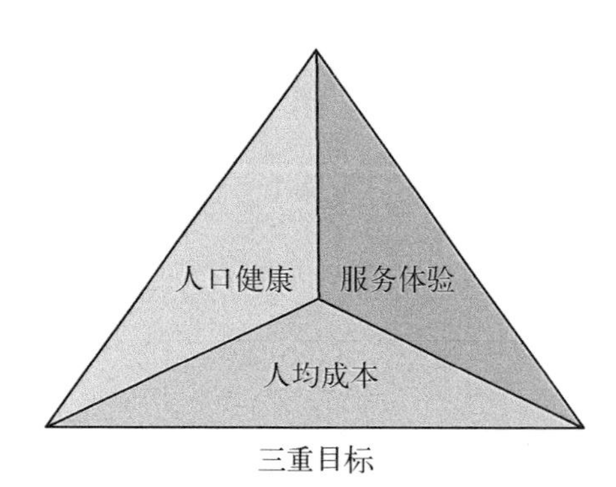

图3.1　医疗保健改进研究所三重目标框架(由马萨诸塞州剑桥市医疗保健发展研究所开发,可以在 https://www.ihi.org 上查看或下载)

以前,医疗保健延续性服务机构中的从业者不需要了解延续性服务中的各种医疗场所。以下内容概述了各种延续性服务实体,并阐述这些实体对未来体系转变的影响。

急症住院医疗服务

长期以来一直被视为体系中心的医院，正在历经180度大转变。颠覆性变革在急症医疗方面表现得最为明显。[2] 2013年，美国医疗保险与医疗救助服务中心制定了《住院预付制度》(第1559号规定，通常被称为“两个午夜规则”)，为变革奠定了基础。这一规定使住院一天的患者的数量出现巨大的变化。这一规定要求医生给出患者可能需要至少2天住院治疗的具体原因并开具证明。结果，留观室入院率增加了10%～20%，之后，急症住院患者的数量出现减少。

这尤其影响了医疗保险参保患者，因为留院观察费是由医疗保险B部分承保的，这导致患者需另掏腰包。医院留院观察服务的报销费用相对更少一些。对于医生来说，医疗保险与医疗救助服务中心不断变化的规定一直令人困惑，但他们的报酬尚未受到影响。因此，医疗管理者和医生之间的合作比以往任何时候都更重要。

全国住院患者数量减少，而医院也面临着“新常态”——适应因医疗保险与医疗救助服务中心出台的住院患者标准和更完善的患者再入院管理而减少的患者数量。医院住院患者每年减少2%，许多核准设立的床位闲置。在伊利诺斯州，为资助《不良事件报告法》，医院的床位费被定为55美元一床。在需要提供医院需求证明的一些州，医院不愿意撤掉任何经核准的床位，因为获得这些床位或业务拓展的过程非常艰难。州政府要求提供床位报告，以监控医院的住院率。将来，某些业务没有达到最低使用率的医院可能会被迫停止这些业务或将低利用率的业务重组。

重症监护室和重症康复病房将一如既往地充足。住院患者可能会突发急症，需要顶级治疗服务。传统内外科病房的住院人数将显著减少。留观室和关键决策科室将扩大，并可能设置在急诊室旁，从而保持医疗服务的连续性。医院将进行持续评估和效率检测，决定患者是否需要住院或出院。

由于急症后期服务提升了医护人员照顾高风险重症患者的胜任力，收费低廉、医术娴熟的医院将会扩大规模。随着医疗技术的进步和微创手术操作的增加，患者将逐渐康复，然后出院回家。目前，前髋关节置换术可作为特定患者的门诊治疗手段。骨科手术为住院手术转为门诊手术树立了一个标杆。

教育及实践意义

医院已成为培养医学生、护士、药剂师等多学科专业人才的平台。从事急症治疗的临床医生将继续需要在急症医院工作或执业，但形势正在发生变化。一些住院医生培训项目也发生了相应的改变，以满足这一需求。住院医生规培项目现在提供了一种选择，或专注于以医院为基础的实践，或侧重于社区一体化的初级医疗保健实践。护理学校落后于潮流，必须采取类似的方法。护理专业的大部分临床见习都是在医院进行的，也有一些见习活动以社区为本。在未来，护理人员可能会被要求确定他们的首选主要实习场所。医院仍不失为一个可选实习场所，但需要包括门诊、急症后期护理、家庭护理、专业康复护理和社区护理等其他选项。教育和实践必须跟上医疗保健改革的步伐，以便到 2020 年可以满足新增 120 万名护士的需要。深刻了解责任制医疗组织、捆绑支付模式、基于结果的指标、健康宣教、操作技能以及在团队模式中工作的能力，这些都是临床医生胜任日后工作的必要条件。[3]

当下的急症医疗服务

医院开始采用以团队为基础的患者服务模式，综合医疗水平正不断提高。专科部门，如重症监护室，与护理科、药房和呼吸内科密切合作，并有一名主任医师从中协调。传统的内外科病房由于病房配置的原因，难以适应团队式医疗服务。初级保健医生和专科医生按照自己的时间表工作，可能不会遇到护理其患者的护士。这会导致沟通不畅和患者医疗服务的碎片化。

对患者来说，住院医生模式更具有团队性质，主要是因为在医院内随时可获得医疗服务。医生每天查房一次或下班后查房的传统模式正在迅速衰落，可能在未来 3～5 年内成为历史。患者不再接受由于等待医生在一天结束后查房而造成的治疗进展的延迟，而医院则面临着满足医疗保险与医疗救助服务中心所规定的标准的压力，或无法报销医疗费的风险。初级保健医生将在诊所工作，从而将工作精力集中在以患者为中心的医疗之家和管理上升风险和高风险患者群体上。

价值型支付标准(临床结果、质量、成本和效率)一直是医院内部变革的驱动力。医院模式将以效率、协作、患者满意度、资源合理利用和循证医学为中心。住院医生的服务时长将有所延长或变成全天候服务，这将有助于使许多“每周五天工作制的医院”转变为每周工作七天的医院。手术服务需要延伸，从而支持医院的七天工作制模式。周末无法提供关键性医疗服务将成为过去，从而减少可避免的治疗延误的发生。传统的以医院和医生为中心的模式正逐渐转变为以患者为中心的模式，推动这一转变的主要因素有报销方式、按效果付费和患者的医疗选择。

急症后期医疗延续服务

随着作为医疗体系中心的医院的模式的转变，作为“二等公民”的急症后期延续性医疗服务机构的地位正在逆转。在医院工作的临床医生中，一个始终存在的问题是对急症后期服务机构中的多种医疗照护等级的误解。随着急症后期服务机构的扩展及其重要性的逐渐凸显，所有医疗保健提供者了解急症后期的各种分级服务选择是至关重要的。让我们按从最轻到最重急症服务机构的顺序来进行简要综述。

自理型休养村

这些综合社区以老年人为中心，在必要时能为住户提供转移至更高水平的照护服务与支持的通道。这些养老项目专注于身心健康，提供一系列的服务。这些项目仅限老年人参与，提供安全且独立的环境。健身设施、餐饮、课程和活动将围绕居民退休后生活的各个方面。提供的服务包括验光、足疗、初级保健和门诊药房服务等。住宅或公寓的设计可迎合老年人对安全和使用方便的需求。如果需要额外的帮助，可选择高一级别的照护型养老院。此类社区环境是老年医疗社区的楷模，社区内随时可以获得疾病预防、保健和人际交往机会。

生活协助

生活协助通常接近于专业照护或与之有关。这些客户在日常生活、用药或吃饭方面需要帮助。此选项使客户能处在尽可能独立的环境中，并为之提供所需的支持。该养老院可结合客户的需要，注册护士或护理助理会按照合约要求或针对客户需求进行定期探视。通过医疗协调以及与客户家人的持续沟通，帮助客户实现自理。每日探视在患者与外界交流方面起到很重要的作用，也为照护者提供了评估客户行为变化、困惑或食欲下降情况的机会。每日探视可以确保居住环境的安全性，防止客户跌倒或发生意外事故。这个过程会对客户的药物依从性进行监督，以确保其按医嘱服药。在进行慢性病管理的情况下，这么做将能提早识别客户的病情变化，并据此采取积极有效的干预措施。

短期专业康复中心

随着对住院时长的关注，出现了从急症服务机构到急症后期服务机构的过渡。骨科手术和治疗需求的增加是专业康复机构转型的主要驱动力。医院的康复项目和特定的专业护理机构需要满足严格的标准才能入院治疗。但是，需要短期强化康复服务的患者现在可以在低一级的机构中获得这种医疗服务，且花费小于在急症医疗机构的花费。这些患者通常位于康复中心的独立区域，与需要长期服务或更高水平技能服务的患者隔得较远。将康复区域隔离开减轻了患者因从“专业”康复中心出院而产生的羞耻感。护士、物理治疗师、职业治疗师、药剂师和康复师可随时为患者提供帮助与支持，并继续与初级保健提供者进行服务协调。预计住院的时间一般由(疾病)诊断相关分组和所需服务决定。这些患者出院后将回家或在家接受家庭医疗服务。如果疾病诊断相关分组关键部分的捆绑支付比重增加，疗效和平均住院日在这些设施中将受到更多的关注。

传统的长期专业护理服务机构

标准的长期护理机构帮助那些需要在较长时间或不确定时间内接受较高水平医疗服务的患者。是否需要机械辅助通气是区别患者是否需要该级别服务的一项标准。患者可能需要在气管开口的状态下加装或移除机械辅助通气。这种急症护理很复杂，使患者无法在传统的专业医疗机构中得到服务。该机构提供全天候的治疗、鼻饲、用药、中央导管的全静脉营养支持及常规护理等照护支持。长期住院可能与复苏失败或外伤有关，需要长期恢复。

认知症护理院

此类专业护理院专为失忆症和认知症患者而设，这些患者无法照顾自己，需要持续的观察与照料。护理院经过专门设计，具有低刺激性和安全性。随着人口总体需求的增长，越来越多的专业医疗机构都推出了这项护理服务。

姑息治疗

尽管在目前的按服务收费模式中进展缓慢，但姑息治疗方案正不断进步。

据估计，在医疗保险每年 3 270 亿美元的预算中，约 27%用于照顾临终患者。[4]患者接受预先指示是一种较为普遍的现象，同时也是一个解决问题的机会，特别是当患者家属为其临终抉择而纠结时。

随着"第二段曲线"报销模式的发展，姑息治疗的方案将会增加。随着责任制医疗机构的共享节余计划、捆绑支付和质量/成本透明化成为常态，如果检验、住院治疗或手术被视为无效，医院及医生将不会得到任何报酬。为了让这种模式在美国得到采纳和接受，需要对消费者进行大量的教导和信息宣传。

2014 年，美国医学研究所临终委员会在《死于美国》(*Dying in America*)中发布了一份开创性的报告，该报告探讨了生命终了相关的问题。当针对特定疾病状态的治疗方案不再可行时，姑息治疗是患者应对疾病症状的一种选择。姑息治疗可在多种环境中进行，包括住院部、专业护理机构、家庭护理服务、慢性病门诊部和家里等。姑息治疗提高了患者满意度，减少了不必要的医疗服务占用。患者可能需要接受几个月到几年的姑息治疗来控制症状。姑息治疗的概念经常与临终关怀混淆，但其服务模式是非常不同的。

临终关怀

临终关怀是指当患者或其家属意识到没有进一步的治疗方案，患者有很高死亡可能性时提供的服务。临终关怀与恶性疾病最为相关，这些疾病没有进一步的治疗方案。临终关怀还与肾脏、心脏和肺部的终末期疾病有关。此类服务专注于以无痛苦的方式提供临终关怀，家人可以给予陪伴，患者可在家里、专业机构或专门的临终关怀机构中接受临终关怀服务。目前，应患者家属或医生要求，许多患者都从专业护理机构转到了急症服务机构。

家庭护理服务

家庭护理机构对加强护理服务的延续性至关重要。随着技术的不断发展，在家里就能安全进行的治疗方法越来越多。家庭护理人员负责执行护理评估、用药情况检查和调整、患者宣教和临床检验等一些重要干预措施。物理治疗师、职业健康治疗师，以及从事常规护理、实验室工作和洗浴助理工作的非专业人力可为患者的居家医疗提供帮助。此外，提供上门服务的医生数量在全国范围内都有所增加。

上门看诊可以使医务人员更了解患者的居家环境，评估其健康的方方面面，包括是否有足够热量、营养、卫生条件以及跌倒风险，这些都是确认患者所有需求是否得到满足的关键。随着捆绑支付合同的增加，再次提高家庭保健服务利用率的努力将会增加。从成本结构来看，家庭医疗保健服务的成本低于专业服务，也较为安全。在熟悉的居家环境中，跌倒风险低，且接触病原体的机会较少。远程医疗、电子秤、家庭脉搏血氧仪和用于监测血糖的皮肤传感器均可在家中获取，并且目前得到了广泛使用。未来的技术只会进一步增强居家可享的医疗服务。医护人员会到患者家中探访，目的是提供以患者为中心的医疗服务。

以患者为中心的医疗之家和医疗社区

人口健康是一种保健手段，旨在利用一家或一批初级医疗保健诊所一组（群体）患者的信息来改进该诊所中患者的保健和临床结果。[5]人口健康管理的核心原则包括：初级保健医生主导、患者参与，以及从保健/预防到慢性病管理等方面的担责和服务协调项目。

以患者为中心的医疗之家是医疗社区的框架。医疗社区模式需要合作和相互沟通以整合初级和特殊护理服务，从而实现服务协调的一致性。医疗社区的建立很有必要，因为给患者看诊的是许多不同的医务人员，这往往导致了医疗服务的分散性。[6]患者因急症频繁入院接受护理、对药物治疗的误解等现象都证明了这一点。一项全国性的调查研究发现，初级保健医生和专科医生认为转诊沟通不畅，并认为这对服务质量有负面影响。[7]

在患者从医院转去急症后期护理机构时，初级保健服务和专科医生之间的无缝对接是关键。实现标准化医疗记录现已成为人们对医疗机构的一项期望，这有助于减少急症与急症后期护理之间的差异并改善两者之间的交接。用药调整、出院宣教，以及出院后由临床医生复诊检查仍是防止不必要的再入院治疗的最重要的步骤。

自从责任制医疗机构出现以来，医院体系和急症后期护理机构之间的协作关系更加紧密。医疗社区的范围，从以患者为中心的医疗之家和医院延伸到急症后期护理机构，最终成为医疗联合体。信仰组织将在医疗社区模式中发挥重要作用。盖辛格和卫理公会卫生系统即是这样的成功案例，将以信仰为基础的教会模式整合进其医疗保健网络中，以支持保健和慢性病管理。这将在第 5 章中进一步探讨。

家庭

家庭的作用和对住家照护人员的需求今后仍将继续扩大。随着越来越多的医疗程序转移至门诊进行，在照护人员的帮助下在家中康复将很有必要。医疗信息技术将支持电子化问诊，家庭医疗监护将成为常态。临床医生通过上门看诊可以在居家环境中对患者进行个性化的评估，并有助于发现患者在执行康复方案时遇到的障碍。

联邦认可的医疗诊所

随着越来越多未参保人员的参保，“联邦政府认可的医疗中心”模式正不断扩大。通过开展问责制医疗实体项目，医疗系统将与联邦政府认可的医疗中心建立诸多合作关系。新参保者必须具备一定的文化能力，并易于获得医疗服务。临床综合医疗网络及医疗实体项目将能促进医疗服务之间的协调。针对这些新参保人群，社区卫生工作者将发挥更大的作用，工作重点将是健康教育和疾病预防。

社区机构

社区机构的增长是由当地的社区需求评估、人口统计学特征及课税基数决定的。医院知晓其服务区域内的社区机构，但与这些机构的真正合作很大程度上都停留在较浅的层面。这种合作已不再是医疗保健体系“第二段曲线”中的一个选项。增进关系和加强社区服务中的合作将是构建医疗保健体系网络的关键。医疗社区将包括多个当地社区服务点，负责支持上门看诊、上门送餐、保健和预防宣教、行为健康门诊服务等。医疗体系将需要与其社区医疗机构合作，为其客户提供广泛的医疗资源网络。社区机构最后应加入责任制医疗机构，并向临床综合网络靠拢，共享数据、指标和结果，并参与共享节余计划。将高风险患者与社区相关联是减少不必要的医院服务占用的成功策略。

用人单位

为雇员提供健康保险的用人单位正与支付方和医疗系统接洽合作，目的是降低成本和医疗服务占用率。用人单位现场的保健与疾病预防项目不断增加，参与和实现健康目标的激励力度也在增加。如果将临床专家或社区工作人员带到用人单位现场以增进与员工们在保健上的合作，将可降低成本，改善服务可及性，并提高服务对象满意度。沃尔格林(Walgreens)已经开始向员工发放津贴，让他们自行选择在健康保险交易所参保。未来5年，随着越来越多的公司转向这一选项，用人单位资助的健康保险计划将发生巨大变化。消费者的动机是从所花的医疗保健费用中得到最大的获利，只选择最优惠的价格、最佳的质量和便于获得的服务。消费者将以前所未有的方式影响医疗延续服务的变化。

结论

医疗延续服务体系中的每种机构均有着独特的贡献，认识到这一点对于所有医疗保健从业者来说都至关重要。促进医疗延续服务体系整合的挑战是艰巨的，并且将是一个长期的过程。这要求执业医生、临床医生、医院系统和社区机构相互了解每个特定机构之间的文化差异。临床综合网络是整个延续性医疗体系成功协调、沟通和合作的基础，并将确保责任制医疗机构取得成功。

参考文献

1. Foreman M. A medical neighborhood. *Health*, May 2012; 23–25.
2. Christensen CM, Grossman JH, Hwang MD. *The Innovator's Prescription*. New York: McGraw-Hill, 2009.
3. U.S. Census Bureau. *Labor Statistic Projections 2010–2020*. Available at https://www.census.gov.
4. Appleby, J. Debate surrounds end-of-life health care costs. *USA Today*, October 19, 2006. USAtoday.com.
5. Agency for Health Care Research. Available at https://www.ahrc.gov.
6. Greenberg J, Barnett M, Spinks, BA et al. The medical neighborhood: Integrating primary and specialty care for ambulatory patients. *JAMA Internal Medicine*, 2014; 174(3): 454.
7. O'Malley AS, Reschovsky JD. Referral and consultation communication between primary care and specialist physicians: Finding common ground. *Archives Internal Medicine*, 2011; 171(1): 56–65.

第四章
群 体 管 理

布莱恩·贝克尔

服务不同人群的医疗保健机构已认识到：亚群患者比其他患者需要更多的资源，比其他患者有更多的共病，并最终比其他患者花费更多医疗成本。高风险患者通常占患者总数的一小部分(约 5%[1])，他们通常患有多种慢性疾病和合并症。患有轻微或无慢性疾病或慢性病管理良好的患者被认为是低风险患者，通常占患者总数的 60%～80%。[2]其余 15%～35%为上升风险患者。这些患者可能有两种或两种以上的慢性疾病，而这些慢性疾病失控时可导致并发症。据估计，每年有五分之一的上升风险患者由于缺乏对慢性病或严重并发症的控制而转变为高风险患者。重要的是，美国 5%的高风险患者占了总医疗支出的近 50%。[3]

共享节余计划等以价值为导向的医疗服务的成功取决于对人口健康的管理。因此，风险分层比以往任何时候都更为重要。医疗保健机构若要在“按价值收费”的医疗环境中取得成功，就必须精简其成本结构，并以合理的方法最大化其干预措施的有效性从而扩大成果。因此，他们必须能够准确确定高风险、高成本且需要适当疾病管理的患者。确定这些高风险患者的最基本的一步是识别他们。本章将围绕人口健康重点介绍三种关键特征：风险分层、预测模型，以及促进人口健康的关键性干预措施(如门诊医疗服务敏感病症)。

选择患者群体

所有成功的人口健康模式的关键特征之一都是选择患者群体。医疗保健机构通常主要选择固定群体或离散群体，或者考虑地域或诊所规模等其他特征，主要选择社区或地区患者群体。从根本上来说，站在商业的角度上，选择固定群体比较合理。医疗保健机构都是围绕某个核心特征来选择这些患者群体的，例如，在同个卫生系统内接受服务的群体，或参加同一个医保计划的群体。社区或地区群体的选择基于地域或其他特定问题而建立的通用准则，例如，有多种需求的老年患者。这些人可能在不同的环境中接受服务，他们的信息可能更难以收集，因为这些信息可能分布在许多不同的场所。

价值与选择群体之间的关联取决于对该群体尽可能多的理解，并找出为该群体提供优质医疗服务的机构。如果医疗保健机构想要以更低的成本改善服务效果，必须明确哪些患者是需要不同管理形式的高成本、高风险患者。

风险分层

风险分层是将患者分为高风险、低风险和上升风险等风险类别的过程。风险分层旨在准确预测未来发生医疗保健成本改变和医疗保健服务占用情况的一些事件的风险。能辅助风险分层的工具包括一些基于服务利用率的系统，例如，慢性疾病和残疾支付系统指数以及基于诊断结果的工具，如查尔森共病指数。虽然这些工具是有帮助的，但重要的是要认识到，风险分层工具往往不包含社会心理信息或与健康社会决定因素有关的可能有用的额外的非临床信息。[4]

目前有一些常用的基于就医情况的风险分层工具（表 4.1）。包括由用于标准风险调整的门诊服务分类。门诊服务分类使用“国际疾病分类- 9”（ICD - 9）代码根据临床判断和潜在资源利用对个体患者进行分类。慢性疾病和残疾支付系统指数使用报销数据来预测支付成本。[5]再入院概率用于检测再次住院的风险。这些工具通常与其他评估提供的数据相结合，如衰弱老年人护理质量评价量表，以提高预测准确性。[6-8] Impact Pro 是 Ingenix 公司提供的一项专门的风险分层工具，主要用于商业保险患者的医疗服务管理。多尔算法（Dorr algorithm）是 Care Management Plus 公司提供的工具，主要用于识别老年患者和医疗保险受益人的死亡或住院风险。[9] DxCG Rx Groups 和 Medicaid Rx 分别使用药物治疗类别和处方相关信息对患者进行分类。[10]在 DxCG Rx Groups 中，药物治疗类别可归为多个类别。在 Medicaid Rx 中，处方药对应至特定病症，并通过病症、年龄和性别等算法预测成本结果。Ingenix 处方风险分类（Ingenix PRG）还根据处方创建了诊断组，并将处方药对应至相互独立的诊断类别。Ingenix 发病风险分类（Ingenix ERG）还包括 ICD - 9 代码和手术代码，用于获取与某一次发病相关的所有治疗信息，并根据这些信息进行调整。

表 4.1 风险调整的其他方法

基于利用	预测	基于共病	预测
门诊服务分类	资源利用率	病情分级系统	住院及资源利用率
慢性病和残疾支付制度	支付成本	临床分类调整系统	预测发病率和资源利用率
再入院概率	住院治疗风险	老年人口风险评估	住院治疗：2 年死亡率和疗养院安置
衰弱老年人护理质量评价量表	住院治疗风险	慢性共病计数	计算慢性共病总数来预测医疗保健成本
多尔算法	死亡或住院的风险	明尼苏达分级系统	疾病复杂程度
DxCG Rx	资源利用率	查尔森共病指数	预测服务利用率和 1 年死亡率
Medicaid Rx	资源利用率		
Impact Pro 工具	医疗服务管理备选工具		
Ingenix 处方风险分类(Ingenix PRG)和发病风险分类(Ingenix ERG)	当前和未来的医疗保健服务使用情况		

其他用于将患者划分为不同风险类别的方法部分基于是否存在共病。通过临床接触和其他信息收集渠道获得的诊断和人口统计数据可作为基础，用于确定哪些患者群体可能需要额外医疗服务。疾病分级归类系统按照人体系统或类似病程对疾病进行分类。[11-12]医疗保险与医疗救助服务中心和健康与社会服务部疾病分级归类系统模型包括疾病和人口因素，合称为系数。有一些系数适用于新参保者、社区成员、长期护理机构成员和参保的晚期肾病患者。这些模型是可以累积的，患者可以被分入多个类别。但是，疾病分级归类系统中的一些病情优先度高于其相关病情。患者病情只能被划入一种类别中的一个疾病分类等级。疾病分级归类系统共包含从诊断代码中选择的 70 种疾病类别，包括预期的医疗支出。疾病分级归类系统是 DxCG 风险调整工具的基础，该工具能让患者拥有多个疾病分类等级。

疾病分级归类系统是医疗保险优势计划的一部分。有趣的是，商业风险调整是《平价医疗法案》实施的少数新的风险稳定计划之一。风险调整方法旨在减轻逆向选择的潜在影响，并有助于稳定保费。国家交流中心或健康与社会服务部是负责运行风险调整模型的机构。该机构的风险调整模型将资金从患者群体更健康的保险公司转向患者群体病情较重的保险公司。然而，医疗保险和商业保险机构使用的疾病分级归类系统是不同的。

临床分类调整组使用门诊和住院诊断将患者划分为 93 类。临床分类调整组(AdCG)常被用来预测医院的使用率。老年人口风险评估专门针对 60 岁以上的老年群体。[13]老年人口风险评估使用年龄、性别、婚姻状况、过去 2 年的住院天数,以及选定的共病病症为每位患者进行指数评分。慢性共病计数使用来自医疗保健研究与质量局临床分类软件工具的公开可获取信息来确定慢性共病病情的总数,并将共病病症分为六类。[14]明尼苏达分级系统是一个基于扩充后的主要诊断类别的风险分层系统。[11]根据扩充后主要诊断类别的数量,将患者分为五个等级。最后一项分类工具是查尔森共病指数,该指数预测多种共病患者 1 年内的死亡率。[4]该模型使用行政数据来评估患者是否患有 17 种共病中的病症,并按 20 分制为患者打分,其中 20 分表示患者患有多种共病,病情比较复杂。

当然,还有其他风险分层模型。其中一些是为了专门针对某些特定人群而创建的,如老年人脆弱性量表[15]、[16]和 SCAN 医保计划方法。这些工具关注的因素略有不同。老年人脆弱性量表着重于评估患者的功能状态和自我察觉的健康状况,而 SCAN 医保计划方法(基于医疗保险优势计划参与者的评估)评估人口学特征、疾病状况、医疗服务使用情况、耐用医疗设备使用情况、药物、住院情况、药品支出以及其他成本、疾病控制实验室指标、健康问卷调查、其他老年疾病以及疾病分级归类系统未明确规定的疾病之间的相互作用。[4]

风险分层法是面向患者群体的工具。患者的健康风险是根据上述指标之一产生变量,并利用变量进行调整,这些指标包括年龄、性别、既往病史和现有慢性病患病情况等。合适、完整和准确的临床文献对于准确的风险分层是绝对必要的。医疗保险与医疗救助服务中心发布了关于风险分层的信息,并描述了那些常常没有充分记录导致未能对患者进行适当风险分层的疾病(图 4.1)。[17]

当完整而准确地记录在案时影响目前风险分层方法的主要病症:
- 重度抑郁症(而不是抑郁症)
- 陈旧性心肌梗死(陈旧性心梗)
- 肾功能衰竭
- 糖尿病及其并发症
- 心绞痛
- 被标记为“病史”而非现患的乳腺癌、前列腺癌、结直肠癌
- 蛋白质能量营养不良
- 截肢
- 药物或酒精依赖
- 气管切开状态或呼吸器依赖

图 4.1　影响风险分层的部分临床病症

最后，重要的是要认识到，风险分层可为特定患者进行风险评分，用于计算医疗保险的费用。例如，医疗保险与医疗救助服务中心根据风险调整系数报销患者投保的医疗保险，而不是使用基于受益人总体的平均值。医疗保险与医疗救助服务中心调整了C部分支付额，以适应医疗保险优势计划和老年人全纳医疗计划，也调整了D部分支付额。[17]

医保计划必须证明信息的准确性，尽管通常不会审查医生提供的所有编码和/或临床记录。医疗服务提供者报告更精确和贴切的诊断代码并提供完整临床记录可提高风险评分的准确性。每位患者的整体风险状况必须反映在病历中，并按编码写入保险理赔和就医资料。这将促进文档管理和风险归因的进步，同时，在某些情况下，为医疗服务提供者提供更加一致的收入，为参保人员提供更有竞争力的保费。

但是，诊断编码可能与临床实践相反。助记符"MEAT"通常用于风险调整编码，表示在特定的服务日期获取诊断代码的标准。医疗记录必须清楚地说明，在面对面的诊疗接触中，对具体诊断进行了监测、评价、评估或治疗。风险调整诊断扫描只能从医学博士、整骨医学博士、医师助理、高级注册执业护士、临床心理医师、物理治疗师、职业治疗师、听力矫治医师、足病医学博士等经批准的医疗服务提供者所记录的文档中获取。医院住院部、门诊、医院以及诊所的面对面诊疗的临床记录可用于编码，因此也可用于计算风险调整。

每位患者的所有相关诊断代码应每年至少上报一次，当然，上报次数也可以再多一些。每年1月1日将会重置患者的诊断信息，为记录新一年的就医诊断资料做准备。在门诊服务索赔中，患者最多可以有12个诊断代码。

风险分层的表现

值得注意的是，风险分层模型具有不同程度的表现。使用处方药物信息的回顾性模型在风险预测方面优于从就医资料记录中获得的诊断结果。这些可以用相关系数或平均绝对预测误差来测量。获取其他变量(如其他慢性疾病信息)仅能略微改善总体预测值，而提供患者层面的实验室和其他临床数据将带来一些影响，很有可能提高许多风险分层工具的预测能力。统计以前的总医疗支出也是预测未来医疗成本的有效方法。

目前的风险分层方案仅关注患者的保险理赔数据、疾病状况和处方药，要使其涵盖患者的方方面面比较困难。一些医疗保健体系已经开始研究如何结合患者的其他特征，更好地分层和细分风险。在选择可能无法控制其慢性病并需要额外帮助的患者时，是否缺乏服务可及性是应该加以考虑的重要变量。社会支持是传统风险分层方案中通常未能考虑的另一类变量。可根据社会支持缺乏情况和社会孤立等因素识别出高风险患者。同时引入这两类变量会增加医疗的复杂性，容易出现患者占用着过多医疗资源，却难以很好地管理其慢性疾病的情况。最后，有些患者有行为和心理健康问题，或者根本不想管理自己的医疗保健服务。这些患者也属于有风险的患者，甚至属于高风险患者。

预测分析

风险分层和其他临床数据为医疗保健机构的决策提供了一个新的平台。[18] 医疗保健机构能够利用这些数据以及更准确的特定患者或特定服务的成本数据，逐渐开始尝试围绕自己的患者群体进行分析。[19] 预测分析是一种利用计算机来挖掘、评估数据和预测表现的方法，对医疗保健行业来说是一种相对较新的技术。这些方法最近被频繁地用于管理医疗容量利用率。分析平台是对电子病历、报销数据库和计费、人口统计以及患者特异性分析等其他数据来源的补充。这些方法作为医疗系统工具非常实用，可以根据所评估的质量指标确定质量的绩效水平或质量改善方向。此外，如今这样的平台还有助于发现不同患者之间医疗服务的差距。

用于分析的输入数据包括临床和效用变量以及财政信息(表 4.2)。以前，这些数据比较有限，主要为报销数据和住院数据，并且质量不够理想。而非结构化数据如电子病历中的临床记录信息则无法获得。在寻求获得更多数据的过程中，应该去了解如何解锁诸多此类数据来源并将其合并。如今，医疗系统可用的各种数字形式的数据集正越来越多，其中包括电子病历中的数据以及财政数据、保险理赔数据、社会经济和人口统计数据，以及医疗服务协调与管理数据。此外，数据的直观性和准确性也在不断提高，利用自然语言处理等工具还可以访问非结构化数据。

表 4.2 人口健康分析的通用数据类别

临 床	使 用 情 况	财 政
重度疾病	就诊数	处方报销
其他慢性疾病	住院数	过往医疗支出

（续表）

临　　床	使 用 情 况	财　　政
预防性健康筛查结果	急诊就诊数	
	12 个月中处方开具情况	
	初级治疗医师	

将这些信息编译成可分析格式的一个主要目标是：帮助医疗保健机构预测一段时间内潜在的临床服务利用率和财务影响。然后，医疗保健机构可以确定最有可能从旨在改善健康、控制慢性疾病和减少不必要的服务（如可预防的再入院）的特定项目中获益的患者。案例研究持续表明，预测分析可以将管理从被动转变为主动，从而阻止因特定疾病而过度使用的急诊和住院服务。

人们非常相信预测分析能够对医疗保健体系产生积极影响。利用简单的工具可以预测医院的再入院率，准确率高达 80%。[20-23]临床预测模型甚至在一定程度上确定了如何纳入主观数据。"罗斯曼指数"是一种单一的评分系统，汇集了标准电子病历中的 26 种常见观察项目和结果。该系统以图形方式展示了患者病情的趋势，并且包含护理记录。从理论上讲，算法建模、场景建模、模式识别，甚至是模拟都是可能的，并且可能有助于确定患者及其病情的理想治疗方式以及合适服务类型和最佳提供方式。值得注意的是，尚无充分证据表明预测分析能够改善患者的整体预后，减少浪费，并能更恰当地使服务与需求保持一致。[24]这方面的挑战可能不仅仅是提高利用现有数据算法的精度和准确性。关于何时是对患者群体进行分析的最佳时机，如何管理由新变量引入的分析的反复迭代变化以及群体中的新成员（患者或临床医生），仍存在很多明显的问题。最后，相应的服务干预措施和改善健康的方案可能仍处于发展影响力的阶段。

将风险纳入考虑的服务模式

有一些基本的医疗保健服务模式能解决患者之间的风险差异。有些患者的慢性疾病控制得很好，这些患者中有许多人都充分参与了自我护理，并且没有出现明显的并发症。还有一些慢性病患者可能会从其他疾病管理中受益。这两类患者都是传统疾病管理的参与对象。这些服务模式是在 20 世纪后半叶发展起来的，主要针对特定的疾病。支付部门与大型医疗保健公司合作，采用慢性病管理方案作为满足医疗质量指标的一种手段，以及找出减少每位患者医疗成本之机会的途径。疾病管理项目在某些特定情况下取得了巨大的成功。然而，由于与支付方或医疗保健组织之间的沟通不畅，某些疾病管理项目缺乏一致性，以及特定支付方或医疗保健组织所涵盖的患者样本量较小，初级医疗保健社区有时难以采用这些方法。随着价值型消费、医疗资源有效利用方法，以及医生质量报告系统的发展，一些疾病管理指标得到了较为全面的协调(图 4.2)。

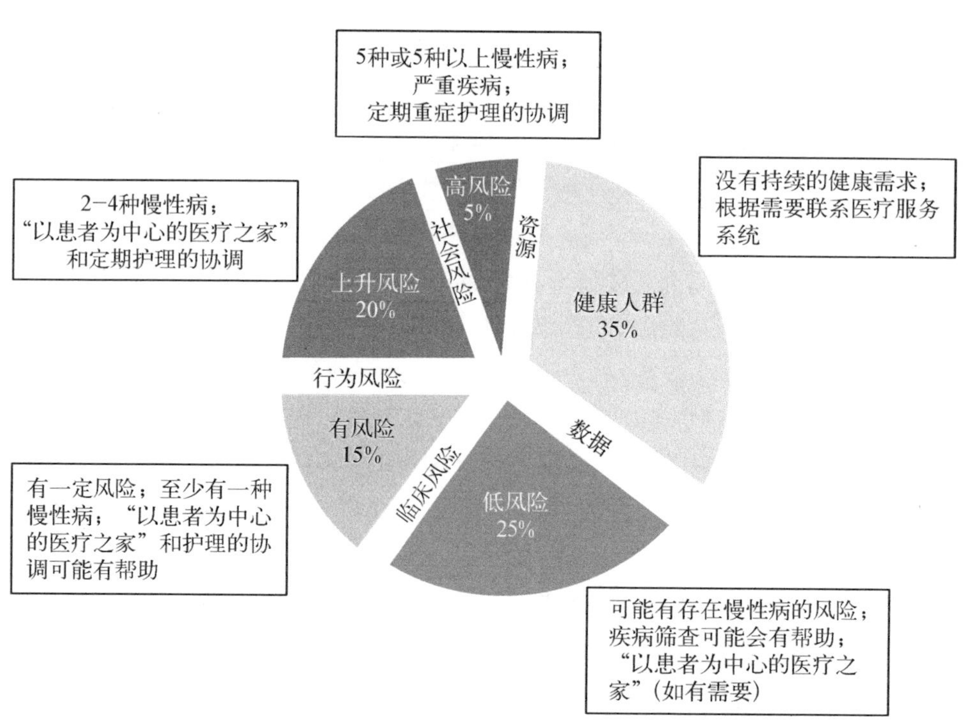

图 4.2 人口健康风险分类(资料来源：以患者为中心的医疗之家)

医疗服务管理项目和以患者为中心的医疗之家

许多医疗保健组织都审视了自身的传统疾病管理项目，并通过提升人员和/或信息功能创建了一套医疗管理项目组合。事实上，这些项目可能不是针对特定疾病的，而是针对特定人群的，例如，具有多种慢性病治疗需求的患者、老年患者等。

医疗管理项目具有一些特定的核心功能，必须为患者提供特定的服务，并且这些服务必须在其医疗或健康进程中的某个起点提供给患者。医疗管理项目通常含有自动转诊流程，也可由医疗团队的成员根据客观标准进行转诊。医疗管理服务也有终点。这个终点可以是患者从医疗机构“毕业”之时，或者其达到不同程度的自我效能或病情控制水平之时。

医疗管理项目还必须有一个或多个客观的目标，这些目标可以通过项目的干预或行动实现。最后，成功的医疗管理项目应该包括以下一个或多个要素：自我管理、服务协调以及(或)医疗团队服务计划。保健项目和接待高风险患者的诊所都属于医疗管理项目(表 4.3)。

表 4.3　医疗管理项目示例

	项目种类	具体实例
服务管理方案	保健	参保人员综合健身和营养项目
	疾病管理(注重患者管理)、自我效能和教育	慢性肾病教育项目
	某些疾病的服务协调	糖尿病管理项目或癌症患者指导项目
	服务转变：从急症医疗机构转到居家医疗	采用居家医疗方式的复杂疾病患者出院项目
	药物治疗管理	药师主导，帮助充血性心力衰竭和其他慢性病患者改善服药依从性的项目
多学科临床机构	接待高风险患者的诊所	患有多种慢性疾病的老年患者或残疾儿童
	临床中心	临床支持团队，负责治疗患者的神经疾病，如帕金森病

有些患者可能更适合另一种治疗方式——在以患者为中心的医疗之家接受治疗。以患者为中心的医疗之家已经成为治疗上升风险患者的一种手段。[25]该模式最初是为儿科患者构建的，需要有一位提供医疗服务衔接的私人医生，一个由医生主导致力于为患者提供帮助与支持的跨学科团队——努力整合不同医疗环境中的服务(门诊、急症服务和专科服务)，有效利用信息技术开放存取信息，改善和增进以患者为中心的沟通。以患者为中心的医疗之家实际上源自 1967 年由美国儿科学会发明的术语“医疗之家”。最初意为单一的患者信息来源，但后来其含义逐渐拓展为“与家庭合作提供可及的、以家庭为中心的协调、全面、持续、富有同情心和文化有效性的初级医疗保健服务”。[26]为了将以患者为中心的医疗之家正式化，美国儿科学会制定了医疗之家的操作定义，认为该模式应该包含 37 项特定的活动。[27]早在 1978 年，世界卫生组织就采用了与医疗之家相关的准则[28]；随着 20 世纪 90 年代美国的初级保健服务得到发展，医疗之家的理

念也得到了更新。2004年,美国家庭医生学会将瓦格纳慢性病医疗服务模式和初级保健的概念融合在一起,促进了关于医疗之家的新思维模式的出现。最终,他们定义了以患者为中心的医疗之家的七个核心特征,并被美国儿科学会、美国家庭医生学会、美国医师学会和美国骨科协会所认可。医疗之家的核心特征是:私人医生、医生主导型医疗、全人医疗导向、协调及整合的医疗服务、质量和安全,提升服务可及性以及支付模式改革。

国家质量保证委员会一直是以患者为中心的医疗之家模式的支持者,并且是美国最大的以患者为中心的医疗之家认证机构。[29]该委员会设想了成功的医疗之家所需的几个关键方面,包括加强非工作时间就诊和在线就诊服务的提供、建立长期医患关系、共同决策、患者在医疗事宜和总体健康方面的参与、团队医疗、改善质量与服务体验,以及通过降低急诊科和医院的利用率来降低医疗成本。

鉴于以患者为中心的医疗之家是有望重振初级保健体系的机构,人们对其有效性进行了研究。在某些特定情况下,以患者为中心的医疗之家模式还减少了基于收入的医疗服务差异和临床医生职业倦怠情况。[25],[30],[31]然而,美国医疗保健研究与质量局对以患者为中心的医疗之家模式进行了总体评估,于2012年发布了一份综述,研究了有关以患者为中心的医疗之家模式的可用信息及其在实现降低医疗成本、提高质量和改善就医体验这三重目标方面的有效性。[32]该综述回顾了2000年至2010年发表的498项研究,认为需要对医疗之家进行更多的评估,从而完善和改进该模式。该模式虽然在控制成本上没有明显的改善,但也带来了一些良好的效益,而那些研究结果在很大程度上还有待商榷。

人们对以患者为中心的医疗之家模式的热情促使他们探索其他方法来治疗高风险患者。以患者为中心的专科医疗机构、由专科医生领导的医疗之家都是支持某些慢性病患者的服务和信息流的一种策略。这一模式在肿瘤学领域得到了突破性进展。[33-36]

随着以患者为中心的医疗之家模式日趋成熟,继续为患者提供关键性资源(以全人医疗为导向),以及为了真正解决需要持续治疗的慢性病患者的医疗问题,如何就所需的资源完善这些模式,都是即将面临的难题。然而值得注意的是,以患者为中心的医疗之家和以患者为中心的专科机构是目前解决高风险人群患者就医需求的有效方式。然而,不断增加的风险会使资源紧张,高风险患者可能需要更多地使用重症监护和医疗资源。门诊重症监护室的创建和后续评估可能是针对高风险患者最极端但也是最必要的发展之一。[37]门诊重症监护室的概念最初是由阿诺德·米尔斯坦博士提出的,旨在治疗被纳入高风险范畴的多种复杂慢性疾病患者。

门诊重症监护室的最初评估发表在2005年的一份白皮书《重新设计初级保健体系，以实现医疗保险负担能力突破》中。[37]当时，人们预计最初开发的成本模式可减少37%～40%的医疗支出，其中节省下来的款项约一半被用于补偿门诊重症监护室比传统初级保健服务模式高出的费用。据初步估计，为1.8万至2万名高风险成人患者提供服务的门诊重症监护室的启动成本为1 080万美元。与同行组织相比，类似模式的实际实施每年使医疗保健支出（风险调整）减少了15%～20%。[38]门诊重症监护室治疗的一些疾病包括糖尿病、肾衰竭和高血压等。

门诊医疗服务敏感病症

门诊医疗服务敏感病症是指经适当门诊治疗以免住院治疗的疾病。比林斯等人于1993年首次使用该术语。[39]门诊医疗服务敏感病症包括一些通过急症管理可达到避免住院目的的疾病，例如脱水和胃肠炎。此外，通过预防性治疗可延迟或避免住院的慢性疾病（如糖尿病并发症管理）也属于门诊医疗服务敏感病症。门诊医疗服务敏感病症常被用作衡量医疗体系质量的指标。人们素来都认为门诊医疗服务敏感病症住院率高可能是导致医疗质量下降和服务普及性差的原因。当然，也可能存在地理位置因素导致的影响。此外，门诊医疗服务敏感病症住院率的差异可能意味着患者在获得医疗服务方面存在不平等。

在美国，门诊医疗服务敏感病症被用作衡量初级保健服务有效性的指标。该等指标是由医疗保健质量与研究机构制定的，例如，年龄标准化的急症住院率，此类采用该指标的急症如经有效的门诊治疗可以预防或减少75岁以下人口中每10万人的住院需求。按照惯例，门诊医疗服务敏感病症包括许多临床疾病（表4.4）。

表4.4 门诊医疗服务敏感病症及ICD－9CM代码

门诊服务敏感性疾病	备　　注
先天性梅毒	仅对新生儿进行二次诊断
生长迟缓	年龄<12个月
牙科疾病	
疫苗可预防的疾病	只适用于1—5岁嗜血杆菌性脑膜炎患者
缺铁性贫血	初次和二次诊断
营养不良	初次和二次诊断

（续表）

急性疾病	备　　注
细菌性肺炎	不包括镰状细胞性贫血二次诊断和小于2个月的患者
子宫颈癌	
蜂窝织炎	不包括外科手术病例，除非皮肤和皮下组织切口是唯一列出的外科手术
抽搐	
脱水（血容量减少）	主/次诊断分开检查
肠胃炎	
低血糖症	
肾脏或泌尿系统感染	
盆腔炎性疾病	
严重的耳鼻喉感染	不包括鼓膜切开置管中耳炎病例
蜂窝组织炎皮肤移植	不包括专业或中级护理机构的转诊病例
慢性疾病	**备　　注**
心绞痛	手术治疗除外
哮喘	
慢性阻塞性肺病	只包括某些二次诊断结论的急性支气管炎
充血性心力衰竭	不包括接受某些外科手术的病例
糖尿病	不包括糖尿病肾病、糖尿病眼病、糖尿病神经系统病变和末梢循环系统障碍
癫痫大发作和其他癫痫症状	
高血压	不包括某些手术病例
肺结核（非肺源性）	
肺结核	

（经医疗保健研究与质量局许可转载）

美国有一些关于门诊医疗服务敏感病症的重要观察结果。数据显示，非裔患者、西班牙裔患者、医疗救助参保患者或没有保险的患者在到急诊科就诊[40]或住院治疗[41]的常见门诊医疗服务敏感病症患者中往往占据较大比例。在调查儿童门诊医疗服务敏感病症时，有许多明显与成人相同的趋势。[42]此外，门诊医疗服务敏感病症在有长期行为健康问题的患者身上更显著。[43],[44]有人曾对在退伍军人事务部五家初级保健诊所就诊的大批患者群体进行了为期 24 个月的纵向分析，发现精神疾病患者的门诊医疗服务敏感病症入院率明显高于无精神疾病的患者。

医疗救助管理型医疗项目似乎确实带来了住院率的降低，这与门诊医疗服务敏感病症不无关系。[45]获得初级保健服务似乎对限制住院治疗和为门诊医疗服务敏感病症患者使用急症医疗资源非常重要。巴苏等人查看了纽约州的医院出院记录，发现人均初级保健医生人数与门诊医疗服务敏感病症入院率呈负相关。[46]也有学者进行了同样的但规模更大的观察，查看了医疗保健研究与质量局[41],[47]安全网监测倡议汇编的县级门诊医疗服务敏感病症住院情况，以及联邦认可的医疗中心的较大一批患者群体。[48]值得注意的是，患者宣教似乎是减少门诊医疗服务敏感病症相关住院率的一个关键因素。调查数据表明，向父母和子女提供关于病情、药物和疾病宣教也许是简单易行的策略，对健康有益，同时能够减少对急症服务的需求。[49]

门诊医疗服务敏感病症问题并不只发生在美国医疗体系。纵向健康和行政数据计划最近针对加拿大门诊医疗服务敏感病症住院率相关患者因素（如社会经济状况）和可能受初级保健服务影响的其他因素（如共病），发布了首份基于人口的国家级研究报告。报告估计，有 420 万 12 至 74 岁的人群被诊断出患有一种或多种门诊医疗服务敏感病症，其中约有 46％患有高血压、43％患有心脏病、36％患有糖尿病、30％患有哮喘，16％患有慢性阻塞性肺病。其中，16.1 万人（3.8％）在 4 年内有 1 次或以上的住院治疗。[50]

门诊医疗服务敏感病症能够预防并发症、不必要的住院治疗和急诊资源占用（如急诊科就诊），这给初级医疗保健团队带来了几个关键启示。[51]第一个启示是，需要持续识别住院风险很高的门诊医疗服务敏感病症患者，尤其要考虑更多的因素，不仅要考虑疾病状况，还要考虑社会环境、药物依从性和自我管理能力。第二个启示是，需要考虑如何进行定期用药评估，增强患者及照护人员对治疗方法和药物剂量的理解，以及通过共同决策加强对诊疗计划的更全面的理解。值得注意的是，还必须落实一项制度，使用面对面、电话或其他信息传递技术来定期监测症状和治疗的依从性。此外，为了更好地利用患者参与的优势，务必要确定如何推广患者及其照护人员的自我管理培训，使他们具备相应能力，从而能够解决在寻找其他初级医疗保健资源之前或与此同时突发的临床状况。

此外，还有其他一些必不可少的措施无论如何都可以成功限制门诊医疗服务敏感病症住院率。这些措施包括：识别患者可获得的现有社会支持系统和社区资源；利用医疗技术来使资源的获取更加便利，以及增加医生之间的交流。至少能解决服务运作问题的具体策略包括：非上班时间的医疗服务、门诊服务的合理利用、在家中或在门诊重症监护室中对高风险患者进行密切监测，以及教育患者如何及时有效地获得临床服务。

小结

如今，美国医疗保健领域的观念正在发生转变，越来越多地转向如何管理患者群体。过去，看诊一次就被视为治疗结束了，但是现在，这却被认为是整个医疗过程的一部分。整个医疗过程和看诊的相关信息以一种含蓄的方式结合在一起，目前这种方式仍在不断发展。在临床实践中使用风险分层和预测分析是一项新的尝试，但发展迅速，而且合情合理。了解如何在不增加医疗服务成本的情况下照顾高风险患者，同时提高他们所获得的服务的有效性非常重要，而了解如何预估患者需求从而提前提供合理服务以预防或显著降低潜在并发症或疾病的可能性也同样重要。最后，笔者想说的是，现在比以往任何时候都更可能为患者找到合适的医疗服务模式。

参考文献

1. Cohen CJ, Flaks-Manov N, Low M, Balicer RD, Shadmi E. High-risk case identification for use in comprehensive complex care management. *Population Health Management*, 2015; 18: 15–22.
2. Struijs JN, Drewes HW, Heijink R, Baan CA. How to evaluate population management? Transforming the Care Continuum Alliance population health guide toward a broadly applicable analytical framework. *Health Policy*, 2015; 119: 522–9.
3. Cohen SB, Uberoi N. *Differentials in the Concentration in the Level of Health Expenditures across Population Subgroups in the U.S., 2010*. Statistical Brief #421. Rockville, MD: Agency for Healthcare Research and Quality, 2013.
4. Levine SH, Adams J, Attaway K, Dorr DA, Leung M, Popescu B, Rich J. Predicting the financial risks of seriously ill patients. California Healthcare Foundation, December 2011, pp. 1–33.
5. Kronick R, Gilmer T, Dreyfus T, Lee L. Improving health-based payment for Medicaid beneficiaries: CDPS. *Health Care Financing Review*, 2000; 21(3): 29–64.
6. Shekelle PG, MacLean CH, Morton SC, Wenger NS. Acove quality indicators. *Annals of Internal Medicine*, 2001; 135(8 Pt 2): 653–667.
7. Wenger NS, Shekelle PG. Assessing care of vulnerable elders: ACOVE project overview. *Annals of Internal Medicine*, 2001; 135(8 Pt 2): 642–646.
8. Westropp JC. ACOVE. New tools address unmet need in quality assessment for older patients. *Geriatrics*, 2002; 57(2): 44, 7–8, 51.

9. Dorr DA, Wilcox AB, Brunker CP, Burdon RE, Donnelly SM. The effect of technology-supported, multidisease care management on the mortality and hospitalization of seniors. *Journal of the American Geriatrics Society,* 2008; 56(12): 2195–2202.
10. Gilmer T, Kronick R, Fishman P, Ganiats TG. The Medicaid Rx model: Pharmacy-based risk adjustment for public programs. *Medical Care,* 2001; 39(11): 1188–1202.
11. Haas LR, Takahashi PY, Shah ND et al. Risk-stratification methods for identifying patients for care coordination. *American Journal of Managed Care,* 2013; 19(9): 725–732.
12. Pope GC, Kautter J, Ellis RP, Ash AS, Ayanian JZ, Iezzoni LI, Ingber MJ, Levy JM, Robst J. Risk adjustment of Medicare capitation payments using the CMS-HCC model. *Healthcare Financing Review: CMS,* 2004; 25: 119–141.
13. Takahashi PY, Chandra A, Cha S, Borrud A. The relationship between elder risk assessment index score and 30-day readmission from the nursing home. *Hospital Practice (1995),* 2011; 39(1): 91–96.
14. Naessens JM, Stroebel RJ, Finnie DM et al. Effect of multiple chronic conditions among working-age adults. *American Journal of Managed Care,* 2011; 17(2): 118–122.
15. McGee HM, O'Hanlon A, Barker M et al. Vulnerable older people in the community: Relationship between the Vulnerable Elders Survey and health service use. *Journal of the American Geriatrics Society,* 2008; 56(1): 8–15.
16. Min L, Yoon W, Mariano J et al. The vulnerable elders-13 survey predicts 5-year functional decline and mortality outcomes in older ambulatory care patients. *Journal of the American Geriatrics Society,* 2009; 57(11): 2070–2076.
17. Risk adjustment. In *Medicare Managed Care Manual.* Chapter 7, 2014; pp. 5–56.
18. Bates DW, Saria S, Ohno-Machado L, Shah A, Escobar G. Big data in health care: Using analytics to identify and manage high-risk and high-cost patients. *Health Affairs (Millwood),* 2014; 33(7): 1123–1131.
19. Liyanage H, de Lusignan S, Liaw ST et al. Big data usage patterns in the health care domain: A use case driven approach applied to the assessment of vaccination benefits and risks. Contribution of the IMIA Primary Healthcare Working Group. *Yearbook of Medical Informatics,* 2014; 9(1): 27–35.
20. Ben-Chetrit E, Chen-Shuali C, Zimran E, Munter G, Nesher G. A simplified scoring tool for prediction of readmission in elderly patients hospitalized in internal medicine departments. *Israel Medical Association Journal,* 2012; 14(12): 752–756.
21. Bradley EH, Yakusheva O, Horwitz LI, Sipsma H, Fletcher J. Identifying patients at increased risk for unplanned readmission. *Medical Care,* 2013; 51(9): 761–766.
22. Burke RE, Whitfield E, Prochazka AV. Effect of a hospitalist-run postdischarge clinic on outcomes. *Journal of Hospital Medicine,* 2014; 9(1): 7–12.
23. Hasan O, Meltzer DO, Shaykevich SA et al. Hospital readmission in general medicine patients: A prediction model. *Journal of General Internal Medicine,* 2010; 25(3): 211–219.
24. Wharam JF, Weiner JP. The promise and peril of healthcare forecasting. *American Journal of Managed Care,* 2012; 18(3): e82–e85.

25. Aysola J, Bitton A, Zaslavsky AM, Ayanian JZ. Quality and equity of primary care with patient-centered medical homes: Results from a national survey. *Medical Care,* 2013; 51(1): 68–77.
26. Center RG. *The Patient Centered Medical Home: History, Seven Core Features, Evidence and Transformational Change.* Washington, DC: The Robert Graham Center, 2007.
27. Medical Home Initiatives for Children with Special Needs Project Advisory Committee. American Academy of Pediatrics. The medical home. *Pediatrics,* 2002; 110(1 Pt 1): 184–186.
28. International Conference on Primary Health Care. *Declaration of Alma Ata.* World Health Organization Chronicles; 1978; pp. 428–430.
29. Assurance NCfQ. The Future of Patient-Centered Medical Homes Foundation for a Better Healthcare System. In: Assurance NCfQ, editor. Washington, DC, 2014.
30. Helfrich CD, Dolan ED, Simonetti J et al. Elements of team-based care in a patient-centered medical home are associated with lower burnout among VA primary care employees. *Journal of General Internal Medicine,* 2014; 29(Suppl 2): S659–S666.
31. Nocon RS, Gao Y, Gunter KE et al. Associations between medical home characteristics and support for patient activation in the safety net: Understanding differences by race, ethnicity, and health status. *Medical Care,* 2014; 52(11 Suppl 4): S48–S55.
32. Peikes D, Zutshi A, Genevro J, Smith K, Parchman M, Meyers D. Early Evidence on the Patient-Centered Medical Home. Final Report. (Prepared by Mathematica Policy Research, under Contract Nos. HHSA290200900019I/HHSA29032002T and HHSA290200900019I/HHSA29032005T). Rockville, MD: AHRQ Publication No. 12-0020-EF; 2012.
33. Butcher L. Specialty medical homes taking root. *Physician Executive,* 2013; 39(3): 6–8, 10, 2–3.
34. Kuntz G, Tozer JM, Snegosky J, Fox J, Neumann K. Michigan oncology medical home demonstration project: First-year results. *Journal of Oncology Practice,* 2014; 10(5): 294–297.
35. Reinke T. Oncology medical home study examines physician payment models. *Managed Care,* 2014; 23(6): 9–10.
36. Sprandio JD, Flounders BP, Lowry M, Tofani S. Data-driven transformation to an oncology patient-centered medical home. *Journal of Oncology Practice,* 2013; 9(3): 130–132.
37. Milstein A. Redesigning primary care for breakthrough in health insurance affordability. In: Mercer Human Resource Consulting, editor. *Model 1: the Ambulatory Intensive Caring Unit.* California Healthcare Foundation; 2005, pp. 1–79.
38. Milstein A, Gilbertson E. American medical home runs. *Health Affairs (Millwood),* 2009; 28(5): 1317–1326.
39. Billings J, Zeitel L, Lukomnik J, Carey TS, Blank AE, Newman L. Impact of socioeconomic status on hospital use in New York City. *Health Affairs (Millwood),* 1993; 12(1): 162–173.

40. Oster A, Bindman AB. Emergency department visits for ambulatory care-sensitive conditions: Insights into preventable hospitalizations. *Medical Care,* 2003; 41(2): 198–207.
41. Laditka JN, Laditka SB. Race, ethnicity and hospitalization for six chronic ambulatory care-sensitive conditions in the USA. *Ethnicity & Health,* 2006; 11(3): 247–263.
42. Parker JD, Schoendorf KC. Variation in hospital discharges for ambulatory care-sensitive conditions among children. *Pediatrics,* 2000; 106(4 Suppl): 942–948.
43. Yoon J, Yano EM, Altman L et al. Reducing costs of acute care for ambulatory care-sensitive medical conditions: The central roles of comorbid mental illness. *Medical Care,* 2012; 50(8): 705–713.
44. Yoon J, Bernell SL. The role of adverse physical health events on the utilization of mental health services. *Health Service Research,* 2013; 48(1): 175–194.
45. Bindman AB, Chattopadhyay A, Osmond DH, Huen W, Bacchetti P. The impact of Medicaid managed care on hospitalizations for ambulatory care-sensitive conditions. *Health Service Research,* 2005; 40(1): 19–38.
46. Basu J, Friedman B, Burstin H. Primary care, HMO enrollment, and hospitalization for ambulatory care-sensitive conditions: A new approach. *Medical Care,* 2002; 40(12): 1260–1269.
47. Laditka SB, Laditka JN, Fisher Drake B. Home- and community-based service use by older African American, Hispanic, and non-Hispanic white women and men. *Home Health Care Services Quarterly,* 2006; 25(3–4): 129–153.
48. Falik M, Needleman J, Wells BL, Korb J. Ambulatory care-sensitive hospitalizations and emergency visits: Experiences of Medicaid patients using federally qualified health centers. *Medical Care,* 2001; 39(6): 551–561.
49. Flores G, Abreu M, Chaisson CE, Sun D. Keeping children out of hospitals: Parents' and physicians' perspectives on how pediatric hospitalizations for ambulatory care-sensitive conditions can be avoided. *Pediatrics,* 2003; 112(5): 1021–1030.
50. Sanmartin C, Khanand S, and the LHAD Research Team. *Hospitalizations for Ambulatory Care-Sensitive Conditions (ACSC): The Factors That Matter.* Ottawa, Canada: Statistics Canada, 2011, pp. 1–16.
51. Freund T, Campbell SM, Geissler S et al. Strategies for reducing potentially avoidable hospitalizations for ambulatory care-sensitive conditions. *Annals of Family Medicine,* 2013; 11(4): 363–370.

第五章
以患者为中心的医疗之家及兄弟机构：新型服务模式

凯瑟琳·费尔克
凯文·阿特赖德

传统的初级保健

传统的初级保健诊所是以医生为中心的商业模式，而医学博士或骨科医学博士则是此类团队的指挥者。传统模式的目标包括：足够的就诊数量增长、维持患者量和为诊所创收，从而让合作医生赚钱。诊所职员主要为非专业人员，雇用未获许可的医疗助理和前台人员，负责就诊预约和医疗保险核查。雇用注册护士的诊所反而是特例，而不是普遍现象。周期性结算和支付可以通过内部运作，也可以外包。医生可以挂靠医生-医院组织，履行管理式医疗合约并提供打折的诊所服务。在目前的体系中，患者及其家属经常充当“医导”，在愿意或力所能及时，常常做初级保健医生和专科医生之间的传话筒。由于患者不太了解临床医疗细节以及能力有限无法维护自己等种种原因，这种沟通方法其实是低效的。[1]

诊所的患者宣教和教学资源很少，甚至可能没有。即约即诊服务通常很有限，甚至无法提供。诊所的办公时间不能满足工薪家庭或紧急就医需求。周末即使开诊，一般也只有星期六半天。诊所在节假日通常不开诊，并且急诊科可能需要将患者转诊至其他科，即使患者病情较轻。药物更新是年度就诊内容的一部分，但不包括全面的药物调整或宣教。初级保健医生可能会收到关于患者急诊医疗记录的信息，但该信息的时效性各不相同。换句话说，传统的初级保健体系提供的是非常分散的服务，这导致了质量降低和成本增加。

在某些情况中，初级保健医生可能会采取急症医疗流程来对患者进行管理，但这种做法已越来越少见。以往，初级保健医生的患者在出院后 10 天至 2 周复诊预约，所以患者的药物依从性很低，这通常导致本可避免的再入院治疗。随着医疗保险与医疗救助服务中心对医院效率的要求越来越高，患者住院方面对初级保健医生的期望也越来越高。

在"按服务收费"的支付模式下，初级保健医生用于诊所服务协调、教育、保健或预防性服务的费用不予报销。这些对于优化患者服务而言很关键的因素如果得不到解决，就会导致医疗体系碎片化。

以患者为中心的医疗之家

有一种方法可以减少服务碎片化、改善服务协调，并且更重视患者需求，即构建以患者为中心的医疗之家。[2]医疗服务协调被定义为"在参与患者服务的两个或多个参与者之间有意地整合患者医疗服务，从而促进医疗服务的有效运作"[3]。美国儿科学会于 1967 年提出了设立医疗之家的想法，其目的是改善有特殊需要的慢性疾病患儿的健康状况。[4]

2007 年，四家医生组织起草了"以患者为中心的医疗之家"的七项共同准则，即：

- 私人医生——为每位患者安排一名私人医生；
- 医生主导型诊所(2011 年修改为基于团队的方式)；
- "全人医疗"导向；
- 整个医疗保健体系的服务均经协调和整合；
- 质量和安全是医疗之家的标志；
- 加强医疗服务的可及性；
- 从支付中体现医疗之家为患者提供了额外价值[4]。

国家质量保证委员会"以患者为中心的医疗之家"认证计划旨在改善初级医疗保健服务体系。该计划制定了含有明确和具体标准的一系列准则，为医疗机构提供了关于围绕患者展开服务、团队合作以及长期协调和跟踪服务的信息。该认证计划的 2014 年版在 2011 年版的基础上有一些重要变化，其中包括以下内容：

- **行为健康整合**——如同之前版本的标准那样，国家质量保证委员会的期望值有所上升，认为医疗机构应能帮助改善患者的行为健康。国家质量保证委员会期望医疗机构与行为健康服务提供者合作，并向患者传达行为健康的功能；

- **管理专注于高需求人群**——国家质量保证委员会期望医疗机构能应对促进健康并控制不良疾病或复杂疾病的社会经济驱动因素。医疗机构还应该关注从医疗之家附近的“医疗社区”(这些医疗社区同时也为医疗之家提供医疗情报)转来的患者的特殊需求；
- **加强对团队医疗的重视**——修订后的标准强调将与患者合作视为团队医疗的一部分，并将团队医疗作为接受国家质量保证委员会认证时“必须通过”的标准；
- **使改进工作与三重目标相一致**——医疗机构必须致力于改善三重目标的三个重要方面，即“患者体验”“医疗成本”和“临床质量”；
- **持续变革**——为了与持续改进的目标保持一致，医疗机构必须证明其将长期遵守国家质量保证委员会标准。[5]

随着2010年《平价医疗法案》的通过，支付模式发生了变化，并为及早治疗疾病提供了动力。该法案出台后，患者获得了更多的初级医疗保健服务，慢性疾病得到了更好的管理，多余和昂贵的检查得到了避免，再入院率也有所降低。以患者为中心的医疗之家的目标与责任制医疗机构的目标紧密吻合，那就是提高质量并降低成本。尽管责任制医疗机构是为实现这些特定目标而依法组建的医生机构团体，但以患者为中心的医疗之家是责任制医疗的基础。[6]

以患者为中心的医疗之家内部医疗服务的高效协调可以改善预后，减少急症医疗服务的使用。以医疗模式的衔接为重点的责任制医疗机构将成功实现人口健康战略和共享节余。责任制医疗机构中的以患者为中心的医疗之家可被视为环环相扣的组成部分，致力于支持系统性医疗改革。[4]在责任制医疗机构模式中，根据过去理赔发生情况的精算评估，患者通常会被分为三类，这一点前面已重点讲述过。不过，还有一种略有不同的分类方法，该方法根据就医风险(高风险、上升风险、有风险或健康类)以及环境风险(临床、社会和行为类)将人群划分为多个类别，作为对患者进行干预的指导依据(图5.1)。

无论在哪种模式下，有效的人口管理都是初级医疗保健服务工作的中心。但是，使用最新数据来确定目标患者，为妥善治疗这些患者提供循证决策支持，也是至关重要的。以患者为中心的医疗之家必须确保收集所有必要的数据，从

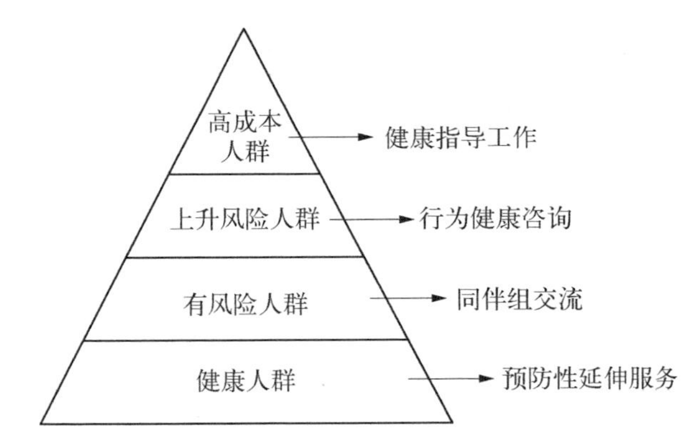

图 5.1　行动金字塔(The Advisory Board Company © 2014，版权所有，经许可转载)

而确定和支持医疗保健服务协调活动。患者必须说明最近所患疾病、过敏症、生命体征和风险评估的情况，以便医生对之进行适当分类并进行干预。这对于 65 岁及以上的人群尤其必要，也正因为如此，他们应该每年接受预防性诊疗以对其疾病、社会和行为状况进行全面评估。

服务协调重点将基于患者分层确定，而服务模式将从以医生为中心转变为以消费者为中心。风险最低的患者将以保健和预防为主。设想的情况是患者每年都来医疗机构接受预防和保健服务，此类服务有记录标准和流程要求，检查从身体质量指数到抑郁症筛查的一系列保健和环境因素。

除了为保健目的而就医之外，有风险的人群还必须更经常性地接受筛查，以防止其慢性疾病加速恶化。医疗机构可以多多提醒和联系这些患者，提高他们的风险意识，在这方面，安全的通信或自动呼叫等数字化联系方法尤为合适。远程医疗技术还可以在延缓风险升级方面发挥重要作用。

上升风险的人群应受到密切监测，包括用药评估、宣教、监督以及治疗依从性和治疗目标检查。需要通过电话回访定期为这类患者群进行医疗保健服务协调。门诊科特定疾病的导诊护士或执业护士将主要为这类人群服务，通过设定目标协助他们改善健康状况，包括进行自我管理。

服务协调的重点将放在约 5%的高风险患者群上，以加强医患合作，达成双方商定的治疗目标，并共同消除可能阻碍目标达成的一切障碍。医疗机构应在诊室内或通过医疗服务管理网络提供患者宣教、药物调整方案、社会服务评估和帮助。医生和护士大部分时间都将重点关注上升风险和高风险患者。服务协调人员必须与患者、家属以及患者参与的社区服务项目密切协作，这一点至关重要。患者接受长期随访以及能够即约即诊将成为常态，这将对患者满意度产生积极影响。

成功的初级保健体系将通过努力避免住院治疗，减少高风险患者对医疗服务的过度使用，提高上升风险人群对治疗方案的依从性，并协助低风险人群开展全面的保健活动。成功的以患者为中心的医疗之家的标准是将急诊服务利用率降低17％。

确保医疗保健延续性也是服务协调的一个重要功能。以患者为中心的医疗之家有责任帮助患者接受临床治疗以外的保健服务，并进行适当的随访。检测结果（特别是异常化验结果和影像学检查结果）追踪以及医生转诊服务对于确保成功的服务延续性来说至关重要。此外，管理专科诊所、急症医疗机构、急症后期服务机构和社区机构的转诊对于有效医疗和实现以患者为中心的医疗之家的目标十分关键。

以患者为中心的医疗之家强调，所有临床医生应该在他们的执业范围内，以团队协作的模式工作。医生将作为团队的一部分，专注于沟通、协作和服务协调工作。中级医生为低风险患者服务，重点关注疾病预防以及采取健康的生活方式。该模式将不断扩展，从而涵盖注册护士、社工、协调员、营养师和患者宣教与培训资源中心。虽然这将增加办公室管理费，但会提高效率、质量和患者满意度。共享节余或医疗保健系统给予初级保健医生的补贴可抵消这些额外费用。

同时，以患者为中心的医疗之家也是一种关注临床和运营方面量化改进的模式。团队会通过现有数据来识别改善预防和治疗的机遇。除了识别弱势群体来衡量质量绩效外，以患者为中心的医疗之家还会对所有患者进行核查，确保他们按时接受常规筛查和其他预防性服务。慢性病绩效指标也有助于以患者为中心的医疗之家确定结果改善的有效性。此外，以患者为中心的医疗之家还通过衡量各方面的医疗服务利用情况来测定其效用并降低成本。衡量并改善沟通以及患者体验，是确保患者了解其服务的首要任务。其中，衡量并了解患者的参与情况是至关重要的。这些以患者为中心的医疗之家不仅设定了改进目标，而且其中的高绩效者还会持之以恒地改进，彰显临床服务的高质量和安全性。健全且具体的记录以及最新的电子病历都遵循最新且有意义的使用标准，这对于医疗机构实现目标以及提升衡量能力始终是必不可少的。

以患者为中心的医疗之家的一个重要根本原则是改善医疗服务可及性。临床医生团队致力于通过另外预留空档时间来确保患者在必要时能及时就诊，甚至可以预约当天就诊，无论其是常规还是紧急治疗。医疗机构的工作时间也延长到了正常工作时间(早上 9 点到下午 5 点)之外，以便改善服务的连续性，并尽可能减少急诊科的就诊次数。其他还有一些临床接触，如团体就诊和通过患者门户网站进行的电子化医患互动等，都是与患者联系并照顾其需求的额外途径。随着更先进的电子病历系统的问世，患者可以自行预约、购药、查看临床记录、跟踪检查结果、完成专科转诊、查看关于自身疾病的宣教资料，以及向诊所医疗团队成员安全发送信息。以患者为中心的医疗之家还可通过电话或保密消息的形式在非工作时间内向患者及时提供临床建议。

以患者为中心是以患者为中心的医疗之家的核心。每个步骤都建立在有效的初级保健服务的基础之上，从而确保每个团队成员支持工作目标，并在团队文化上保持一致。事实上，以患者为中心的医疗之家模式中最大的障碍是文化。传统的初级保健模式侧重于为医生提供工作上的方便或只是为了实现利润最大化；而真正的以患者为中心的医疗之家模式致力于建立以患者为中心的业务流程并提供有效医疗保健。如今，从旧模式到新模式之间的文化转变给许多医疗机构带来了不小的挑战。诊所也将继续转型，变成更大的、以团队为导向的多科室医疗机构，并将拥有更多的临床医生，而不仅仅是内科医生和医疗助理。在医疗环境不断变化的这样一个患者日益消费者化的时代，临床优化和改进才是医疗机构的发展目标。随着消费者对自身医疗支出的管理日益精通，以患者为中心的医疗之家将持续关注消费者满意度。患者参与度和责任制是以患者为中心的医疗之家成功的关键。

医疗社区

“医疗社区”代表着必要的系统和流程所支持的一系列原则与期望，旨在确保所有患者得到有效和协调的医疗服务。医疗社区的基础是合作医疗协议，该协议概述了初级保健医生和专科医生共同服务患者时对彼此的期望。[7]

以患者为中心的医疗之家是医疗社区的基本框架(图 5.2)。医疗社区模式需要建立良好的医患关系和相互沟通，整合初级保健和专科服务，从而实现医疗的协调一致性。建立医疗社区很有必要，因为患者常常在许多不同的医疗服务提供者处就诊，导致医疗服务往往较为分散。[2]患者常常为治疗急症反复入院，不太了解药物，以及随访的不到位，这些都是服务分散现象的证明。一项全国性的调查发现，初级保健医生和专科医生都感觉转诊沟通不良，并认为这对医疗服务质量有负面影响。[2]

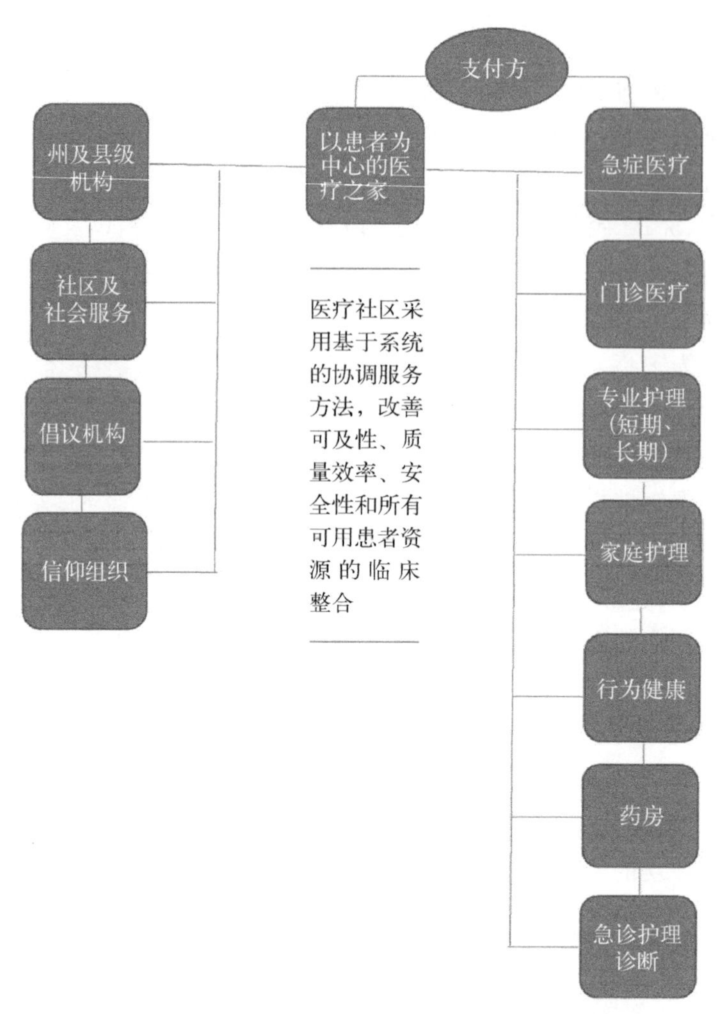

图 5.2　医疗社区的关键参与方和信息流通(改编自 Agency for Healthcare Research and Quality. Coordinating Care in the Medical Neighborhood: Critical Components and Available Mechanisms; White Paper, No. 11 - 0064, 2011;可在 https://www.ahrq.gov 上获取[2014 年访问])

在患者从医院转往急症后期护理机构的过程中,初级保健医生和专科医生之间的无缝交接至关重要。采用规范的转诊记录,以减少差异性,并改善急症治疗机构和急症后期护理机构之间的转诊流程,已成为医疗保险与医疗救助服务中心的预期。为预防不必要的再入院治疗,用药调节、出院宣教和出院后由临床医生进行核查仍然是最重要的步骤。

研究人员估计,2011 年由于转诊服务管理不善而引起的可避免的并发症和不必要的再入院，导致了 250 亿至 450 亿美元的支出浪费。自从责任制医疗机构和对特定服务费用的捆绑支付模式出现以来，医院系统和急症后期护理机构之间更趋向于合作关系。

医疗社区涵盖了以患者为中心的医疗之家、医院、急症后期护理机构，最后成为医疗联合体。信仰组织将在医疗社区模式中发挥重要作用。盖辛格医疗系统和爱德维科特医疗中心以及创新的医疗保健网络已经合并成了一个信仰性教会团体，辅助保健和慢性病管理。

服务协调是人口健康管理的重点。服务协调有许多不同的模式，其内容主要包括协助患者自我管理、对患者和家庭进行教育、跨机构沟通、指导、团队合作、了解信息系统、数据和倡导等。[6]

慢性病管理将侧重于上升风险和高风险人群。针对慢性阻塞性肺病、心力衰竭和糖尿病的疾病管理项目已被证明在中高风险患者中是成功的。医疗之家的执业护士负责管理特定的疾病干预方法，但是需要与服务协调员合作，以确保患者的依从性、理解能力并能配合随访。医疗服务协调员的作用是确保患者在慢性病管理过程中的参与度和满意度。衡量服务协调模式是否成功的指标包括：减少急症住院率、减少急诊就诊量和采取预防保健措施。

医疗社区构建流程中的下一个关键步骤是要确保与急症后期护理提供者的临床整合和互操作性。医疗信息交换有可能实现电子病历互联，从而解决医疗体系中数份电子病历之间的数据分散现象。未来，在先进的医疗社区模式下，向患者提供服务的医疗之家和社区医疗机构之间将可实现互操作。

医疗社区的一个辅助角色是社区健康工作者。目前，社区健康工作者被分配到很多特定社区，负责帮助健康保险交易所的新参保者了解复杂的医疗保健系统。美国的社区健康工作者由来已久，可以追溯到 20 世纪 60 年代，他们致力于帮助医疗条件落后社区的居民获得参与健康促进项目或疾病筛查项目的机会。[7]

公众意识中心描述了社区健康工作者的几项总体职能，其中包括降低医疗保险成本，增加医疗保健服务可及性，加强家庭、社区和当地经济建设等。社区健康工作者将需要充分了解相关医疗保健服务点。成功的社区工作者都是在“社区”土生土长的人，他们通常受到居民的信任，并且比较有影响力。为胜任这一新角色需要接受相应培训，培训费用来自《平价医疗法案》的拨款。社区健康工作者与医院、诊所、医生、社会机构和信仰组织之间应保持合作关系，这是让医疗社区发挥效果的关键。对于医生和医院而言，与新社区健康工作者部署计划合作，并将其纳入医疗社区团队将非常重要。

结论

传统医院之外的世界正在迅速转变。跨机构的协作关系、临床整合和消费者对价值的关注将是未来人口健康管理的成功要素。

为了提供全方位的服务，并确保在经济和临床上最适宜的环境下提供医疗服务，人口健康管理计划必须维持一个基于社区的急症医疗和急症后期服务资源网络。

实现这一目标离不开强有力的领导和对高功能医疗系统的持续投入，该系统可以在各种医疗机构和提供者之间无缝协调信息流通、临床决策和操作。[9]

参考文献

1. Agency for Healthcare Research and Quality. Coordinating Care in the Medical Neighborhood: Critical Components and Available Mechanisms; White Paper, No. 11-0064, 2011; available at https://www.ahrq.gov [accessed on 2014].
2. Greenberg J, Barnett M, Spinks BA et al. The "Medical neighborhood" integrating primary and specialty care for ambulatory patients. *JAMA Internal Medicine* 2014; 174(3): 454–457.
3. Foreman M. A medical neighborhood. *Health*, 2012; May: 23–25.
4. Sanford ST. Designing model homes for the changing medical neighborhood: A multi-payer pilot offers lessons for ACO and PCMH construction. *Seton Hall Law Review* 2012; 42: 1519–1547.
5. The National Committee for Quality Assurance; Available at https://www.ncqa.org, accessed on 2014.
6. Haas S, Swan BA, Haynes T. Developing ambulatory care registered nurse competencies for care coordination and transition management. *Nursing Economics* 2013; 31(1): 44–49.
7. Bodenheimer T. Coordinating care—a perilous journey through the health care system. *The New England Journal of Medicine, Health Policy Report* 2008; March: 1064–1071.
8. Swider S. Outcome effectiveness of community health workers: An integrative literature review. *Public Health Nursing* 2002; 19(1): 11–20.
9. SG2. Population Health Management, 2013. Available at https://www.sg2.com, accessed on 2014.

第六章
预防与筛查的价值定位

大卫·巴拉德、布里吉特·格拉卡、尼尔·弗莱明和克里夫·富勒顿

相对于其他发达国家来说，美国的医疗效果较差且医疗支出太过庞大。常常有人吹嘘说，如果将预防放在更为优先的位置，可以同时解决这两种问题。[1-3]当然，几乎没有人会对预防疾病的有益性这一大前提提出异议，但是，预防能否真的带来预期的人口健康改善和医疗成本下降，尤其在当今的预防着重于临床预防服务和筛查的情况下，仍存在相当大的不确定性。在确定务实的期望方面，我们面临的挑战是：关于如何界定"预防"、评估预防的作用时考虑哪些"人口"，以及用哪些方法来量化这些作用等方面，研究上仍然存在不一致性。

什么是"预防"？

随着时间的推移，预防的范围已经扩大到其定义变得模糊的程度。一些关键资料，如美国医疗保健研究与质量局和美国预防服务工作组编制的《临床预防服务指南》中就没有预防的定义。[4-5]

1967年出版的一本名为《预防医学》的教科书对"预防"进行了定义，认为"预防"从狭义上来说是"避免一种病理状态的发展"（即一级预防），而从广义上来说则包括"能在疾病任何阶段限制病情发展的所有干预措施（含确切治疗）"（即二级预防）。[4-6]在早期/无症状阶段发现疾病，并将其纳入二级预防，再改变治疗措施以扭转、阻止或推迟病情发展升级至三级预防，这个过程会持续十年余的时间。[4-7]1998年，世界卫生组织将一级预防定义为"降低风险因素"。之后不久，澳大利亚国家卫生合作组织增加了"原始预防"（防止出现导致病因的诱发性社会和环境状况）这一术语。[4-8]然而，"零级预防"可能是最令人困惑的，其被赋予了各种不同定义：① 保护患者免于过度医疗的举措；[9]② 医疗保健系统内的

质量保证和改进流程;[10]③ 康复或功能恢复。[11]

造成预防定义不一致的一个因素是临床医疗和公共卫生领域之间的分离。自 19 世纪以来,医学教育的重点一直是医院的医疗服务和临床研究,将以前与之一体的公共卫生分成了一门独立的学科。[12]由于缺乏对彼此领域的深入了解,在负责健康促进和疾病预防时,两者经常无法根据需要相互协调或共同努力。[12-14]因此,虽然已知城市规划、设计和运输决策会通过空气、水质、交通安全以及其他社会和环境决定因素对健康产生巨大影响,但医学界却不大可能参与其中,反而通常会在预防工作中忽略这些方面。[12]

从对预防疾病(或预防疾病恶化)的目标人口的界定上,即可看出公共卫生和临床领域一直不太相同的这种现状。在公共卫生领域,"人口"按地理区域(也可能按种族/民族、性别、年龄、疾病状况、残疾或所说语言)界定,而临床领域则经常将特定时期内服务的人统称为人口。[12],[15-18]后者采用的是《患者保护和平价医疗法案》[19]医疗保险共享节余计划的责任制医疗机构提到的界定方法,并至少为一些私立的责任制医疗机构所使用,[20]这可能进一步扩大了临床和公共卫生预防工作之间的鸿沟,特别是在多家医疗机构(或责任制医疗机构)共同服务一个社区的城镇区域中更是如此。[15]

临床人口界定的问题在于,这可能会加重临床医生主要从其提供的临床服务的角度来看待预防的倾向[14],从而让"患病风险"和疾病本身[21-22],以及预防和治疗之间的界限越来越模糊[23]。例如,临床上采用了"糖尿病前期"和"高血压前期"等类别,用于帮助识别高风险人群,这些人群迫切需要改变生活方式来阻止或减缓病情的发展。但研究表明,为避免突破血糖和血压临界值以至被诊断出患病,患者严重依赖药物,尽管没有证据能证明为了让指标低于这些临界值而进行的治疗是利大于弊的[23]。鉴于患者必须长期服用这些药物来维持其指标低于临界值,就像治疗实际疾病一样,将这种行为划入"预防"类别有些不妥,并且这实际上代表着诊断阈值变低,这需要研究结果的认可[23],[24]。同理,拿临床领域的另一种极端情况来说,对心肌梗死患者采用涉及四种药物治疗、生活方式建议和心脏康复的干预,是否应遵从国家卫生与临床优化研究所指南而称之为"预防"[4],[25],还是谓之"治疗"或"疾病管理"更为准确呢?

谁来负责预防?

随着预防的定义不断扩大,主要参与者名单也在扩大,即便他们并非参与所有级别的预防。“原始预防”(防止出现导致病因的诱发性社会和环境状况)属于地方、州/省和国家政府的工作范畴,负责制定和执行分区法律以及卫生与安全法规,并提供城市规划和教育经费。但是,虽然政府是原始预防的主要参与者,但它们不能单独奏效。原始预防的成功离不开行业合作、专业协会的建议和教育资源、社区组织对各项计划的轻重缓急分类和实施,也离不开医疗界在沟通和加强项目的健康效益方面的支持。过去半个世纪为减少烟草使用而采取的一系列行动就是成功合作的一个典范。在 20 世纪 60 年代,关于吸烟危害的公共卫生服务宣传非常有效,甚至让烟草业同意不再在电视上做广告,并让公众舆论支持公共场所禁烟和提高烟草税。因而,从 1965 年到 2000 年人均香烟消费一直在稳步下降。[26-28]

鉴于大多数成年人在工作场所度过的时间很长,用人单位也可以在原始预防中发挥作用,确保工作场所安全,并为员工获得健康创造关键条件,例如,提供经济实惠的健康食品、可以进行体育活动的场所,以及提供保健计划和医保激励,鼓励员工将健康的生活方式融入他们的工作和日常生活中。[29]

一级预防(降低风险因素和促进健康,特别是与饮食和锻炼等生活方式密切相关的慢性疾病预防)靠的是个体责任。降低心血管风险的首选方法是养生　　不吸烟,饮食以果蔬和全谷物食物为主,限制钠、糖、饱和脂肪摄入量,每周至少锻炼 5 次,每次 30 分钟。然而,这种生活方式远非常态,在美国,只有不到 15%的成年人和儿童能够充分锻炼,不到 10%的人遵守食用果蔬和全谷物食物的饮食建议。[30],[31]这种较差依从性的部分原因在于缺乏原始预防措施,其重点在于让人们更容易甚至更主动做出健康选择。20 世纪 60 年代关于饱和脂肪和胆固醇危害的公共卫生科普展示了原始预防和一级预防的有力结合,使人们的饱和脂肪摄入减少了 50%以上,平均人口胆固醇水平降低了 10 毫克/分升。1965 年到 1978 年,美国的冠心病发病率降低了 30%以上,其中一半要归功于这些生活方式的改变。[26-28]遗憾的是,美国的公共卫生机构基本上放弃了这种通过改变生活方式来进行预防的策略,[26]徒留医疗保健服务提供者和非营利组织来弥补这一空白,努力为患者和公众提供必要信息以鼓励和支持他们做出健康的选择。

一级预防的第二种办法是接种传染病疫苗。这仍然需要个人在疫苗接种方面的主动性,但属于预防性服务的范畴,由医疗服务提供者负责服务的运行。例如在“按绩效付费”项目中纳入流感和肺炎疫苗接种质量指标,与医疗保健服务提供者的收入挂钩。[32]儿童接种疫苗是原始预防和一级预防成功结合的第二个例子。原始预防为确保人们做出有利健康的接种选择提供了必要支持:在美国所有的 50 个州中,儿童如需进入公立学校读书,均需接种特定疾病的疫苗,但是也可因医疗和宗教因素而免于接种，而且美国疾控中心的“儿童疫苗”等计划也确保了无力支付疫苗费用不会成为任何儿童接种必要疫苗的障碍。[34]到1999年，大多数州99%的公立学校儿童都接种了推荐的疫苗[35]，1990年以前普遍推荐为儿童接种疫苗的11种疾病中有9种已被消灭或发病率得到了显著降低。[36]相比之下，推荐65岁以上人群接种的肺炎球菌疫苗虽然有医疗保险承保，[37]但与儿童疫苗接种要求相比，并未受到任何类似的原始预防方法的支持，2008年接种率仅达到60%。[38]

根据所使用的“预防”定义的不同，为发现早期疾病而进行的筛查可能属于一级预防或在二级预防中自成一类。根据其所属类别的不同，个人和医疗保健提供者将在这个领域内共担责任。正式的问责机制(如预防服务的公告责任)往往落在医疗服务提供者而不是患者身上。不低于基本筛查层面(如体重指数、血压、空腹血糖和血脂筛查)的保险费奖励/惩罚计划越来越多地被用于鼓励患者参与。[39]支持此类临床预防服务项目的潜在原始预防主要在于，确保患者能够获得有效筛查，包括消除或减轻其经济障碍。《患者保护与平价医疗法案》通过努力提高美国医疗保险覆盖率，以及提高对保险公司在无需患者分担费用的情况下承保预防性卫生保健服务的要求，朝着这个方向迈出了一步。[19]

当预防的重点是逆转、阻止或延迟疾病的进展(二级或三级预防)时，这肯定已经属于临床范畴。虽然健康的生活方式在预防疾病恶化方面仍然很重要，并且在某些情况下可能足以控制疾病，但在整个医疗过程的此节点上，患者与医疗保健系统以及很可能与不同的医疗保健服务提供者实质上都有较多的接触。预防责任从患者和初级保健提供者扩展到了更广泛的医疗保健服务系统。正是在这个阶段，鼓励跨部门医疗保健服务协调的新机制开始发挥作用。这些机制的目的是确保义务和责任得到分担，激励和奖励分配合理。

确定预防的成本和效益

同时衡量医疗干预行为的货币与非货币成本和收益的常用分析方法有：成本效果、成本效用、成本效益和成本最小化分析。

成本效果分析：根据自然发生的事件(如死亡)或中间结果(如血糖水平变化)，以及货币成本[40]、[41]来评价干预措施的效果。其目的是提供关于达到同一目标的多种干预措施的相对效率的信息[40]、[41]。

成本效用分析：是一种成本与效果分析，采用质量调整生命年(QALYs)作为其结果衡量标准，适用于需要在固定预算约束下实现健康最大化的预算分配问题。可用于确定在给定治疗预算或医疗保健预算下的整体最佳投入方式[40]、[42]。

成本效益分析：分析结果以净货币收益或损失呈现，这种分析方法可以从更广泛的视角来考虑各个方面，例如，可以看出在哪些方面，基于一些别的部分(如工作效率)的收益，使高成本的医疗服务尚可容忍。这一点可能存在争议，因为需要用金钱来衡量收益、死亡和疾病。[40]、[41]

成本最小化分析：当已知两种或两种以上干预措施的健康(包括生活质量)效果相等时，就可以进行成本最小化分析，这样可以完全围绕成本在这些干预措施之中进行抉择。这种分析方法很少使用，因为只能比较具有相同结果的可选干预措施，而这些可选干预措施被证明具有同样效果的情况极为少见[40]、[41]。表 6.1 总结了这些分析方法之间的主要区别，包括效果衡量指标以及适用的评估类型。

表 6.1 不同类型经济评估的特征

分析方法	成　　本	效　　果	评 估 问 题
成本效果分析	货币单位	自然事件(寿命增加，防止烧伤等)	目的相同的干预措施的比较
成本效用分析	货币单位	效用和质量调整生命年或伤残调整生命年	不同目的干预措施的比较
成本效益分析	货币单位	货币单位	鉴于成本来考虑，这些收益值得吗？
成本最小化分析	货币单位	效果未衡量，因为这些效果被认为是相等的	具有相同结果的方案的最小成本比较

(转自 WHO 报告，http://www.euro.who.int/data/assets/pdf_file/00007/144196/e95096.pdf)

预防措施的经济评估特别困难，因为成本和收益之间通常存在较长的时间间隔，并且所谋求的利益并不仅仅归属于个人。因此，常见的经济评估方法都存在低估或高估预防成本效果的风险，在解读此类评估结果时需要考虑这些风险[43]。可能出现低估或高估的三个部分为：① 一段时间内成本和收益的估算；② 其他方成本和收益的估算；③ 个人成本和收益的估算。

如果在进行经济评估时需要考虑连续时间的成本和效益，通常会基于人们更喜欢先获利后付费的设想，将未来的成本和收益折合为现值。

对于折现未来非货币性收益是否适当的问题，人们普遍存在一些分歧；而且在预防服务方面，由于折算期限很长，该问题还会被放大，特别是在选择高折现率(例如 7%～10%)的情况下。人们经常引用的一个实例是一组 10 岁男孩的治疗和预防心肌梗死的成本效益分析：每延长一年生命的治疗费用(特殊冠心病监护病房)从1 782美元(0折现率)到5 037美元(10%折现率，计算至组员整个生命周期结束)，但每延长一年生命的预防成本(胆固醇筛查和10岁时开始的饮食变化)从2 855美元(0折现率)到94 460美元(10%折现率)不等。[44]此外，虽然经济评估通常采用3%或5%的折现率，但研究表明，考虑到健康状况，关于患者偏好短期获益胜过未来获益的说法在多大程度上成立，存在较大的个体差异。[43]这种情况在预防方面更甚，这是因为个人对风险的偏好不同(不确定性随着时间的推移而增加)，从愿意支付预防的前期成本以减少不确定性到选择忽略长期风险和放弃预防，或至少推迟到获得个人获益的不确定性减少，等等，不一而足。[45]虽然可能无法根据人口在预防服务上的偏好来确定折现率，但如果使用从0到高比例(7%—10%)的折现率，可以使决策者更加清晰地看出折现对结果的推动程度。这也将有助于了解结果对群体内或群体之间偏好变化的敏感程度。

治愈性医疗通常仅对个体患者和相对较少的密切关联者(如近亲属)有益，预防则与之不同，可能涉及其他方面(外部效应)：医疗保健系统内外，以及短期和将来的成本与收益问题。例如，通过接种疫苗获得的群体免疫力可以保护因某种原因无法接种疫苗的个体；戒烟可以使别人减少接触二手烟的机会，从而对健康有益。[43]我们需要从社会角度来审视预防服务，以确保考虑到所有这些后果。由于总收益可能大而分散(意味着没有利益相关者有足够的动力投资预防服务)，因此需要在社会层面做出关于应该提供什么服务以及由谁来买单的决定，而不是留给市场力量来决定。[43]

如果不考虑预防服务对象以外的其他人的获益，经济评估会低估预防服务的价值；但如果下游和外部成本(例如，使用安全带后，平均行驶速度增加，导致事故死亡人数增加等抵消作用)也不加以考虑，那么经济评估会高估预防服务的价值。在经济评估中考虑这些下游和外部效应，将之与预防措施联系起来很困难，因为这些效应是因一连串不确定事件而发生的。[43]

关于预防方法的成本效用分析的一个主要争论点是，人们在所获得生命年中获取的与预防无关的医疗保健服务是否应计入成本中。[42]计入与否对评估的结果会产生重大影响，特别是对于初级预防的评估，无关的医疗保健成本可能大大高于预防性医疗保健成本。[42]主张计入的论点是基于内部一致性提出的：因为利益结果(质量调整生命年)不仅反映了预防举措的效益，还反映了延长的寿命中所患的病症的后续治疗方面的效益，所以需要将所有带来健康相关收益的成本均计算在内。此外，计入这些成本还可以让各种成本效用分析保持一致，如果限制只计入相关的医疗保健成本，会使计入/不计入看起来很随意，从而妨碍不同干预措施之间的比较。举个例子，想象一下，有一个人很胖，而且还吸烟。在这两种不同情况下，预防都可以避免致命的心肌梗死，使其寿命得到同样的延长。在寿命得到延长的几年中，这个人患上了关节炎，则通过常规治疗关节炎获得的生活质量被计入得益于预防治疗的质量调整生命年中。如果避免心肌梗死的预防方法是戒烟，那么关节炎的治疗费用被认为是无关成本，并且将被排除在成本效用分析之外。但是，如果预防方法是减肥，则会认为这些费用是相关成本，从而被纳入分析范围。因此，这些方案的成本效用的比较会使戒烟看起来比减肥的性价比更高。[42]

预防服务的经济评估中存在价值高估或风险低估的第三个方面是无形成本和收益，如痛苦和折磨的增加或减少。[43]

无形成本往往会对预防项目的相对成本效果产生重大影响。治疗的主要好处通常是发病率和死亡率的实质性降低，而预防与此不同，个人从预防中获得的好处表现为对若无预防未来可能发生的事情的不确定性或焦虑的减少。同样，个人成本包括因以下情况引起的焦虑：筛查结果假阳性、改变生活方式的预防方法、不得不将闲暇时间用于不喜欢的锻炼或放弃喜爱的食物而失去的快乐，等等。[43],[46-50]成本效用分析通过使用质量调整生命年等结果指标来获知人们对于健康/医疗保健服务的此类偏好（利用情况），但服务利用数据的准确性是未知的。例如，测评对象是否包含了待评指标对应的相关范围的服务？[43]成本效益分析还通过条件价值评估法来评估人们的支付意愿（即个人为确保获得特定服务或商品愿意放弃的最大收益，反映了人们认为该服务或商品所具有的总价值），从而间接地获取其服务偏好/使用情况。[43]

以预防为先：让“医疗保健支出发挥最大的效用”

由于美国人口[5]中有太多健康领域需要得到改善，因此需要明智地分配医疗资源。从本质上讲，每次选择将资源投入到某项特定的预防工作（无论是针对某种疾病、行为、某个地理区域的预防，还是针对人口亚群的预防）中，都是以牺牲其他一些领域本可以实现的改进为代价的。为了做出明智的决策，积累点滴成就以实现人口健康，各级医疗保健系统的决策者都需要以下方面的指导：不同预防方法的有效性、每种预防方法的短/长期成本和效益，以及群体中受影响的人数。由于患病率的差异，即使暴露于致病因素的相对风险相同，不同人群之间或人口亚群之间的预防重点也有所不同，而且在一种环境或人口中有效的预防方法可能在另一种环境或人口中并不奏效。[4]美国预防服务工作组的任务是评估和综合证据,将其纳入指导方针,来支持这些方面(至少涉及临床预防服务范围,如筛查、咨询和预防用药等)的知情决策。[51]

美国预防服务工作组成立于1984年,是一个由专家组成的独立的志愿者小组,专家来自预防医学和初级保健领域,包括内科、家庭医学、儿科、行为健康、妇产科和护理学科。在研究了现有同行评审证据后,美国预防服务工作组对一些预防性服务提出建议,并为每项建议评级,以反映支持这些建议的证据的强度。评级范围从A(很大程度上确信能获得高净收益的建议)到D(一定程度或很大程度上确信无净收益的建议)或I报告(表明评估收益和危害的证据不足)。[51]美国预防服务工作组还向国会提交年度报告,指出预防性服务证据基础中的重要空白,并建议应优先研究的领域。[51]

美国预防服务工作组的服务范围是特定的:"其建议针对一级或二级预防性服务,这些预防服务针对的是在美国医疗负担很重的病症,且是在初级保健机构中提供的。"[52]美国预防服务工作组在提出建议时,并不考虑医疗服务的成本或覆盖范围。[52]因此,在为追求人口健康而做出有效分配医疗资源的决策方面,其建议只代表了一个出发点。其他团体,如由预防团队(工商界、卫生部门、健康志愿者和政府领导组成的非营利组织[53])召集的国家预防优先事项委员会,分析了临床预防服务的经济和社会效益,为扩大获得服务的机会提出有针对性的建议,旨在以合理的成本改善大部分人口的健康结果。[54],[55]经查阅证据后,他们确定了三种临床预防服务(据已发表的文献记载,这些服务似乎可以节省成本),以及一些高性价比的服务(表6.2)。

表6.2 节省成本和高性价比的临床预防服务

类别	示例
节省成本的临床预防服务	● 阿司匹林在高风险成人群体中的使用 ● 儿童免疫接种 ● 烟草使用筛查和简单干预措施
高性价比的临床预防服务	● 流感及肺炎球菌疫苗注射 ● 子宫颈癌及结直肠癌筛查 ● 65岁的成年人视力筛查 ● 高血压筛查 ● 胆固醇检查 ● 酒精滥用筛查

(改编自 Maciosek MV et al., *American Journal of Preventive Medicine* 2006;31(1): 52-61)

许多因素都会影响预防方法的性价比。这些因素包括：[57],[58]

（1）目标人群的定义（即，预防性服务是应该适用于所有个人，还是仅适用于某一特定人群，或仅适用于已被确定为患病风险很高的个人?）

（2）使用频率。

（3）用于提供服务的具体技术（例如，结肠直肠癌筛查的成本效益在很大程度上取决于是通过结肠镜、乙状结肠镜进行还是粪便潜血试验进行筛查）。

（4）是否将预防与什么都不做或病情发展后的有效治疗进行比较。

（5）已经接受服务的人口比例。

因此，如果某种预防方法最初未能显示出成本效果，不见得就不值得采用该预防方法，而是应该修改或调整其提供方式，使成本与健康效益相一致。

许多具有性价比的服务的提供率很低，通常低于目标人口的50%。因此，有很大的机会可以改善这些领域的服务以及相关的健康结果（假设在诊断出疾病的情况下遵守治疗）。而其他预防服务（如胆固醇和高血压筛查）的提供率估计接近90%，但筛查结果为阳性者的治疗依从性要低得多。[56]在这种情况下，把重点放在提高治疗依从性而不是试图达到100%的筛查率，可能会获得更大的健康收益。

从性价比角度将预防方法分级的报告大多数都集中在临床预防服务上。但是，如果根据所花费的每一分钱的最大健康效益来对预防方法进行优先级排序，那么原始预防应排在第一。原始预防方法有很多，例如强制限制面包、人造黄油和谷物的含盐量来减少心血管疾病的发生，[59]策划全国性宣传活动，如20世纪60年代的控烟和减少饱和脂肪摄入的宣传，该宣传活动对行业施压，使之遵守营销限制，并使公众认同适宜的健康行为。[26]这些策略在价值方面“赢得”胜利，因为其同时覆盖整个人口，在个人层面上几乎不需要有意识的努力。根据《患者保护与平价医疗法案》制定的国家预防战略肯定了这种预防方法的重要性。其四个战略方向中的第一个是健康与安全的社区环境，其次分别是临床和社区预防服务，为人们增权赋能和消除健康鸿沟。[60]此外，这四个领域涉及的若干重点都与生活方式和环境有关，包括无烟生活、防止药物和酒精滥用、健康饮食、积极运动、预防伤害与暴力、性和生殖健康以及精神和情感健康。[60]

美国正在进行一些原始预防工作。例如，在联邦层面，2014年7月30日在众议院提出的HR 5729《2014年含糖饮料税法案》提出了对饮料中使用的每茶匙糖分、高果糖玉米糖浆和其他甜味剂征收一美分的国家税，由制造商或进口商缴纳。税收收入将用于预防和公共卫生基金。[61]伊利诺伊州向含糖饮料征收类似的州税,[62]并于 2014 年 11 月 4 日在加利福尼亚州伯克利颁布了美国第一例苏打税。[63]根据烟草税效果的证据(香烟价格每增加 10%,青少年吸烟率和成人吸烟可分别降低6.5% 和 2%)[64]以及墨西哥对含糖饮料和高热量食品征税的初步结果(自 2014 年上半年税收法案生效以来,百事可乐和可口可乐公司含糖饮料销售量下降了 3%),[65]类似《含糖饮料税法案》的举措可能会带来巨大的健康收益,特别是如果该等法案的适用范围扩大到其他高热量低营养食物的话,效果将更突出。

更侧重于预防会降低医疗支出吗？这么做有意义吗？

根据《患者保护与平价医疗法案》,医疗改革的主要承诺之一是“将更多的医疗保健资金用于预防,这将节省数千万美元并改善数百万人的生活”(第 1928 页)[66]。遗憾的是,这种承诺不太可能实现。

更侧重于预防可以实现更好的人口健康结果。在一个服务 24.5 万名患者的医生网络中,如果美国预防服务工作组推荐的成人预防性服务覆盖率在六年内从 70%增加到 86%,据估计,到那时,这些服务能预防 36 例死亡,97 例癌症,420 例冠心病事件(包括 66 例猝死),118 例中风,816 例流感和肺炎(包括 24 例入院治疗),87 例骨质疏松症相关骨折。[67],[68]但是,几乎没有证据可证明更多地使用预防服务(除了与饮食、运动和吸烟有关的生活方式改变以及儿童免疫接种)[56],[69]可以减少医疗支出。[57],[70]事实上,更多地使用预防服务可能会增加人们的终生医疗保健总费用。这些成本来自两个方向:第一,与提供预防性服务本身相关的成本(可能需要临床医生的大量工作时间和/或昂贵的技术)、调查假阳性筛查结果的成本,以及治疗通过筛查发现的疾病;[57],[70]第二,成功预防疾病可延长寿命,其间,人们还有可能生病并需要治疗,从而增加终生医疗费用。[57],[70]

此外,虽然《患者保护与平价医疗法案》要求医疗保险承保美国预防服务工作组划分的 A 或 B 级预防性服务,而不需要患者分摊费用(例如共付额),但阳性筛查检验的后续辅助检查、随访或治疗则又另当别论。[71]这引发了一些问题,即增加筛查在多大程度上确实能带来更明确的早期诊断和早期治疗。也有人怀疑早期治疗是否真的如普遍认为的那样会导致总体治疗成本降低,[75]并且担心增加筛查会加剧过度诊断的问题(据估算,占局部性乳腺癌的 10%—30%和前列腺癌的 40%—60%[72],[73])，导致提供不必要的“早期治疗”，并伴有需要进一步干预的后遗症风险。

一些人认为，预防的目标不应该是节约成本，而是应考虑预防措施取得的价值。[54]从这个角度来看，健康促进和疾病预防可以以相对较低的成本改善生活，从而为社会创造很高的价值，并且若与治疗相比，更能提供良好的投资回报。关于这一点，让我们以用人单位发起的工作场所健康促进/疾病预防为例来进行探讨。虽然员工接受预防服务，寿命得到延长，从而导致了更高的终生医疗成本，但更健康的员工为用人单位提高了生产率、减少了缺勤和员工流失率，因此用人单位从中得到的是超过这些医疗成本的。[54]在讨论预防的经济效益时，我们需要将用人单位的情况考虑进来，因为他们有能力影响大多数成年人大部分时间所待的环境。同时，他们还有动力使员工保持健康(这样既使他们保持高生产率又减少用人单位提供的医疗保险的使用率)，并且可以通过与降低员工的医疗保险费挂钩的方式，激励员工参与保健项目，实现特定的健康指标。2012 年，拥有三名或三名以上员工并提供健康福利的公司中，有 63%也提供至少一项保健项目。[74]遗憾的是，尽管预防服务得到了广泛普及，但关于这些工作场所的健康干预的有效性的证据有限，而现有的证据表明，这些干预的效果并不明显。[29]评估预防保健项目效果之所以困难，一部分原因是用人单位存在多样性，使得我们无法得出总的结论。其他原因与旨在评估预防效果的研究设计质量较差有关。[29]因此，我们亟需进行更细致的评估，不仅要评估预防的健康效果，还要考虑这些效果是如何通过提高生产率和减少医疗保健资源占用来转化为用人单位的投资回报的。

结论

更加注重健康促进和使用预防服务可能不会降低《患者保护与平价医疗法案》中预期的医疗保健支出。尽管如此，许多此类措施在以合理的成本改善健康和生活质量方面具有相当大的价值。原始预防创造了一种健康的环境和文化，鼓励人们选择有益健康和降低患病风险的生活方式，让人们在改善健康结果上的花费获得最大价值。我们还需要进行进一步的研究来确定如何最大限度地兼顾这些预防措施的成本与效益，以确保利益相关者同等获益——就像大多数与质量相关的干预手段一样。[75]要实现这种兼顾，一个很关键的方面是：确定应该如何界定健康改善目标人群，以及应该考虑哪些方面。如果健康改善可令社区获益(如儿童免疫接种),则适宜按地理位置界定目标人群,费用由该社区通过税收等公共机制承担。而如果健康改善可令医疗保健系统获益(如可使住院需求减少的针对糖尿病和心力衰竭等慢性疾病的病情进展进行预防),按患者组或参保的某个医保计划来界定则更为适宜。与此同时,一些保健计划还会产生健康和医疗保健领域之外的效益,这时最好按用人单位来界定目标人群。这使本已复杂的情况更加复杂,因为健康和预防的方方面面在某种程度上是相互关联的。诸如用人单位责任制医疗机构等机构的存在使一些人群可享同样的服务,创造了很多协作机会,调动更多利益相关方的积极性,而这些利益相关方的参与是健康促进和预防价值最大化所需要的。

参考文献

1. Lorenzoni L, Belloni A, Sassi F. Health-care expenditure and health policy in the USA versus other high-spending OECD countries. *Lancet* 2014; 384(9937): 83–92.
2. Squires DA. *Explaining High Health Care Spending in the United States: An International Comparison of Supply, Utilization, Prices, and Quality.* New York: The Commonwealth Fund; 2012.
3. *U.S. Health in International Perspective: Shorter Lives, Poorer Health.* Washington, DC: The National Academies Press; 2013.
4. Starfield B, Hyde J, Gervas J, Heath I. The concept of prevention: A good idea gone astray? *Journal of Epidemiology and Community Health* 2008; 62(7): 580–583.
5. Guide to Clinical Preventive Services, 2014: Recommendations of the U.S. Preventive Services Task Force. June 2014. Agency for Healthcare Research and Quality, Rockville, MD. http://www.ahrq.gov/professionals/clinicians-providers/guidelines-recommendations/guide/index.html. Accessed November 17, 2014.
6. Clark DW, MacMahon B. *Preventive Medicine.* Boston, MA: Little, Brown & Co; 1967.
7. Nightengale EO, Cureton M, Kalmar V, Trudeau MB. *Perspectives on Health Promotion and Disease Prevention in the United States.* Washington, DC: Institute of Medicine; 1978.
8. National Public Health Partnership. *Preventing Chronic Disease: A Strategic Framework. Background Paper.* Melbourne, Australia: National Public Health Partnership; 2001.
9. Bentzen N. *WONCA Dictionary of General/Family Practice.* Copenhagen, Denmark: Laegeforeningens Forlag; 2003.
10. Gofrit ON, Shemer J, Leibovici D, Modan B, Shapira SC. Quaternary prevention: A new look at an old challenge. *Israel Medical Association Journal* 2000; 2(7): 498–500.

11. Mensah GA, Dietz WH, Harris VB, Henson R, Labarthe DR, Vinicor F, Wechsler H, Centers for Disease C, Prevention. Prevention and control of coronary heart disease and stroke—nomenclature for prevention approaches in public health: A statement for public health practice from the Centers for Disease Control and Prevention. *American Journal of Preventive Medicine* 2005; 29(5 Suppl 1): 152–157.
12. Zusman EE, Carr SJ, Robinson J, Kasirye O, Zell B, Miller WJ, Duarte T, Engel AB, Hernandez M, Horton MB, Williams F. Moving toward implementation: The potential for accountable care organizations and private-public partnerships to advance active neighborhood design. *Preventive Medicine* 2014; 69(Suppl 1): S98–101.
13. Caron RM. Population health management: An approach to improve the integration of the health care and public health systems. *Academic Medicine* 2014; 89(5): 698.
14. Ferguson JH. Curative and population medicine: Bridging the great divide. *Neuroepidemiology* 1999; 18(3): 111–119.
15. Gourevitch MN, Cannell T, Boufford JI, Summers C. The challenge of attribution: Responsibility for population health in the context of accountable care. *American Journal of Preventive Medicine* 2012; 42(6 Suppl 2): S180–183.
16. Kindig D, Stoddart G. What is population health? *American Journal of Public Health* 2003; 93(3): 380–383.
17. Hacker K, Walker DK. Achieving population health in accountable care organizations. *American Journal of Public Health* 2013; 103(7): 1163–1167.
18. White KL. *Healing the Schism: Epidemiology, Medicine, and the Public's Health.* New York, NY: Springer-Verlag; 1991.
19. Patient Protection and Affordable Care Act, 124 Stat. 119, §3022 (2010).
20. Couch CE, Winter FD, Jr., Roberts WL. Engaging STEEEP care through an accountable care organization. In: Ballard DJ, Fleming NS, Allison JT, Convery PB, Luquire R, eds. *Achieving STEEEP Health Care.* Boca Raton, FL: CRC Press; 2013: 217–226.
21. Greene JA. *Prescribing by Numbers: Drugs and Definition of Disease.* Baltimore, MD: Johns Hopkins University Press; 2007.
22. Rosenberg C. Managed fear. *Lancet* 2009; 373(9666): 802–803.
23. Kreiner MJ, Hunt LM. The pursuit of preventive care for chronic illness: Turning healthy people into chronic patients. *Sociology of Health and Illness* 2013; 36(6): 870–884.
24. McInnes G. Pre-hypertension: How low to go and do drugs have a role? *British Journal of Clinical Pharmacology* 2012; 73(2): 187–193.
25. Skinner JS, Cooper A, Feder GS. Secondary prevention for patients after a myocardial infarction: Summary of NICE guidance. *British Medical Journal* 2007; 334(7603): 1112–1113.
26. Egan BM, Lackland DT, Jones DW. Prehypertension: An opportunity for a new public health paradigm. *Cardiology Clinics* 2010; 28(4): 561–569.

27. Goldman L, Cook EF. The decline in ischemic heart disease mortality rates. An analysis of the comparative effects of medical interventions and changes in lifestyle. *Annals of Internal Medicine* 1984; 101(6): 825–836.
28. Moser M. A decade of progress in the management of hypertension. *Hypertension* 1983; 5(6): 808–813.
29. Cahalin LP, Myers J, Kaminsky L, Briggs P, Forman DE, Patel MJ, Pinkstaff SO, Arena R. Current trends in reducing cardiovascular risk factors in the United States: Focus on worksite health and wellness. *Progress in Cardiovascular Diseases* 2014; 56(5): 476–483.
30. Rodrigo R, Korantzopoulos P, Cereceda M, Asenjo R, Zamorano J, Villalabeitia E, Baeza C, Aguayo R, Castillo R, Carrasco R, Gormaz JG. A randomized controlled trial to prevent postoperative atrial fibrillation by antioxidant reinforcement. *Journal of American College of Cardiology* 2013.
31. Kones R. Primary prevention of coronary heart disease: Integration of new data, evolving views, revised goals, and role of rosuvastatin in management. A comprehensive survey. *Drug Design Development and Therapy* 2011; 5: 325–380.
32. Scott A, Sivey P, Ait Ouakrim D, Willenberg L, Naccarella L, Furler J, Young D. The effect of financial incentives on the quality of health care provided by primary care physicians. *Cochrane Database of Systemic Reviews* 2011; Issue 9: Art no. CD008451.
33. Constable C, Blank NR, Caplan AL. Rising rates of vaccine exemptions: Problems with current policy and more promising remedies. *Vaccine* 2014; 32(16): 1793–1797.
34. Centers for Disease Control and Prevention. Vaccines for Children Program (VFC). http://www.cdc.gov/vaccines/programs/vfc/index.html. Accessed November 17, 2014.
35. Orenstein WA, Hinman AR. The immunization system in the United States—the role of school immunization laws. *Vaccine* 1999; 17 Suppl 3: S19–24.
36. Centers for Disease C, Prevention. Impact of vaccines universally recommended for children—United States, 1990–1998. *MMWR Morbidity and Mortality Weekly Report* 1999; 48(12): 243–248.
37. Centers for Medicare and Medicais Services. Immunizations. http://www.cms.gov/Medicare/Prevention/Immunizations/index.html?redirect=/immunizations/. Accessed November 19, 2014.
38. Lu PJ, Nuorti JP. Pneumococcal polysaccharide vaccination among adults aged 65 years and older, U.S., 1989–2008. *American Journal of Preventive Medicine* 2010; 39(4): 287–295.
39. Wong V. A Choice for Employees: Get a Health Screening or Pay an Extra $600. 2013; http://www.businessweek.com/articles/2013-03-22/a-choice-for-employees-get-a-health-screening-or-pay-an-extra-600. Accessed November 17, 2014.
40. Polinder S, Toet H, Panneman M, van Beeck E, (eds.). Methodological approaches for cost-effectiveness and cost-utility analysis of injury prevention measures. http://www.euro.who.int/__data/assets/pdf_file/0007/144196/e95096.pdf. Accessed 18 November, 2014.

41. Torrance GW, Siegel JE, Luce BR. Framing and designing the cost-effectiveness analysis. In Gold MR, Siegel JE, Russell LB, Weinstein MC, eds. *Cost-Effectiveness in Health and Medicine*. New York: Oxford University Press; 1996: 54–81.
42. van Baal PH, Feenstra TL, Hoogenveen RT, de Wit GA, Brouwer WB. Unrelated medical care in life years gained and the cost utility of primary prevention: In search of a "perfect" cost-utility ratio. *Health Economics* 2007; 16(4): 421–433.
43. Phillips KA, Hotlgrave DR. Using cost-effectiveness/cost-benefit analysis to allocate health resources: A level playing field for prevention? *American Journal of Preventive Medicine* 1997; 13(1): 18–25.
44. Cretin S. Cost/benefit analysis of treatment and prevention of myocardial infarction. *Health Services Research* Summer 1977; 12(2): 174–189.
45. Rogers EM. *Diffusion of Innovations*. 4th edn. New York: Free Press; 1995.
46. Cohen D. *Health, Prevention and Economics*. New York: Oxford University Press; 1988.
47. Berwick DM, Weinstein MC. What do patients value? Willingness to pay for ultrasound in normal pregnancy. *Medical Care* 1985; 23(7): 881–893.
48. Viscusi W, Magat W, Huber J. An investigation of the rationality of consumer valuations of multiple health risks. *RAND Journal of Economics* 1987; 18(4): 465–473.
49. Weinstein MC. The costs of prevention. *Journal of General Internal Medicine* 1990; 5(5 Suppl): S89–S92.
50. Hatziandreu EI, Koplan JP, Weinstein MC, Caspersen CJ, Warner KE. A cost-effectiveness analysis of exercise as a health promotion activity. *American Journal of Public Health* 1988; 78(11): 1417–1421.
51. US Preventive Services Task Force. About the USPSTF. http://www.uspreventiveservicestaskforce.org/about.htm. Accessed November 17, 2014.
52. Guirguis-Blake J, Calonge N, Miller T, Siu A, Teutsch S, Whitlock E, Force USPST. Current processes of the U.S. Preventive Services Task Force: Refining evidence-based recommendation development. *Annals of Internal Medicine* 2007; 147(2): 117–122.
53. Prevention. Pf. About Us. http://www.prevent.org/About-Us.aspx. Accessed November 17, 2014.
54. Goetzel RZ. Do prevention or treatment services save money? The wrong debate. *Health Affairs (Millwood)* 2009; 28(1): 37–41.
55. Partnership for Prevention. National Commission on Prevention Priorities. http://www.prevent.org/Initiatives/National-Commission-on-Prevention-Priorities.aspx. Accessed November 17, 2014.
56. Maciosek MV, Coffield AB, Edwards NM, Flottemesch TJ, Goodman MJ, Solberg LI. Priorities among effective clinical preventive services: Results of a systematic review and analysis. *American Journal of Preventive Medicine* 2006; 31(1): 52–61.
57. Neumann PJ, Cohen JT. Cost savings and cost-effectiveness of clinical preventive care. The Synthesis Project. Research Synthesis Report No. 18. Princeton, NJ: The Robert Wood Johnson Foundation; 2009.

58. Cosgrove J. *Health Prevention: Cost-effective Services in Recent Peer-Reviewed Health Care Literature.* Washington, DC: U.S. Government Accountability Office; 2014. GAO-14-789R.
59. Cobiac LJ, Magnus A, Lim S, Barendregt JJ, Carter R, Vos T. Which interventions offer best value for money in primary prevention of cardiovascular disease? *PLoS One* 2012; 7(7): e41842.
60. National Prevention Council. National Prevention Strategy. In: Services USDoHaH, ed. Washington, D.: Office of the Surgeon General; 2011.
61. Sugar-Sweetened Beverages Tax Act of 2014, H.R. 5279, 113th Cong. (2014).
62. Schmidt J. New Soda Tax Proposed in Illinois. 2014; http://taxfoundation.org/blog/new-soda-tax-proposed-illinois. Accessed November 17, 2014.
63. Waters R. Soda Tax Votes In Berkeley And San Francisco Energize Health Advocates, Who Call It A 'Breakthrough Moment'. 2014; http://www.forbes.com/sites/robwaters/2014/11/17/soda-tax-votes-in-berkeley-and-san-francisco-energize-health-advocates-who-call-it-a-breakthrough-moment/. Accessed November 17, 2014.
64. Winterfeld A. Chronic costs: Making healthy choices easier for Americans can prevent deadly diseases and save money. *State Legislatures* 2009; 35(10): 30–32.
65. Choi C. Mexico's junk food tax squeezes Pepsi, Coke. 2014; http://www.shreveporttimes.com/story/money/business/2014/10/09/mexicos-junk-food-tax-squeezes-pepsi-coke/17014887/. Accessed November 17, 2014.
66. Obama B. Affordable health care for all Americans: The Obama-Biden plan. *JAMA* 2008; 300(16): 1927–1928.
67. Ballard DJ, Nicewander DA, Qin H, Fullerton C, Winter FD, Jr., Couch CE. Improving delivery of clinical preventive services: A multi-year journey. *American Journal of Preventive Medicine* 2007; 33(6): 492–497.
68. Silverstein MD, Ogola G, Mercer Q, Fong J, Devol E, Couch CE, Ballard DJ. Impact of clinical preventive services in the ambulatory setting. *Proceedings (Baylor University Medical Center)* 2008; 21(3): 227–235.
69. Molinari C. Prevention under the Affordable Care Act (ACA): Has the ACA overpromised and under delivered?: Comment on "Interrelation of preventive care benefits and shared costs under the Affordable Care Act (ACA)". *International Journal of Health Policy and Management* 2014; 3(3): 155–156.
70. Rappange DR, Brouwer WB, Rutten FF, van Baal PH. Lifestyle intervention: From cost savings to value for money. *Journal of Public Health (Oxf)* 2010; 32(3): 440–447.
71. Dixon RB, Hertelendy AJ. Interrelation of preventive care benefits and shared costs under the Affordable Care Act (ACA). *International Journal of Health Policy and Management* 2014; 3(3): 145–148.
72. Brawley O, Rice S. Redefining cancer to reduce unnecessary treatment. *Modern Healthcare* 2014; 44(10): 28–29.
73. Beck M. Some Cancer Experts See "Overdiagnosis," Question Emphasis on Early Detection. 2014; http://online.wsj.com/articles/some-cancer-experts-see-overdiagnosis-and-question-emphasis-on-early-detection-1410724838. Accessed November 18, 2014.

74. James J. Workplace Wellness Programs (Updated). *Health Affairs Health Policy Briefs* 2013; http://www.healthaffairs.org/healthpolicybriefs/brief.php?brief_id=93. Accessed November 17, 2014.
75. Corrigan JM, Donaldson MS, Kohn LT, Maguire SK, Pike KC. *Crossing the Quality Chasm. A New Health System for the 21st Century.* Washington DC: Institute of Medicine, National Academy of Sciences. National Academy Press; 2001.

第七章
大数据促进人口健康

凯文·阿特赖德

大数据有什么好处？

如果听新闻，你会听到“大数据”这个词。这周新闻里提到了教育大数据，下周又提到了零售大数据。这使人不禁发问：大数据是炒作还是 21 世纪最有用的创新？答案介于两者之间。大数据会像对其他行业一样对医疗保健行业产生影响吗？对医疗保健提供者、支付方和其他医疗保健组织有什么影响？

人们对大数据通常有很多种描述，不过总体特征是相同的：我们的世界很复杂，但技术已经发展到能够以数字方式采集大部分复杂数据。大数据旨在将复杂数据转化为可处理的信息。

美国政府将大数据定义为“需要以先进的方法和技术采集、存储、传播、管理和分析信息的大量高速、复杂和多样的数据”。[1]

考虑到人体的复杂性以及每秒从每个人身上收集大量数据的可能性，医疗数据被称为大数据再适合不过。这些数据的组织本身就是一项艰巨的任务，大数据的目标在于：让无意义的数据产生意义。只要接触过一段时间的数据，我们就能理解数据和信息之间的区别。医疗服务提供者总是被谈论包罗万象的话题和机会的报告所淹没，但是实际上用这些数据能做些什么呢？信息是可操作的，能使人理解或做出决定。大数据旨在将不可操作的数据转变为终端用户的行动。这是一项相当大的任务，特别是对于自形成以来一直采用纸上办公的行业更是重大。

大数据的四要素

通过以下四要素可以贴切地描述医疗大数据（图 7.1）：

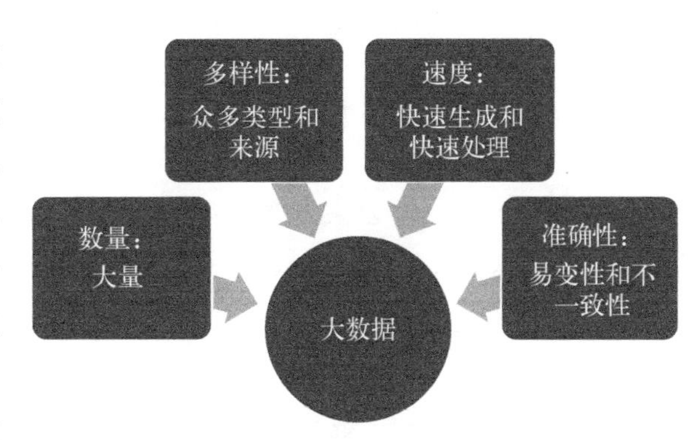

图 7.1　大数据的主要组成部分

（1）数量：将医疗数据称为“大数据”是有原因的。以数字化方式采集的信息的数量非常庞大。医疗保健系统会为每名患者编制庞大的医疗数据集，尤其是采集实时指标、技术先进的医疗机构。

（2）多样性：借助现代技术，医疗机构如今能采集各种各样的详细数据。数据类型各异，来源众多，瞬间构成了满足大数据原理的复杂度。无论是自动收集数据还是手动输入数据，医疗机构、医生和患者都会产生各种信息。

（3）速度：在当今的环境中，信息快速流通，大数据也不例外。不仅数据生成速度加快，而且快速处理数据的必要性增加。无论是重症监护需要的实时数据，还是医疗机构支持整体决策所需要的数据，医疗服务系统都需要快速处理。

（4）准确性：有一句名言叫作“脏数据进、脏数据出”，准确性说明了有效管理数据异常和易变性的难度。尽管导致医疗数据变化不定的原因很多，但是造成数据不一致的往往是人。

数据来源

上述四要素阐释了大数据的结构，而数据源和其中的信息则为大数据分析提供了原材料。

医疗数据的来源大致分为以下几类（表 7.1）：

表 7.1　医疗大数据来源

	生物统计	人为生成	交易数据	机器对机器	以互联网为中心
复杂性	高	高	中等	中等	高
格式	非结构化到结构化的范围	少数结构化＋多数非结构化	主要是结构化的	主要是结构化的	主要是非结构化的
例子	图像，生命体征，视网膜扫描，指纹图谱，基因组图谱	电子病历，医生笔记，电子邮件，传真	账单记录，理赔，财务费用数据操作细节	监测，远程医疗监测终端，FitBits 手环，GPS 跟踪器，健康手表	社交媒体，互联网搜索，博客，智能手机应用，网站数据

- 生物统计：生物统计数据可能是最明显的数据，由放射医学图像、生命体征和遗传标记等常见数据组成。此类数据是临床操作的基础，曾是除患者病历之外最早收集的数据，但是该行业自存储第一张X射线照片以来已经取得了巨大进步。
- 人为生成：电子病历的大多数组成部分，如诊断代码、患者信息、医生笔记，均属人为数据。虽然电子病历数据接替了纸质病历，但大部分数据仍然是非结构化的，更难以处理。
- 交易数据：虽然交易数据多为后台数据，但仍值得深入理解。结算记录和理赔数据都是很常见的交易数据，医疗行业还可能会采集运营或财务数据，任何这类数据都可用于构建更完整的患者医疗服务蓝图。
- 机器对机器：从远程医疗设备到数字计步器，设备和传感器数据变得越来越丰富。将数据转化为可操作的信息是医疗机构要完成的一项繁重的任务，特别是当大部分数据掌握在患者手中时。
- 以互联网为中心：获取有价值数据的下一个前沿在于在互联网上创建的患者信息。无论信息是在社交媒体网络中还是在搜索引擎交互中，都可以进行收集以更好地了解人口趋势或用于患者诊断。

经过彻底清洗和整合后，来自多个来源的数据将成为一种强大的工具，将以前所未有的方式改变医疗保健服务体系。咨询公司麦肯锡公司估计，如果有效经营，医疗保健行业每年可以利用大数据的力量节省3 000亿～4 500亿美元。许多机构组织已经启动了大数据战略或全面利用大量数据渠道。一个系统往往拥有多种数据渠道，收集超过500万份病历，产生5.4拍字节(PB)的信息数据。按照数据连接的速度，这一数字预计将每18个月翻一番。

很明显，拍字节是非常大的储存单位(图7.2)。光是存储这些以令人眼花缭乱的速度采集的所有信息就是一项挑战了，但这实际上却是“容易”的部分，确保大数据的有效性才是更困难的事。

为什么大数据难以实现

大数据提供了巨大的可能性，但将大数据转化为可操作的信息存在重大挑

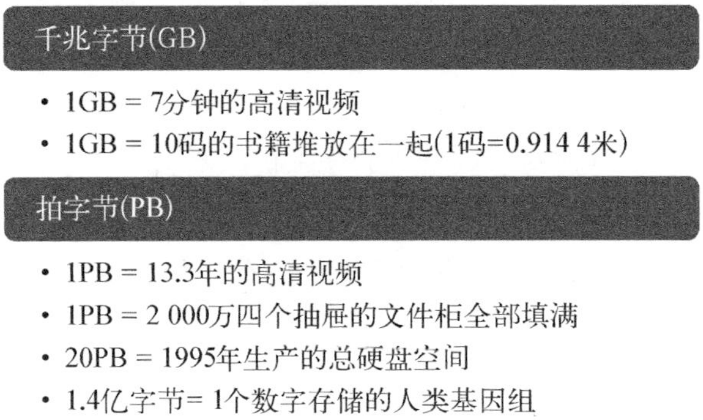

千兆字节(GB)
• 1GB = 7分钟的高清视频
• 1GB = 10码的书籍堆放在一起(1码=0.914 4米)
拍字节(PB)
• 1PB = 13.3年的高清视频
• 1PB = 2 000万四个抽屉的文件柜全部填满
• 20PB = 1995年生产的总硬盘空间
• 1.4亿字节= 1个数字存储的人类基因组

图 7.2　千兆字节与拍字节

战。尤其在医疗保健方面，由于涉及患者隐私，医疗大数据面临着许多障碍(图 7.3)。

行业准备
• 资源约束
• 混乱的激励机制
• 医疗信息化系统欠佳
数据可靠性
• 质量/准确性
• 标准化
• 赋予意义
环境问题
• 人才缺口
• 收集和分析
• 隐私/所有权
文化阻碍
• 数据孤立
• 透明度
• 时代改变

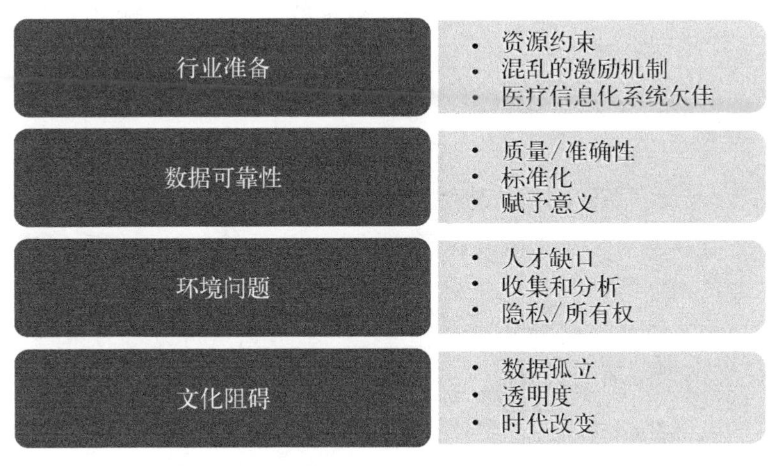

图 7.3　过多的挑战阻碍了大数据的实现

行业准备

许多行业都依赖于精密的数据系统，而医疗保健行业则一直受到保护，避免了激烈的竞争和监察，这阻碍了其发展数据的实时分析和衡量改进情况的能力。无论谷歌还是苹果，若不能获知其核心服务的运营状况，就无法实现业绩。然而，由于多年来对信息系统投资不足，医疗保健提供者往往也同样缺乏这种能力。如果不是为了实现“有意义的运用”——政府旨在提高和扩大患者医疗服务的数字化水平，如果这种改变没有实际意义，那么许多医生仍然会使用纸质病历。大多数机构也无法确定服务成本。无论是询问医生对循证指标的遵守程度，还是询问患者手术的费用，都存在很大的信息空白。

这在很大程度上要归咎于该行业的激励机制不当。如果医生或医院以按服务计酬的方式，因其提供的服务获得报酬，而不是以按价值计酬的方式，因医疗效果获得报酬，则创新和流程改进意识就会退化。虽然激励措施在过去十年中已经开始转变，但不一致的激励措施仍然是普遍现象而不是特例。医生、医院和支付方经常相互对抗。

数据可靠性

如果整个行业为解决日益复杂的改革和人口管理问题的准备不足还不算十分困难的话，数据的可靠性就是获得可操作信息的最大障碍之一。由于对信息技术投资不足，许多系统缺乏提供标准化数据的能力。行业标准缺失常常是造成这种状况的一个原因，但许多系统的设计初衷并不是为了充当传递必要的报告和信息的桥梁。例如，大多数电子病历都是为了采集数字化医疗记录中的数据而设。在没有构思未来功能的情况下，许多电子病历解决方案都建立在框架之上，很少考虑设立稳健的报告机制。

深入了解数据来源和数据内容仍然很困难。虽然乍一看似乎很难相信，但要了解患者的筛查结果为何会出现异常则需要进行调查。答案关乎患者的生死。这也说明了数据及时性的复杂程度。一些数据点可以每月或每年测量一次，而其他数据点必须实时采集。

数据的准确性已经成为一个巨大的问题，因为收集者往往对数据收集极为重要。是否记录了正确的指标？数据是否填写在合适的字段？除人为错误外，数据必须从一个系统映射到另一个系统。关于数据是否位于可以处理的字段中，还会出现其他挑战。许多大数据解决方案尚未开始处理非结构化数据，因此患者的病历会存在一些问题。这些复杂的问题交织在一起，产生了脏数据和多维数据，必须得到更彻底的清洗和处理。

在使用算法彻底清洗和规范化数据集之后，获取可操作的信息仍然是另一个障碍。数据之间存在千丝万缕的联系，哪些是有意义的关系，哪些是因果关系，这些都是问题。仅仅因为急症再入院人数增长，同时医生上班时间延长，并不一定意味着它们之间存在有意义的关系。异常值还必须通过某种方法进行验证与处理，解释其成因。

环境问题

建筑和基础设施的复杂性导致更多的大数据“环境”问题。核心问题是缺乏人才。尽管医疗信息技术领域有很多优秀人才，但在专业分析人才（通常被称为“数据科学家”）方面，却远远供不应求。医疗信息技术服务提供者、支付方和创新者将一如既往受限，直到市场可以达到人力资源均衡，找到足够的能解决当前和未来的挑战的人。

如何通过互联互通收集正确的数据，这个问题持续困扰着医疗行业。大多数系统，特别是电子病历系统，都不是为生成报告或向其他系统传输数据而构建的。一位医生同僚最近问道：“诊室里的电子病历系统在建设之初就不具备通信和数据传输功能吗？”遗憾的是，这些功能并不在最初的蓝图中。如果系统 Y 上的初级保健医生 A 想要与系统 Z 上的专科医生 B 安全地沟通患者信息，目前只能通过软件作为桥梁来完成，提供此类软件的通常是与主系统不同的第三方。虽然新的“有意义的使用”原则提出要解决这个挑战，但是落到实处还需要很多年。使医疗服务无法得到良好协调的信息技术问题有很多，这只是其中的一个。

在扩展系统以使其拥有初始设计未包含的功能时，医疗信息技术专家们会遇到无数困难，上述的简单例子只是揭示了其中的一个方面。大多数情况下，系统的构建都是为了支持按服务付费、基于数量的医疗服务环境，这样的系统不以协调服务和业绩成果为目标，缺乏对价值的重视。从这些系统中收集数据也一直是种挑战。大多数系统都不是按互联标准构建的，因此连接两个系统需要几十到数百个小时才能精确地映射元素，验证正确映射所需的资源随数据点的数量成倍增加。通常情况下，这些都是因为激励机制不当。在电子病历公司寻求额外收入之际，数据互联已成为可轻松实现的目标。专业人士必须小心那些承诺互联互通的推销说辞。过去的经验表明，对于任何系统，这都是一项既具有挑战性又耗费大量时间的工作。这些障碍阻碍了对数据的分析，是医疗创新下的真正症结所在。

隐私是一个比技术更基本的话题。其他行业需要采取严格的措施来确保数据安全，联邦法律也在《医疗保险可携性和问责法》中对医疗机构制定了额外的隐私规定，要求其必须严格尊重患者的隐私权。让我们回到两个医生试图共享患者信息的例子：初级保健医生 A 必须只与专科医生 B 共享特定患者的详细信息。一旦沟通桥梁建成，听起来过于简单化的信息也会变得复杂，特别在缺乏患者识别标准的情况下。即使系统匹配相同的名字和生日，也可能产生会不会是其他患者的怀疑。美国各地的电子病历系统没有统一的病历标识符来匹配患者。即使社会保障号码中的唯一标识符受到高度保护，但由于经济上的考虑，该号码具有一定隐私性，因此也不是理想的标识符。没有统一的标识符，患者识别将会很复杂。

关于谁拥有数据以及谁可以使用数据的讨论也突显了一些隐含的问题。当医疗服务提供者采集患者的详细信息时，谁是数据的拥有者？医生还是患者？或两者都是？来自不同机构的医生通常只拥有部分数据，缺乏患者健康史的完整信息，也不知道还有谁在为该患者提供治疗。更糟的是，在某些情况下，患者可以对自己的信息有所保留，不告诉医生。例如，医疗保险的共享节余计划允许患者受益人选择不与负责治疗他们的责任制医疗机构共享数据。实际上，患者可以选择对医疗服务提供者隐瞒信息。这就对谁能用数据来治疗患者提出了疑问。而基于价值的医疗模式要求数据更加透明化，以便更好地协调医疗服务。

文化障碍

文化障碍的概念中也夹杂着隐私因素。信息孤岛是医疗保健行业的一种普遍文化，当患者在不同医疗机构就诊时，这些医疗机构各自“拥有”自己的数据。佛罗里达州的一个医生团体介绍称，有一种新成立的临床综合网络，有很多医生、医院和其他机构加入，该网络的明确目标是提高医疗服务质量。该团体有意加入这一临床综合网络，只要这一临床综合网络为该团体提供的数据付费。从本质上讲，过去，在提升医疗服务的过程中，患者数据并不是一个透明化的、可转移的工具，而更像是必须购买的知识产权。虽然这种观念正在消退，但它仍然阻碍了各方为改善医疗服务而做出的一致努力。规模较大的医疗机构在内部数据共享方面存在困难。这些机构通常缺乏相应流程，无法在系统之间共享数据，或将其融入各处发挥作用。医疗保健行业必须学习如何共享数据，从而满足人口健康的需求。

医学数据匮乏的现象由来已久，所以医疗文化是在医生的直觉和专业知识的基础上形成的。20 世纪末，数字记录开始普及，在此之前，决策都是由医学经验和医学技术的观点所驱动的。许多医疗机构已经接受了数据透明化和可用性的新现实，但一些保守派在认知受到挑战时，即使数据是准确和有效的，他们也会感到恼火。这一挑战源于对变革的抵制。新的挑战将是提供新数据，为更高质量的决策提供支持。新的分析方法依靠丰富的数据为各种方案和决策提供支持，提供远胜过去的结果，而管理模式的改变将成为关键的催化剂。

尽管医疗保健领域的大数据挑战众多，但这只表明了机遇也在不断增加。医疗行业不能认输，因为有了充分的大数据分析，未来会更加光明。在了解了业内为实现这一创新付出的巨大努力后，大数据会为医疗保健行业，尤其是人口健康方面带来哪些改善呢？

大数据对人口健康的影响

医疗行业正处于数量和价值的十字路口，这引发了一个问题——为什么在过去医疗效果没有得到更多重视？尽管一些知名医疗机构几十年来一直致力于实现世界级的绩效，但大多数医疗机构都落在了后面。这其中有许多原因，但缺乏可操作的信息一直是最关键的。因此，再入院率、不良事件、并发症、严重不协调的医疗服务以及飞涨的医疗费用等问题日益严重，直至达到国家迫切需要改变的程度。人口健康现在可以利用大数据中及时、可操作的信息来响应这一呼吁。收集正确的数据并为人口健康管理做好准备可能很繁琐，涉及复杂的软件，但是步骤相当简单（图 7.4）。

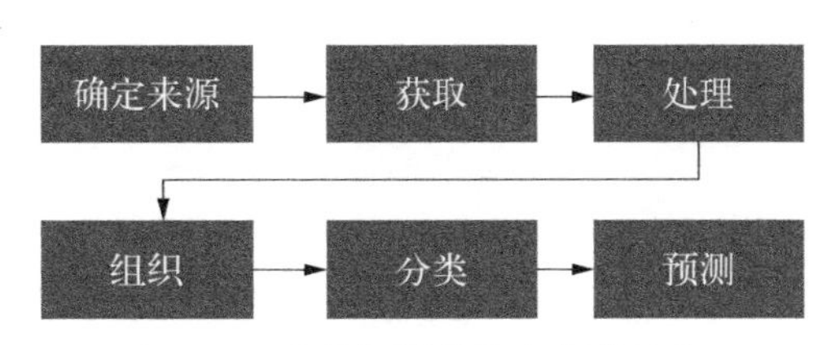

图 7.4 大数据的获取和评估流程

确定数据来源

医疗机构必须确定实现人口健康的预期目标，而现有的信息是能实现哪些目标的主要决定因素。可检索数据成为实现人口健康大数据的重要的第一步。相当明显的一些数据来源有：电子病历、保险理赔和实验室数据。对于临床综合网络和综合服务网络来说，选择多个数据渠道时，其所面临的挑战会变得更加复杂。高度可靠的数据仓库可以将各个渠道的电子病历数据汇总在一起，这些渠道包括：住院部、门诊服务部和诊疗室；医疗保险与医疗救助服务中心的保险理赔数据和大多数医保支付方理赔数据；患者体验调查；来自电子病历或患者自我报告的急症后期数据；患者提交的信息，如健康风险评估；来自医学遥测或患者监护设备的远程监测数据。每个数据渠道都是与众不同的，这为检索数据增添了许多复杂性。

获取

在确定了数据来源和优先等级之后，最困难的任务就开始了——从每个数据渠道收集有效且准确的数据。从住院部和诊疗室的医生那里收集电子病历数据往往是许多医疗机构的第一步，即使他们足够先进，能实现所有医生在同一个系统上工作，创建像 Epic 电子病历系统一样的透明生态系统，但大多数都不是封闭的网络，无法迫使每位医生都使用其软件。因此，一定比例的医疗数据仍然在网络之外，无法获取。许多医生-医院组织拥有海量的电子病历，这为获取数据制造了障碍。标准化一直是，今后也将是一个关键障碍。电子病历系统供应商素来都无法提供在其他系统也易于读取的完整患者病历。虽然情况正在发生变化，但这仍然是一个关键难题。以前，支付方拒绝提供保险理赔数据，除非医疗机构与之签订以价值为取向的合约。医疗数据来源涵盖了从容易获得的数据（如实验室结果）到几乎不可能获得的数据（如存放在网络外部的数据），范围大到不胜枚举。医疗机构必须对每个数据集的投资回报和检索时间强度进行权衡。

处理

尽管每个软件在数据采集方面拥有不同程度的专长，但 IBM、甲骨文、Qlik、思爱普、微软，以及面向医疗保健行业的数据解决方案，例如 Epic、Cerner、Health Catalyst、Premier、Optum 等，都是公认的分析解决方案。他们最大的专长体现在处理和分析众多不同来源的数据的能力上。大型医疗机构可能拥有自建数据仓库的资金和资源，且激烈的市场竞争使其创新速度远远超过其他大多数医疗机构。数据清洗、收录、规范化和标准化的先进技术是在数据整合之前准备数据的重要因素。鉴于当前非标准化数据输出和脏数据输入的状态，数据科学家必须构建先进的算法，从而确保处理生成高度可靠和干净的数据。一旦各种数据源实现标准化，就可以开始将原始数据转换为可操作的信息。

组织

新整合的信息可以组织成实用的人口健康管理数据。可视化工具能够生成记分卡来衡量结果，针对目标人群提供患者列表，并提供即时的行动指南。这些信息提供了必要的资源，从而更有可能做出有效的决策。工具方面的挑战是：如何组织数据，以最相关的细节为先。例如，如果一个患者在循证医疗方面有15处空白，某些筛查或测试就会变得重要得多；而如果这个患者已经90岁，而且病情非常严重，其他的筛查或测试就会失去相关性。数据组织和可视化变得至关重要。关键的实验室数值、最相关的诊断、完整的用药清单以及最后一次协调服务的时间、环境危害和其他各种细节必须被提到最前面，以便临床医生采取最适当的行动。

分类

对患者进行风险评分之后，可以按每种疾病的特异性、严重程度和医疗成本将其划分成不同的风险类别。咨询委员会公司将患者人群分为四类：高成本、上升风险、有风险和健康人群（图7.5）。除非该机构的健康者或患者群体占多数，否则高成本患者通常约占医疗机构患者数据集的5%。在分段后的数据中，高风险患者的评分会显得突出，因为这些患者通常同时患有多种疾病，且伴有急

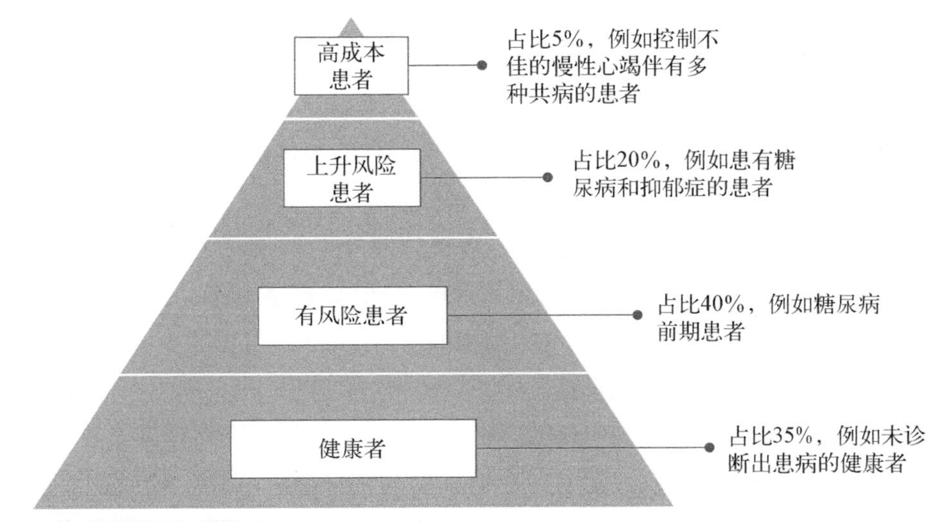

图7.5　如图中金字塔所示，患者可分为不同的风险类别（来自The Advisory Board Company. *Managing Multiple Patient Groups*.© 2013，版权所有，经许可转载）

重症,例如心力衰竭或慢性阻塞性肺病。上升风险人群以各种慢性病患者和存在社会心理问题的患者为代表。有风险人群是指会发展成慢性病、生活方式有风险或已经患有某种慢性病的人群。通过先进分析方法得出的各种指标提供了框架,无论是意味着糖尿病前期的糖化血红蛋白升高,指向营养不良的健康风险评估结果,还是频率非常低或遗漏的检查。健康者占据群体的其余部分。医疗机构有各种各样的外围服务和支持措施可以帮助他们保持这种健康状态,或者确定其患病风险上升情况。这种分类方法较为常见,但通过分析,也可以使用其他涉及质量指标或患者所处的特定医疗环境的因素进行分类。

预测

通过将患者进行细分来了解患者近期或过去的信息非常重要,而预测建模则是任何人口健康管理计划成功的基石。风险管理的形式各异,其中有着创新技术的机构团体能提供高级预测分析。人们的分析方法正迅速从回顾性分析转变为通过风险预测进行直接干预。市场上有许多不同的风险分析引擎,其中有的是基础引擎,有的是高级引擎。美国医疗保险与医疗救助服务中心疾病分级归类风险模型是相当基础的引擎,主要侧重于患者的诊断记录,人口统计信息只占很小的部分。其他商业模型,如约翰·霍普金斯门诊服务分类或 VeriskDxCG 等,可以使用额外的数据点来预测死亡率或未来成本。高级模型能够预测再入院率、急救服务占用率、就诊失约率等多项指标。建议使用高级预测模型来针对特定患者细分人群,从而节省成本并改善医疗结果。例如,并非所有今年的高成本患者都是明年的高成本患者。上升风险的人群往往会增加,因此通过预测模型来预测未来风险可以确保这些患者在风险上升前接受治疗,这点至关重要。

大数据的重要性充分体现在对于患者群体的分类上,有了大数据,医疗机构不仅能够了解患者的病情严重性和预测到的患病风险,还能够了解患者的医疗成本。高风险患者通常占某群体医疗费用的很大一部分,但正如 Verisk 抽样结果所显示的(图7.6),前 1%与前 2%~5%高风险患者的医疗成本总和占了总医疗成本的 58%,是平均医疗成本的 5 到 35 倍,令人咂舌。该数据还表明,健康人口占总成本的比例低于 7%,不到平均成本的二十分之一。若将大量的生物统计数据与保险理赔数据和其他来源数据进行整合,可以提供大量的有效信息,这些信息可用于预测建模和患者参与。

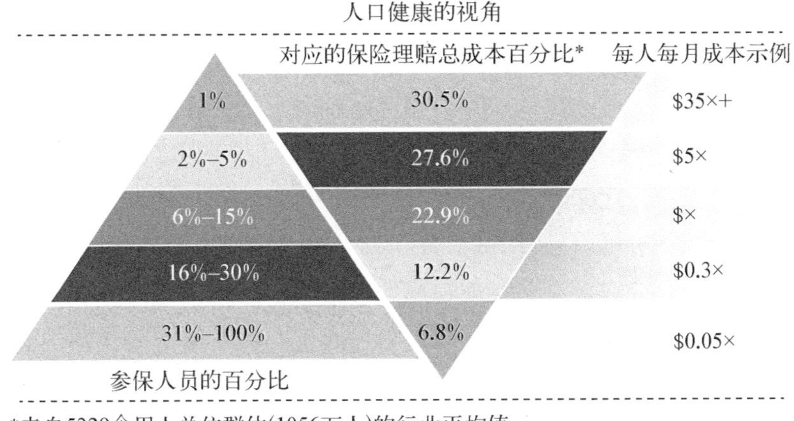

图 7.6 行业数据显示,使用医保计划排名前 5%的成员推动了大部分医疗支出(获许可的内容题为 *Perspective on Population Health*. Lew Altman Consulting. © 2013. 版权所有,经许可转载)

应用于三重目标

在医疗机构实施大数据的举措显然在人口健康管理上颇有效用,但这些机构应该如何使用大数据呢?由医疗服务改进研究所制定的"三重目标"原则侧重于医疗服务三个不可或缺的方面:改善人口健康、提升服务体验和降低人均成本。自制定以来,全美各地的医疗保健机构都热烈采纳该原则。由于大数据对人口健康的有效性至关重要,而人口健康对于三重目标的有效性至关重要,让我们看一下大数据在三重目标各个部分的使用情况(图 7.7)。

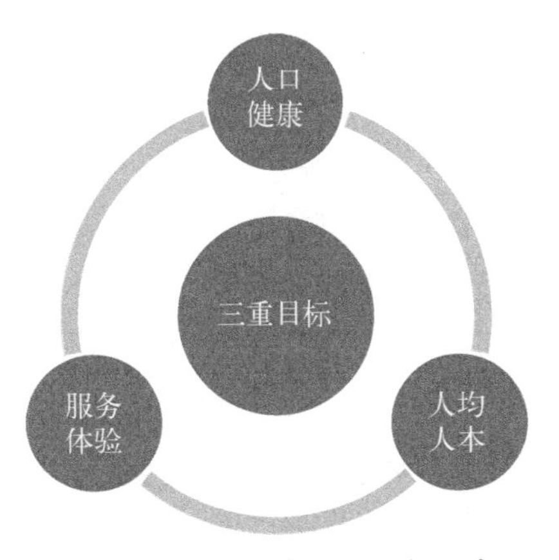

图 7.7 大数据支持三重目标要素

改善人口健康

"改善人口健康"意味着医疗行业不仅仅能够为个别患者提供高质量医疗效果。人们很容易发现再入院率的减少,但如果没有数据分析,修正该现象就会困难很多。健康管理联合公司在全美运营着近 70 家医院,该公司正利用大数据和预测分析来解决这一问题。这些医院利用各种临床和运营数据来预测患者的行为,并根据相关因素,对患者再住院的可能性进行评级。

整个医疗体系服务的协调一致对得克萨斯州卫理公会医疗系统的责任制医疗机构来说至关重要。该机构将保险理赔数据和其他来源数据结合起来,用于管理自己的员工和医疗保险参保人员,从而改善医疗结果。通过预测分析,该机构的导医护士可以协调服务、提供教育和克服医疗过程中的障碍,取得更好的医疗结果。他们的方法和策略能够加强沟通并实现质量目标。

众所周知,心力衰竭很难诊断,美国每年有500多万成年人受其困扰。美国疾控中心报告称,超过一半的该疾病患者在确诊后活不过5年。总部位于弗吉尼亚州的凯利里昂(Carilion)诊所正在IBM的帮助下着手解决这个问题。通过使用自然语言处理和预测建模,他们已经开发出了首个能识别出有罹患心脏病风险的患者的试点项目。凯利里昂诊所同时使用结构化的数据和非结构化的医生记录(后者很难转化为可操作的信息),该诊所有85%的概率正确诊断心力衰竭,从而为患者提供高质量的服务,改善他们的健康状况。

提升服务体验

服务体验的提升来自医疗保健行业以满足患者需求的方式产生结果的能力。这可以通过多种方式实现,但如果要衡量患者对医疗服务的看法,那么提升其服务体验,往往就很复杂了。覆盖20个州的医疗系统"尊享医疗"(Dignity Health)正计划这么做。他们的首要任务之一是使用先进的分析技术来监控和提升患者在医疗环境中的体验。他们使用SAS基于分析的云平台来创建工具,以分析、优化和定制个性化治疗方案,从而改善每位患者的服务体验。

位于加州的健康富达公司(Health Fidelity)认为医疗信息技术是他们提供医疗服务(包括利用大数据提供优质医疗体验的能力)的基石。他们使用可操作的信息来确保患者得到积极主动的服务,尤其是在常规预约就诊期间。为保障就诊体验,患者医疗服务中经常会添加其他内容,比如营养咨询和锻炼建议等。

对于总部位于马萨诸塞州的Eliza公司(提供健康参与管理解决方案)来说,"三重目标"是其立业根本,这重点体现在其为患者赋能,使之对自己的健康做出更好决策,从而提升医疗体验。他们使用大数据来作用于患者医疗体验的一个方法是:为患者谓之"难以启齿的事"提供支持,其中,压力是导致其产生的一个主要因素。该公司的研究表明,40%的人在某一时刻会经历四到六件"难以启齿的事",从工作压力、经济问题、人际关系焦虑到照顾生病的家人的压力等,不一而足。该公司力求通过引导患者寻求帮助来提升患者体验。

降低人均成本

通过提高效率和减少浪费来降低人均成本是基于价值的医疗服务的基础。许多医疗机构正致力于打破成本曲线，希望能更有效地提供医疗服务，而大数据是关键推动因素。位于马萨诸塞州的布里格姆女子医院最近进行了一项研究，该研究展示了大数据如何在优化治疗等一系列活动中降低医疗成本。由于慢性病影响多个器官系统，正确管理治疗需要将治疗成本降到最低。通过运用大数据，布里格姆女子医院临床医生能够为类风湿关节炎等自身免疫性疾病提供更有针对性的治疗。通过预测患者病情发展轨迹，更有针对性地制定治疗方案，布里格姆女子医院能够以更低的成本为这些患者提供医疗服务。

在医保报销金额下降的重压下，卡罗来纳州医疗系统正致力于利用大数据来降低成本。此前，该医疗系统30年来首次预测将出现亏损。新的软件可以让他们跟踪患有慢性阻塞性肺病等慢性疾病的患者，预测患者的健康危机，并对患者的风险因素进行分层。该医疗系统将特定的患者分配给相应的医疗团队，由其负责管理这些患者的病情，并提供远程支持。他们甚至通过电话或短信联系患者，以此来预防住院，从而降低成本。他们还鼓励患者利用在线病历门户网站来更好地了解自己的健康状况。

匹兹堡大学医学中心是美国最大的医疗系统之一，该中心一直在尝试利用数据分析来减少支出，特别自其医疗保险参保人数突破200万以来。作为医疗服务提供者和支付方，匹兹堡大学医学中心不仅关注结果绩效，而且从关键的角度监控财务和运营效率。他们将来自48个主要临床系统的医保理赔数据与生物统计数据结合起来，更好地识别出了医疗服务缺陷。该医疗系统使每名患者的数据均协调一致，从而能够基于循证指南确定理想的治疗流程。他们的分析使早期诊断干预成为可能。新流程通过缩小研究成果和医生绩效方面的差距，进一步降低成本，并减少不必要的运营资源的浪费。

大数据会将我们带向何方？

大数据利用新技术

未来10年，大数据将把医疗保健行业带向何方？更具体地说，它将如何利用新技术实现未来的人口健康？随着消费设备、研究和计算能力的快速发展，大数据堪称前途无量。大数据时代提供了大量的创新，比如通过处理非结构化数据以衡量传统医疗模式不涉及的身体功能信息；而有四个领域也正为加强人口健康中的大数据运用开辟道路，这四个领域分别是：可穿戴技术、社交媒体、可伸缩电子产品和基因组学。

远程医疗技术目前在医疗领域得到了应用，但这种技术通常仅限于像远程测量仪这样的固定设备。未来将进一步发展可以日常穿戴的医疗技术。对于目前市场上的可穿戴技术，大多数人都熟悉耐克或 FitBit 智能手环，但拥有先进传感器技术的可穿戴设备带来的创新将远远超出计算步数的范畴。腕部穿戴设备能够实时跟踪更多的身体信号。苹果手表将改变游戏规则，因为更先进的传感器在一天中的每一刻都提供健康指标，从心率到加速度计测量的运动状态等各项指标。一些可穿戴设备提供了更多的健康监测功能，而苹果公司打入市场和加速创新的能力也预示着可穿戴技术将很有前景。科技市场情报公司 ABI Research 甚至估计，未来 5 年这一领域的投资将达 5 200 万美元。这是医疗行业的机会，可以利用这一含金量很高的技术来促进健康、管理慢性病和避免急性病症。美国路易斯安那州东南部的医疗服务提供商、数字技术行业的领军者奥克斯纳医疗系统（Ochsner Health System）已开始在患有高血压的患者中试用苹果手表（Apple Watch），提醒他们注意服药和锻炼。通过可穿戴技术参与和干预患者的医疗过程存在无限可能，而且如果能够实时跟踪患者数据，医疗效率会高得多。

身处 21 世纪，社交媒体无处不在，所以医疗行业会使用这个数据源是再自然不过的事情。目前大部分数据都是非结构化数据，但脸书（Facebook）、推特（Twitter）和其他许多网络却能提供关于个人健康的私密细节。越来越多的研究表明，患者通过公共渠道与朋友分享的医疗信息比与自己的医生分享的要多。事实上，社交媒体活动是建立在行为基础上的，所以患者在网上互动时混淆事实的可能性较小。这除了让临床医生有机会提高动机访谈的质量外，还蕴含着重要意义：社交媒体将是挖掘个人健康信息的新宝库。无论是通过推特分析还是脸书“点赞数”，医疗机构很快就能挖掘更好的健康指标用于保健和预防，并应对慢性疾病，更不用说患者参与度或医疗依从性管理。

科幻小说中描写的情节已经来到我们身边，检测生命体征的“胶囊”机器人和健康监测芯片不再是梦。这些新技术被称为“可伸缩电子产品”，将为医疗保健行业提供对人体实时功能状态的更深入了解。这些传感器可以测量心率、水分、温度，甚至大脑活动。随着这些传感器变得更先进、更便宜，其将在人口健康管理中得到普遍应用，医疗协调员和医生会将之推荐给确诊糖尿病等慢性病的患者。可伸缩电子产品能够为个人和临床医生提供改善健康状况的新指标，如睡眠、营养和水分状况等，从而促进保健效果。这项新技术还将对患有心力衰竭的重病患者有重大影响，可以确保他们受到监测，并在病情变化时收到提醒。而一些难以诊断的疾病，如慢性疲劳，也将取得突破，将能更有效地治疗患者，更好地了解他们何时感到疼痛、吃了什么、睡得如何。

基因组学是对有机体整个基因组成（简称“基因组”）的研究。通过该研究，我们可了解到环境和生活方式对人类基因组有着怎样的影响，以及会与之产生怎样的相互作用。遗传学研究让我们能够筛查出受特定基因影响的特定疾病，而基因组学研究则让我们能够更好地了解心脏病和糖尿病等复杂疾病。基因组学研究还展示了如何改善这些疾病的治疗。自 2003 年成功绘制人类基因组序列图以来，绘制和分析个人基因组的成本一直在下降，这刺激了基因组数据消费的增长。医生一直在使用基因数据来了解某些疾病的机理，而基因组学将为治疗和预防晚期疾病提供更丰富的患者人群信息。由于每个人都拥有 1.4 亿拍字节（PB）的庞大基因信息，存储和处理这些数据仍然面临着巨大的挑战，但未来科技的进步为改善全体人口医疗服务提供了巨大的可能性。

医疗大数据 1.0 已经到来，并且每天都在影响着医疗服务；创新者在再入院和慢性疾病的管理上很快将不仅限于电子病历的数据。医疗大数据 2.0 不久也将到来，我们将使用实时数据来监测患者的健康状况或预防急症发作。在现代医学的时代，即使是来自互联网的非结构化数据，也能成为医生手中的工具，用于提升医疗服务。

大数据意义何在？

大数据与这些新技术一起为医疗行业带来了光明的未来，尤其随着数据传输向实时化方向发展的情况下，未来更加可期。这些具体数据将为医生和医疗协调员提供更先进的临床决策支持，从而加强患者服务。可用数据将越来越多，并且会变得更加透明，加上合理的基础设施，医疗效果会变得更好。但是，要实现数据透明化需要多个利益相关方的团结一致，为改善人口健康、提高服务体验和降低成本的事业共同奋斗。患者必须让他们的医疗服务提供者能够获取自己的个人数据，而且许多患者已经在通过互联网提供相关信息。虽然全社会都可以通过点击鼠标来选择“同意”以提供私人数据，但许多人仍会以保护隐私为名来反对数据透明化，即使这么做妨碍了医疗创新。无论是否完全实施数据透明化，激励措施将开始在收集数据方面发挥作用。爆炸性医疗支出的环境是变革的先兆，而大量的数据分析将是帮助我们实现这一目标的关键工具。

参考文献

1. Big Data. *Wikipedia*. Wikimedia Foundation, 2015. Available at http://en.wikipedia.org/wiki/Big_data. Accessed on July 20, 2014.
2. Bustos L. The big 9 big data sources [Infographic]. *Get Elastic Ecommerce Blog*, 2014. Available at http://www.getelastic.com/big-data-infographic/. Accessed on October 8, 2014.
3. Cottle M, Kanwal S, Kohn M, Strome T, Treister N. eds. Transforming health care through big data: Strategies for leveraging big data in the health care industry. *New York: Institute for Health Technology Transformation*, 2013. Available at http://ihealthtran.com/big-data-in-healthcare. Accessed on July 20, 2014.
4. Diana A. Healthcare dives into big data. *Information Week*, 2014. Available at http://www.informationweek.com/healthcare/analytics/healthcare-dives-into-big-data/d/d-id/1251138. Accessed on July 20, 2014.
5. Diamond D. A hospital is already giving Apple Watch to its patients. *Forbes*. Forbes Magazine, April 24, 2015. Available at http://www.forbes.com/sites/dandiamond/2015/04/24/can-apple-watch-make-patients-healthier-how-one-hospital-is-trying-to-find-out. Accessed on July 13, 2015.
6. Diaz J. How large is a petabyte? *Gizmodo*. Gawker Media, 2009. Available at http://gizmodo.com/5309889/how-large-is-a-petabyte. Accessed on October 21, 2014.
7. Farr C. Health developers, doctors want to see more from Apple's watch. *Thomson Reuters*, 2014. Available at http://www.reuters.com/article/2014/09/11/us-apple-launch-health-idUSKBN0H62IA20140911. Accessed on October 21, 2014.
8. *Genomics versus Genetics: What's The Difference?* University of Washington, n.d. Available at http://depts.washington.edu/cgph/GenomicsGenetics.htm. Accessed on October 22, 2014.
9. *Healthcare Is BIG DATA*. Explorys, n.d. Available at https://www.explorys.com/solutions/big-data-in-healthcare. Accessed on July 20, 2014.
10. Hoffman R. Big love for big data? The remedy for healthcare quality improvements. *Information Week*, 2013. Available at http://reports.informationweek.com/abstract/105/11840/Healthcare/Big-Love-for-Big-Data-The-Remedy-for-Healthcare-Quality-Improvements.html. Accessed on July 20, 2014.
11. Hwang K. Sources of big data in health care. *About Health*, 2015. Available at http://healthtech.about.com/od/Population-Health/fl/Sources-of-Big-Data-in-Health-Care.htm. Accessed on October 8, 2014.

12. Jacob S. Health systems use 'big data' to cut costs, improve quality. *Healthcare Daily*, 2013. Available at http://healthcare.dmagazine.com/2013/06/13/health-systems-use-big-data-to-cut-costs-improve-quality/. Accessed on October 20, 2014.
13. Kayyali B, Knott D, Kuiken SV. The big-data revolution in US health care: Accelerating value and innovation. *Insights & Publications*. McKinsey & Company, 2014. Available at http://www.mckinsey.com/insights/health_systems_and_services/the_big-data_revolution_in_us_health_care. Accessed on July 20, 2014.
14. Kerschberg B. Big data and health care get engaged. *Forbes*, 2012. Available at http://www.forbes.com/sites/benkerschberg/2012/06/12/big-data-and-health-care-get-engaged. Accessed on July 21, 2014.
15. Marcus G, Davis E. Eight (No, Nine!) problems with big data. *The New York Times*, 2014. Available at http://www.nytimes.com/2014/04/07/opinion/eight-no-nine-problems-with-big-data.html. Accessed on October 8, 2014.
16. Milliard M. 6 Ways big data can lower costs. *Healthcare IT News*. HIMSS Media, 2014. Available at http://www.healthcareitnews.com/news/6-ways-big-data-can-lower-costs. Accessed on July 21, 2014.
17. Monegain B. Dignity health goes big for data. *Healthcare IT News*. HIMSS Media, 2014. Available at http://www.healthcareitnews.com/news/dignity-health-goes-big-data. Accessed on October 20, 2014.
18. Olavsrud, T. 4 barriers stand between you and big data insight. *CIO*. CXO Media Inc., 2013. Available at http://www.cio.com/article/2386908/enterprise-software/4-barriers-stand-between-you-and-big-data-insight.html. Accessed on October 8, 2014.
19. Portillo E. Carolinas healthcare seeks to cut costs through prevention, technology. *The Charlotte Observer*, 2014. Available at http://www.charlotteobserver.com/news/business/banking/article9103286.html. Accessed on October 21, 2014.
20. Raghupathi W, Raghupathi V. Big data analytics in healthcare: Promise and potential. *Health Information Science and Systems*, 2014. Available at http://www.hissjournal.com/content/2/1/3. Accessed on October 8, 2014.
21. Rowe J. Top 3 paths big data will blaze. *Healthcare IT News*. HIMSS Media, 2013. Available at http://www.healthcareitnews.com/news/top-3-paths-big-data-will-blaze. Accessed on October 20, 2014.
22. SAS. *Five Big Data Challenges*. Cary, NC: SAS Institute Inc., SAS Campus Drive, n.d. Available at http://www.sas.com/resources/asset/five-big-data-challenges-article.pdf. Accessed on October 8, 2014.
23. Shinal J. If 'clean', big data can improve U.S. health care. *USA Today*, 2014. Available at http://www.usatoday.com/story/tech/columnist/shinal/2014/05/14/medical-privacy-health/9087873/. Accessed on October 22, 2014.
24. Tibken S. Numbers, numbers and more numbers. *The Wall Street Journal*, 2013. Available at http://www.wsj.com/news/articles/SB10001424052702304692804577285821129341442. Accessed on July 21, 2014.

第八章
管理型医疗保险与支付模式

乔治·梅泽尔

管理型医疗保险机构与医疗服务的所有其他组成部分一样,正致力于做出相应决策,以确定对医疗服务体系选择的"新制度"方案的策略。这一新制度包括人口健康及其背后的推动力,即从"数量到价值"的转变。

目前,管理型医疗保险机构主要提供几类服务,其中包括:① 福利制度;② 市场营销;③ 精算评估;④ 网上签约与评估;⑤ 理赔裁决和处理;⑥ 医疗管理;⑦ 保险管理。

由于服务体系发生了重大变化,许多大型管理型医疗保险机构正在评估上述各部门各种价值型服务的提供方法。作为一种医疗服务交付制度,为成本、质量和结果担责的任务被强行下放给医疗服务提供者层面,为实现这种问责制,在某些情况下采取的是责任制医疗机构模式(或其他替代机制)。从支付方层面来说,许多功能现在都被支付方认为是不必要的,特别是在医疗管理和联网合约移至管理型医疗保险机构的情况下(图 8.1 和表 8.1)。

目前的管理型医疗保险机构都设有质量部门,该部门以前的主要工作是制定医疗有效性数据和信息集标准。管理型医疗保险机构对质量和结果的评估都是基于历史报销数据进行的。其往往会以服务利用评价和客户服务的名义来关注医疗质量。毫无疑问,管理型医疗保险机构在选择网络提供商和共享搜集到的数据时,在质量把关上花费了大量的时间和精力。他们所缺少的是达到能进行实时分析水平的电子病历数据和医患方面的关键连通性。从行政数据和营销角度来看,支付方已经为提高服务质量付出了很多,但他们很难将质量提升到新的水平,而这是人口健康的一个关键要素。

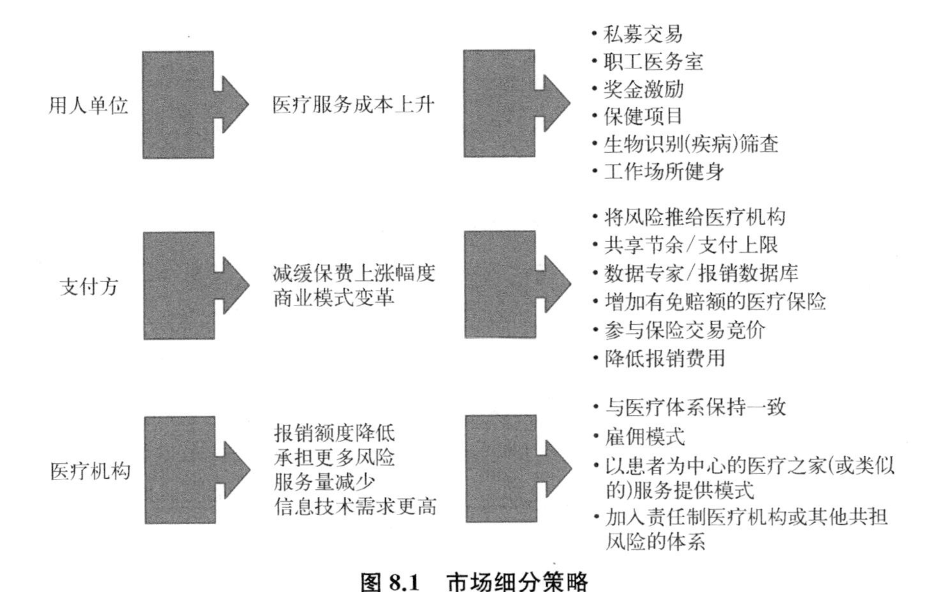

图 8.1　市场细分策略

表 8.1　向借助人口健康获得稳定收入的方式转变

机　构	动　机
医生团体	与患者关系密切
药房	寻求零售和处方药业务,以及在医疗保健领域进行扩张
疾病管理公司	目前疾病管理模式正在衰退,这是一个新的创收机会
管理服务机构	扩大向医生提供的服务;新的创收机会
保险公司	想要通过在市场上提供更廉价的产品来增加市场份额
保险中介公司	担心以员工身份投保的人数量变少,这将影响他们的收入模式
医疗保险优势计划承保公司	与医生团体合作,将责任制医疗机构作为市场扩张战略
透析公司	愿意将服务扩展到其他人群
团体采购组织	扩展更多增值服务,而不仅仅是购买服务
协会	会员额外福利
收入周期管理公司	通过服务获得的收入减少,对收入周期管理的需求就减少;需要扩展到人口健康管理领域

(摘自 Silverstein BJ, *Moving Forward*, Executive Summary, Winter 2013, http://governanceinstitute.com),经许可转载)

支付方的其他一些限制是,他们中的许多机构是为了盈利,需要对公司和股东负责。过去,管理型医疗保险机构更多地考虑短期服务。因为其通过用人单位签订的医疗服务合同大多数都是每年一签的,可能也有期限长一些的合同,但签订数年合同的情况很少。这使得其很难将重点放在“上升风险”患者和预防保健上,而这两者对人口健康模式至关重要。另一个挑战是,许多支付方都将其当作“只提供管理服务”的合同。在这种情况下,实际医疗费用由用人单位直接从自己的银行账户支付。管理型医疗保险机构则处理其他所有事情,但实际上并不承担这些患者的经济风险,因为这些费用是由用人单位支付的。管理型医疗保险机构每月仅会收取一笔固定的管理费。在这种模式下,即使医保公司负有间接责任,管理医疗成本的经济风险实际上还是落在用人单位肩上。随着医疗保健服务在资产负债表上的比重越来越大,用人单位对医疗成本也越来越关注。这种关注体现在重视工作场所保健项目、鼓励健康行为的激励方案以及设立职工医务室等方面。这么做不仅仅是为了抑制不断上涨的医疗成本,也是为了有一支高效、健康、更好的员工队伍。这对生产率也有相应的影响。

在可见的未来,毫无疑问,我们将转向基于价值的报销模式。这意味着医生和其他医疗服务提供者的报酬将基于治疗效果和服务过程的改进,而不仅仅是按就诊次数计酬。目前,我们采用按服务计酬的制度,报销金额“按点击量”计算。因此,无论每次就诊的结果或服务如何,医疗服务提供者都会获得相同报酬。在这个模式中,服务价格与就诊数量相互驱动,因此入院的患者越多或医生服务的患者越多,产生的收入就越多。在这个模式中,从报销的角度来看,通过电话提供服务和填写患者病历表等工作被认为是“非增值”的,因此支付方不予报销(图 8.2)。

在图 8.2 中,我们可以看到一段时间内医保报销的潜在趋势。当前这个例子中,医院是盈利的;然而,鉴于目前的医疗价格和资源占用趋势,医院很快就会转盈为亏。即使经过多次调整来优化服务提供模式,也仍然会是亏损状态。医院需要进行重大的医疗改革,包括协调服务和努力避免医疗资源过度占用,从而以积极的方式改变收入结构。因此,在本例中,使用当前的报销趋势和相同的运作模式,结果将是不可持续的负现金流(图 8.3)。

支付模式

从上述图表可以看出,不作为或者仅仅保持业务不变,表面上看起来可能很容易,但这是不可持续的。如上所述的一些温和策略,也只是临时策略,只能在

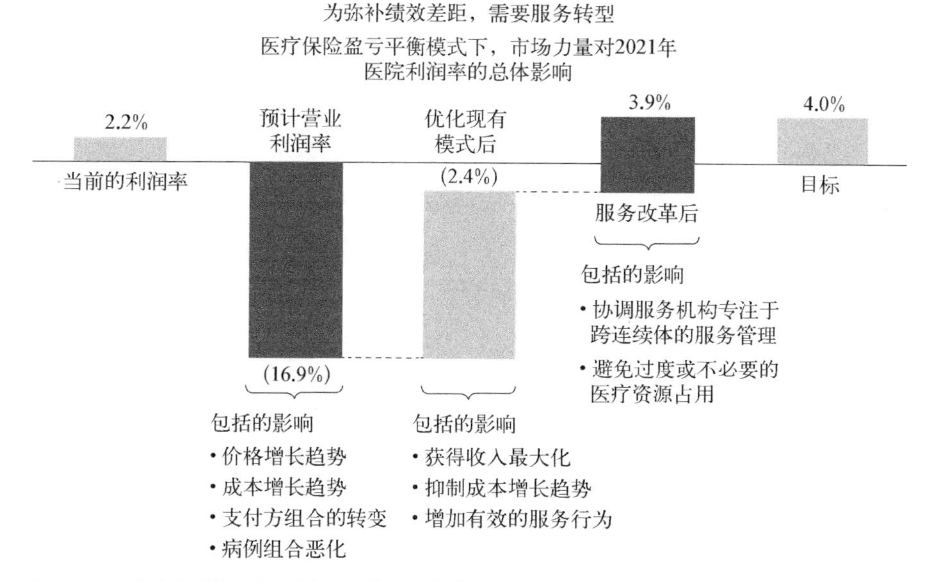

图 8.2　医院利润率与服务转型(改编自 Healthcare Advisory Board Interviews and Analysis; The Sustainable Acute Care Enterprise. Copyright 2013, The Advisory Board Company. 版权所有,经许可转载)

短期内产生积极影响。医疗服务行业必须转向更复杂的医疗管理和整合模式，从而真正保持盈利和可行性。难点在于,医疗服务模式的变革速度不能快于支付模式提供经济支持的速度。随着目前按服务收费的模式在单位成本水平上有所下降,以及医疗资源占用模式向新型服务协调模式的转变,这一过渡期的成本也将对稳定的收入来源构成挑战。在未来几年,从基于数量向基于价值的报销模式的转变将是一个挑战吗?

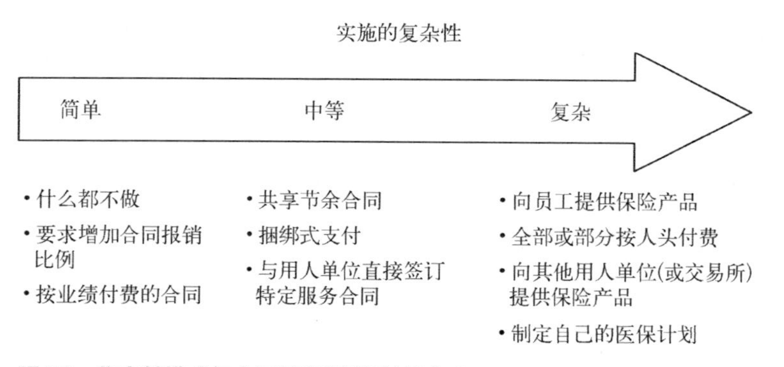

图 8.3　将支付模式与人口健康相联系(摘自 Silverstein BJ, *Moving Forward*, Executive Summary, Winter 2013, http://governanceinstitute.com,经许可转载)

我们正从按服务付费转向“共享节余”或“按效果付费”。按照设想，在当前环境中，报销主要基于按服务付费，但也有以鼓励达成某一质量指标或节约成本(通常两者兼有)为目的的举措。如果医疗服务提供者能提供更有效的医疗服务，将可得到经济奖励。这显然是一种过渡模式，因为在许多情况下，节省的成本可能很快被稀释。最简单的成本分担方式是“按绩效付费”。在这种情况下，医生团体只有在实现规定的质量指标后才能获得额外的报酬。这些质量指标可能很简单，如仿制药用药比例，也可能很复杂，如确保糖尿病人群糖化血红蛋白水平的有效测量。这通常是创建共担支付模式的第一步。

一个明显的例子是“共享节余”模式，其中许多节省的费用直接来自医院，这些钱是医院通过减少住院人数和缩短住院时间的方式节省下来的，然后医生和医院以某种方式分享这些节余。通常，医院失去的收入要比他们在“共享节余”模式下得到的收入多。数据显示，在这些模式下所节省的开支中的80%实际上来自医院。这些模式在时间和精力方面对医生提出了很多要求，很难确定一种双方都同意的方法来公正和公平地分享节省下来的费用(图8.4)。

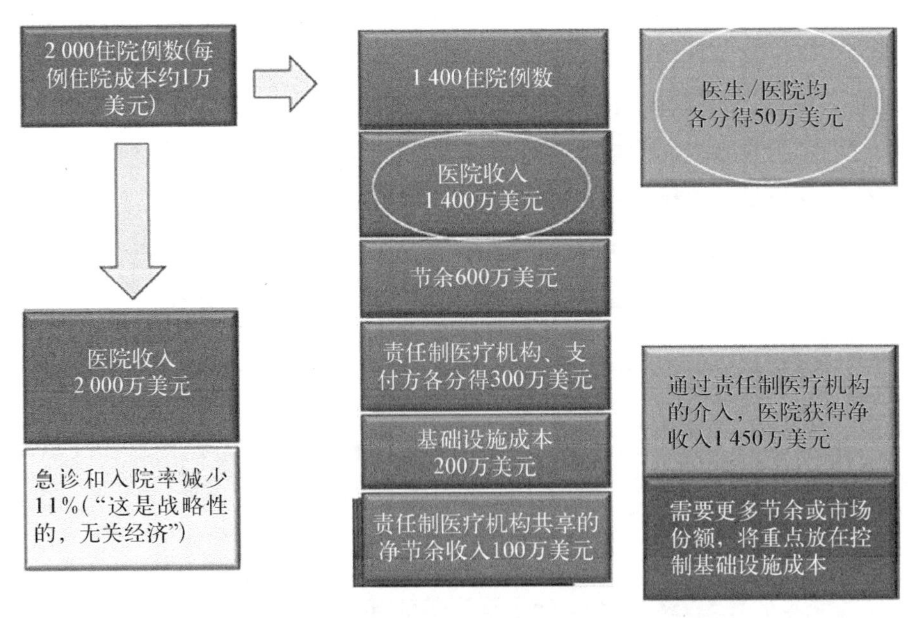

图8.4 共享节余：一种过渡模式(Kaufman Hall Research 2007-B. Research study by Kaufman, Hall, & Associates, LLC, Skokie, IL, 2013.)

在图 8.4 中，我们可以看到，通过减少住院率(从 2 000 例至 1 400 例)，医院收入显著下降。责任制医疗机构拿到节省医疗开支的节余后按五五分成的方法在医生和医院之间分配这笔钱。如此，相对于损失的收入来说，医院实际上只拿回了损失的收入中很小的一部分。因此，这些模式实际上是将医院收入拿走发放给医生或责任制医疗机构。即使医院是这一模式的积极参与者，其仍然是得不偿失的。医院必须开发新的医疗和报销模式，这样才能在这种新的报销制度下生存和发展。

比较常见的"共享节余"模式有很多，其中一种是趋势比较法。由于医疗成本仍在以快于通货膨胀的速度上升，要求单个医疗服务机构扭转这一趋势是不公平的。在大多数模式中，医疗机构都会将患者群体的趋势与相似的区域进行比较，然后将差值以公平的方式与医保提供者或用人单位共享(图 8.5)。

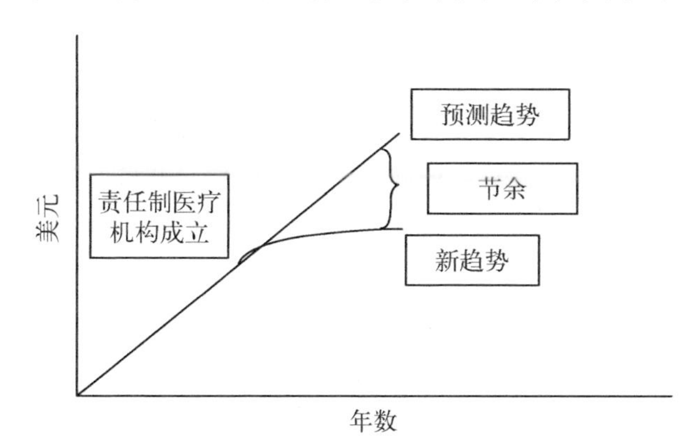

图 8.5　共享节余：医疗服务成本

持续支付改革的下一个迭代将是部分险种或全部险种报销。在这个模式中，医疗服务的经济风险由医疗服务系统承担。举个例子，医疗机构每月收到一笔固定款项，通常以每位参保患者每月为单位给付，所有医疗费用均必须从该款项中支出。如果服务效率很高且整体有节余，那么可以与参与者共享这笔钱。但是，如果服务效率低下并且价格异常昂贵，则医疗机构将面临风险，并且可能需要为此自掏腰包，具体取决于医保计划的结构。医保计划中通常会加入止损保险，以帮助减轻这种下行风险。

支付模式向报销全部经济风险转变的方法有很多。通常情况下，团队都是先签订一份专业医疗服务完全风险的协议。在这种情况下，医疗机构、责任制医疗机构或另一方仅为医生或专业服务承担风险。因为每次就诊的报销金额相对较少，而且就诊次数是可以预测的，这就减少了数据的可变性和潜在的异常值。

接着,医疗机构通常会开始覆盖药物风险和医疗保险 D 部分的风险。最后,团队还必须解决保险中的高风险部分,即医院风险和医疗保险 A 部分风险。病重患者和异常昂贵的服务会显著影响最终数据。因此,将风险分散到较大群体中是有道理的。止损保险可能也有助于保护团队免受大笔异常费用索赔。通常还可以建立"风险走廊"来帮助保护医疗机构团体,从而降低上下游风险。这可以通过从成本或资源利用上着手来实现,也可以通过"开拓"某些高端服务来实现,比如脏器移植或请求报销超过正常范围临界值的医疗费用。这可能会变得非常复杂。

随着支付方和管理型医疗保险机构面临这些新的情况,在新的医疗环境中有各种各样的竞争策略。许多管理型医疗保险机构已经开始了协作模式,采取共享节余模式,与医疗机构和医疗服务体系直接合作。在这种情况下往往都会采取共享节余模式,以确定有必要达成的质量指标,在这些指标完成后会获得共享节余。共享节余以当年与去年趋势的比较结果,或者各年同比市场趋势的衡量结果为依据。支付方往往会为这些计划提供支持,包括索赔处理、市场营销以及与用人单位沟通以获取可操作性的数据和信息。一些管理型医疗保险机构和支付方关注的模式之一是成为信息中介者。他们将自己定位成数据和信息分析专家,关注报销数据、健康风险评估和其他数据流。随着经济风险进一步向医疗保健服务系统转移,这对许多管理型医疗保险机构和支付方来说是一个合理的战略重点。

其他管理型医疗保险机构实际上正在收购包括医生团体和医院在内的医疗服务提供方,从而垂直整合整个医疗体系。在这种情况下,只有一个医疗组织提供服务并处理部分保险和经济风险。这对于支付方和医疗服务系统来说都是一个重要的策略。未来收入流的大部分预计将来自保险方面,因此,调整战略来利用这一点格外重要。这可以通过管理型医疗保险机构收购医疗保健服务系统,或通过医疗保健服务系统收购保险公司,或者承担协议的全部风险并与处理或裁定索赔的第三方管理人员合作来实现。拥有应对经济风险的能力是医疗服务提供商未来取得成功的一个重要策略。

如上所述,该模式中最大的挑战之一是支付方工作的时间跨度。为了真正降低参保人员/患者的风险和成本,这应该是一个多年的过程。这就是把部分责任转移给用人单位的意义,特别是因为用人单位通常比支付方看得更长远。用人单位通常每年或每隔几年就会推出自己的医保计划,而员工在一家公司待的时间要比在一家医保机构参保的时间长得多。用人单位理解并推动基于人口健康的支付模式是有意义的，无论是通过支付方还是医疗服务体系。大多数大型用人单位只与支付方签订管理服务合同。在这种情况下，用人单位对其雇员的医疗保健费用承担全部责任。随着用人单位对医疗服务、预防保健、出勤和缺勤等方面的知识和经验越来越丰富，他们对管理型医疗合作伙伴提出了更高的要求。

经济驱动因素

管理型医疗保险和医疗服务行业有一句格言是“一切向钱看”，这似乎有点见利忘义的意味。如果我们研究一下管理型医疗，就可以看到该模式最初可以说是成功的。当时，该模式的重点是规定给付方案，限制医生网络选择，并以激进的定价与客户签订合同。

随着该行业的继续发展，其重点转移到了医疗服务管理流程，通常侧重于就医审查，包括预认证或预授权等活动，以及对医疗适宜性的评估。这时拒绝报销便成了万能之计。以前，一般就医情况审查和大部分管理型医疗保险都侧重于限制住院时间，将患者转入留观而非住院，并在适当时尝试避免住院治疗。此外，当时的医疗模式还关注复杂服务的协调性，即病例管理以及通过更好的过渡和协调服务来控制医疗费用。多年来，医疗行业一直很注重疾病管理，包括专门针对哮喘、抑郁症、充血性心力衰竭和糖尿病等疾病进行协调。这项工作很困难，因为这些患者中有许多同时患有多种疾病，很难参与针对某一种疾病的项目。

管理成本的另一个策略是：将部分责任转嫁给医生。为此，保险公司经常对初级保健医生和专科医生采取按人头付费的支付模式。有一段时间，保险公司着重对专科医生采取按人头付费的计酬方式，以此来限制一些专科医生的服务量，并采用按服务收费的初级保健服务费来扩大医疗服务范围。这是一种在健康保险层面预测支出和降低经济风险的方法。该方法在一定程度上很有效。

医疗技术和人口结构将继续推高医疗成本。在支付方层面实施的医疗管理举措正变得越来越具有挑战性。

人口健康

医疗成本不断上涨，以至于到了必须加以控制的危急关头，这是促使当前医疗模式转向人口健康模式的推动因素。医疗服务管理必须扩大范围，关注焦点也应有所改变。现在,医保公司必须与医疗服务系统和支付方(患者或用人单位)合作,集中精力进行更长期的预防。未来,医疗行业将改善患者行为和医疗保健的其他决定因素,而不再是过去的疾病管理模式。对于用人单位来说,这是当务之急。如果他们试图在国际和全球环境中有所成就,就必须具有与其他国家的竞争对手相当的医疗成本。用人单位应该,而且将会推动这一变化。

在图 8.6 中可以看到,金字塔的顶部是高风险人群。这些患者因其高服务使用率和高成本成为管理型医疗保险机构等医疗服务系统的工作重点。这些患者往往能提供短期投资回报,因此是不错的投资对象。三角形的下一级是"上升风险"患者,他们有可能会升级到高风险区域。这些患者的病情和合并症情况各不相同。他们需要疾病管理和更全面的医疗服务管理,因为他们中的大多数有多种合并症。再看看金字塔的底部,这些是风险最低的患者。这些人群虽有患病风险,但此阶段医疗成本很低。此时,以减轻潜在疾病和预防为主可能非常有效(图 8.6)。

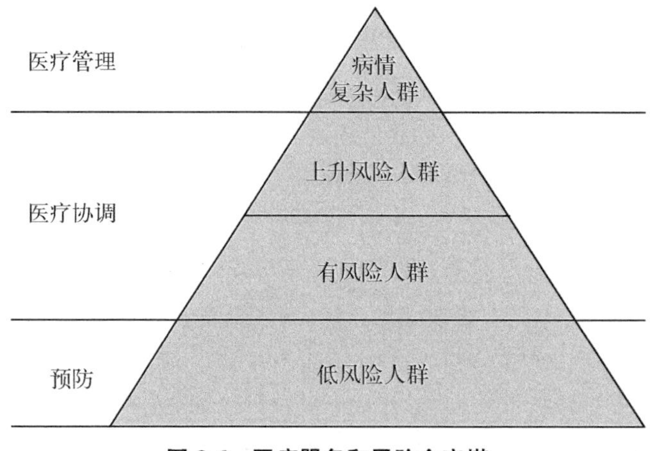

图 8.6 医疗服务和风险金字塔

管理型医疗保险和人口健康管理的最大挑战之一是,我们很难预测这些群体中的哪些患者的风险会升级,从而可能增加医疗成本。有许多预测模型可以帮助解决这个问题;但是,多年来我们已经了解到,本年度产生高额医疗支出的患者与下一年产生高额医疗支出的患者群体并不同。

下一组患者群体是预防服务适用的对象,该群体历来不受重视。造成这种情况的部分原因是:无法获得有关这一群体的数据,难以让这一相对健康的群体参与预防,以及很长的投资回报期。对于这个群体,让他们参与预防的最有效方式是通过他们的雇主(和/或支付方)进行。这个群体需要一种不同的参与方式，因为他们很少有长期的医疗需求。他们往往更年轻、更懂技术，并有健康教育和急症医疗服务需求。

使这一群体参与预防的一大挑战是，很难将他们识别出来。因为这些患者群体通常很少有或根本没有医疗报销记录，就医也是断断续续的，所以不能很容易地通过分析报销数据进行确定。用人单位有一种方法可以让该群体参与进来，那就是要求他们填写健康风险评估，并以降低保费作为奖励。这是一种很好的做法，可以识别那些有高风险行为（如吸烟、肥胖等）并且尚未与医疗系统有过很多接触的患者。识别这个群体的另一种方法是挖掘社交数据。如果仔细了解一个人的购物和社交习惯，就可以从中收集到很多信息。虽然这听起来很有争议，但这种收集方式已经开始运用了。为了让这一相对健康的患者群体接受预防服务，医疗行业耗费了很多时间和精力。

总之，无论从成本还是结果上看，患者参与对未来的医疗效率都至关重要。鉴于我们目前的第三方支付制度，以及卫生保健素养和保险覆盖范围方面的巨大不均衡性，提高患者参与度一直是一项重大挑战。未来，我们必须让患者参与自己的医疗保健服务和健康结果的管理。患者的家人和朋友甚至他们所在的社区如果有医疗保健的需要也可以参与进来。

参考文献

1. Illinois Hospital Association, Commitment to Transformation. Navigating the Journey to the "New H," IHA Transforming Illinois Health Care Task Force, 2014.
2. The Advisory Board Company, The Scalable Population Health Enterprise. Generating Clinical and Financial Returns from Cost-Effective Care Management, Study, April 9, 2014.
3. Kirkner RM. Urgent care finds its place in the age of ACOs. *Managed Care Magazine*, November 2014.
4. The Big Idea. The strategy that will fix health care. *Harvard Business Review*, October 2013.
5. Bodenheimer T. Coordinating care—A perilous journey through the health care system. *The New England Journal of Medicine*. Health Policy Report. 2008; 358: 1064–1071. DOI: 10.1056/NEJMhpr0706165. Available at www.nejm.org (Accessed on March 6, 2008).
6. Improving Care Transitions. *Health Affairs Health Policy Brief*, 2012.
7. Bush H. *Caring for the costliest*. Hospitals and Health Networks, 2012. Available at www.hhnmag.com.
8. Larkin H. How Will You Adapt to Population Health? October 14, 2014, H&HN.

9. Boyarsky V, Parke R. *The Medicare Shared Savings Program and the Pioneer Accountable Care Organization*. Milliman Healthcare Reform Briefing Paper, May 2012. (peer reviewed by Bill O'Brien).
10. Smithback EL, Spector JM, Dieguez G, Mirkin DP. Milliman White Paper. Accountable care organizations: Financial, clinical and implementation considerations for academic medical centers, 2012.
11. Silverstein BJ, *Moving Forward*, Executive Summary, Winter 2013, http://governanceinstitute.com.
12. Management Healthcare Executive.com. December 2014. Specialty ACOs: A promising option.
13. Edmondson WR. The per capita payment model. *Journal of Healthcare Management*. January/February 2015; 60(1): 14+. © 1998 American College of Healthcare Executives.
14. Doerr TD, Olson HB, Zimmerman DC. The accountable primary care model: Beyond medical home 2.0. *The American Journal of Managed Care, December* 2014; 1–3.

第九章
医生薪酬模式

帕姆·威廉姆斯

传统医生薪酬模式

过去，医生是单独执业的。向患者和合作保险公司收取服务费用减去营业费用后剩下的部分就是他们的收入。后来医生们开始以两人或两人以上的团体形式执业，这时便出现了医生之间薪酬分配的一些机制。慢慢地，在由资深(创始人)医生提供启动资金的合伙执业团体中，薪酬分配机制发生了变化，这是由于有些资深医生在创业初期所做的工作包括购买资产和出资确保创业伊始的现金周转，以及在承担雇用新医生时的花费。合伙人的净收入是按个人成果分配或“平分”，或按执业团体的产出进行分配。他们最初参与投资，后来获得了聘用其他医生的收益，这些医生在被邀请成为合伙人之前，最初的工资是固定的。

最终，执业团体内雇用的医生将有机会“出资入伙”。这种“出资入伙”的做法因执业团体的不同而有差异，同一团体内不同科室的做法也不尽相同，而且素来是基于资深合伙人的退股协议以及执业团体的资产和规模决定的。

随着经济压力的增加和利润率的下降，非合伙人医生越来越多地发现，他们拿固定工资、超额收益归合伙人的模式很难让人接受。从未来的投资回报来看，执业团体“出资入伙”的预期花费不再值当。人们认为，执业团体的大部分价值在于其所“拥有”的患者。那些“出资入伙”的医生实际上购买的是这些患者或患者病历。在20世纪80年代末到90年代期间，管理型医疗保险机构提出了患者团体的概念，这时，大多数情况下，该等患者的管理权和拥有权从执业团体转移到了支付方手中。因此，入伙某个执业团体并不一定意味着可以直接获得患者，因为患者经常会随着支付方的指示而转移，也会因医疗保险和/或保险机构的变化而转移。许多医生在没有成为合伙人的情况下就离开了,而在一些成熟的执业团体中,合伙人很难继续以壮大执业团体和最终顺利退休为目的为该经营模式提供资金。

在20世纪80年代和90年代,医院和卫生系统开始雇用越来越多的医生,许多医生都领取固定的薪酬,但生产力并没有理所应当地得到提升。结果,医生的工作效率经常下降。这种较低下的生产力水平,加上许多医院在管理医生业务方面的困难,导致了重大且不可持续的损失。在早期阶段,医院在经营小型的"家庭"式诊所方面出了名的差。医院的支出结构、工资标准和福利待遇导致了更高的开支。

在过去20年里,卫生系统和大规模的多专科团体薪酬模式越来越精细,尝试通过实施激励措施来改善医生行为。从那以后,针对聘用制医生的各种薪酬模式一直不断涌现。

固定工资

采取此种薪酬方式时,雇佣合同中会规定固定工资。固定工资的优点包括:能够预先确定某一医生和专科服务的市场利率,能够将该费用纳入预算并简化管理;缺点包括:未综合考虑医疗机构的实际生产力水平、报销和/或实际开支,医生没有动力提升业务水平或协助管理层控制费用。医院发现,如果医生接受的是固定薪酬,他们的业务水平和/或积极性往往会降低,从而使盈利变得困难。由于有了固定工资的保障,许多医生转向了"银行家式工时"和更轻松的生活方式。此外,正如前面提到的,支付方的组成结构并不影响医生的薪酬,报销额度很低的保险加上自费患者可能会极大地影响医疗机构的收入(却不会影响医生的收入)。

产出模式

最终,基于产出的模式得到了发展,其目的是通过激励措施鼓励医生优化业务行为,以增加患者就诊数量(表9.1)。人们制定了各种不同的薪酬模式,包括:基本工资外加产出高于预定基准的额外奖金、将医疗机构的总收入在医生间均分、按个人产出额外发放奖金,在某些特定情况下,一些薪酬模式还要求医生承担个人和医疗机构的开销。薪酬模式基于工作的相对价值单位、实际账单或实际收款而不断发展(表 9.2)。

表 9.1　产 出 模 式

基本组成部分	基　　准
基本工资	基于当地或区域市场
基本工资加上服务量高于预定水平的年度或定期奖金	根据就诊人数、总收费或诊疗净收入预先确定
基本工资加上医疗机构所有医生均分的年度奖金	扣除开支后高于固定工资的利润

表 9.2　产 出 指 标

指　　标	优　　点	缺　　点
总收费	衡量工作量和复杂程度	与医疗服务的净收入无关
净收款	衡量工作量、复杂性和支付方报销额	依赖于良好的收入周期管理。随着按人头付费模式的出现,与产出变得无关
患者就诊量	衡量医生工作量	与就诊所提供的服务的复杂性无关(例如,鼻窦感染急诊与全面健康检查)
患者团体规模	根据患者平均就医情况,衡量一段时间内所有可能要提供的医疗服务	没有根据患者年龄、疾病慢性程度,医疗资源利用不足或过度利用情况调整
工作的相对价值单位	一种标准化的方法,用于衡量医生完成一个基础单位工作量时的付出	不考虑支付方类型以及由此产生的净收入的差异

产出衡量因素

随着产出模式越来越精细,许多产出指标和其他基准得到了应用。这些指标包括:总收费、净收款、患者就诊量、患者团体规模、工作相对价值单位。作为激励措施,这些指标在促进医生提高产出方面各有利弊。

(1) 总收费。总收费通常被定义为由医生个人提供的医疗服务的专业(非技术)服务费用。该指标是衡量总体工作量的指标,但受所用价目表的影响。因此,可能与医生实际工作的努力程度、收入或相关的医疗机构开支不一致。

(2) 净收款。净收款通常被定义为患者和保险公司为医生个人提供的医疗服务而支付的款项。由于医生之间的收款结果不一致以及不同支付方之间的报销差异，这一指标比较复杂。按人头支付和其他管理型医疗方针使收款更加复杂，也使其对医生的激励作用不那么直接。此外，基于收款的薪酬模式没有考虑到医疗机构提供服务所需的开销。

(3) 患者就诊量。患者就诊量常被用作产出的衡量标准，有时还与其他指标结合使用。然而，因医生专业与产生的现行程序术语代码不同，一名患者就诊的经济和临床价值可能会有显著差异。患者就诊量也没有考虑到医疗机构运营费用。医生看诊的价值也高度依赖于医生记录和编码的准确性。

(4) 患者团体规模。当按人头付费的保险计划越来越受欢迎时，患者团体规模的大小就成为一个重要的指标。该指标的缺点是，其与照护一群患者的实际服务量、收入或医疗机构开支之间的联系有限。患者团体规模还会促使医生限制其服务量，因为该指标没有考虑实际的直接服务量。当时，许多医生拥有的患者团体规模大得不合理，所以他们往往会改变医疗机构的经营方式，通过电话进行问诊，以及让顾问来提供其不想提供的医疗服务。该模式下，医生因拥有大规模患者团体而受益，但是没有精细的数据，所以不能评估医疗服务的质量或促进预防性服务的合理发展。这其实可能增加了医疗总成本。

(5) 工作相对价值单位。工作相对价值单位作为薪酬计算的一部分，是首次尝试使用标准化方法来衡量医生个人在直接服务患者时所花费的努力。在使用基于资源的相对价值系数体系之前，医疗保险使用“通常、习惯和合理”的费率设定方法来支付医生服务费用。基于资源的相对价值系数体系制定于20世纪80年代末，包含了每个现行程序术语代码的工作、实务产生的价值和医疗过失导致的开支。工作相对价值单位指标排除了薪酬模式特定医疗程序中与营业成本和医疗过失开支相关的相对价值部分，能以更一致的方式评估医生个人在服务、程序和专业领域的付出(时间、技能、心理工作和判断)。然而，与总收费、患者就诊量、患者团体规模指标相同的是，工作相对价值单位并未反映出产生的收入或附带的医疗机构开支。医生执业团体或单个医疗机构中支付方的组合结构变化可能导致总体财务结果的显著变化(图 9.2)。

薪酬模式经常使用上面列出的一种或多种指标。费用分摊方法包括：假设医疗机构每位医生的开销是固定的，采用平均分摊法；假设医疗机构开销是不固定的，结合采用固定和不固定的分摊方法，根据每位医生创造的收益进行分摊。根据所选择的方法的不同，费用分摊可能会导致医生团体中的薪酬和奖励产生很大的差异(表 9.3)。

表 9.3　开 支 指 标

开支项目	固　定　费　用	不 固 定 费 用
办公场所的费用	所有医生都使用相同大小的场所	有医生需要更多或更少的检查室或手术室
人员成本：工资与福利	以管理、接待和医疗辅助的核心人员配置为重	有医生要求一个或多个类别的工作人员提供更高或更低水平的支持(例如，两名医疗助理或护士，而不是一名)

大多数薪酬方案都有一项一直缺失的元素，那就是涵盖与价值相关的薪酬风险与回报。随着支付方开始开发并改进现有的薪酬模式，使其包括各种激励措施和他们自己开发的质量评级，那些医生薪酬机制不包括类似指标的医疗机构再次失去了同步获得潜在收益的机会。事实上，许多稳步发展的医疗机构很早就开始在其薪酬模式中纳入价值元素，力求开始在这些重要领域影响医生的行为。

质量管理计划、指标和衡量标准

保险公司过去都建立了自己的质量标准，而且往往更注重成本，而不是真正注重质量。例如，2007 年，一家保险公司提出了一种称之为“分账”处方的质量标准，旨在降低药品总成本。仿制药的使用同样更多地关注某些药物的成本而不是疗效。保险公司提出的质量标准需要接受评估，这样才能确定这些标准是否合适且可实现。

随着医疗机构开始将质量激励纳入薪酬计划，有很多指标都需要考虑。通常建议从为数不多的质量指标(可能是 2～5 个指标)开始，这些指标对收益的潜在影响为(＋/－)10％～15％。随着从支付方获得的实际质量奖金的增加，薪酬计算中的质量权重应相应增加。

应首先考虑的质量要素包括：接受国家质量保证委员会“以患者为中心的医疗之家”认证、推出从医疗保险与医疗救助服务中心价值激励计划派生出来的“有意义的运用”参与激励、使用医生质量报告系统、使用医疗服务循证指南、新兴的基于价值的报销机制、参与医疗服务管理计划、就诊费率、捆绑支付计划以及共享节余计划等(表 9.4)。

表 9.4 质量指标

新兴的质量要素和计划
以患者为中心的医疗之家
“有意义的运用”
基于价值的激励措施
参与医生质量报告系统
利用循证指南
基于价值的报销
医疗服务管理计划
就诊费率报销
捆绑式支付计划
共享节余计划

以患者为中心的医疗之家

美国儿科学会于20世纪60年代末发起了一项旨在提高医疗服务质量和效率的运动。1978年,世界卫生组织进一步概述了医疗之家的基础以及初级保健医生需要发挥的作用。一些医生接受并完善了这些基础,支持实现以患者为中心的服务目标。“以患者为中心的医疗之家”计划的核心特征是,建立由一位认定的私人医生和初级保健医生组成,由医生主导的医疗机构,以“全人”医疗为主,以协调一致的方式,提供可及性更高、在质量上显著改善并达到安全目标和倡议要求的服务。“以患者为中心的医疗之家”原则的重点是配合初级保健医生及其医疗团队提供服务,以预防、改善慢性病的管理和降低住院率与不必要的或重复的专业和辅助性服务为目标。该模式寄望于每位个人支付方愿意每月向经过“以患者为中心的医疗之家”认证的医疗机构支付额外薪金,或提高按服务支付的报销水平。遗憾的是,只有少数支付方愿意在某些市场上这么做。虽然支付方普遍支持“以患者为中心的医疗之家”,但他们并不愿意自掏腰包来奖励医疗团队的付出。在一些市场中,支付方需要得到“以患者为中心的医疗之家”的认可,才能加入小型的医疗网络或其他激励计划(表9.5和9.6)。

表 9.5 以患者为中心的医疗保健服务的关键要素

标　准
加强服务可及性和连续性
识别和管理患者群体
规划和管理医疗服务
提供自我管理与社区支持
跟踪和协调服务
衡量并改进绩效

表 9.6 以患者为中心的医疗之家通过认证必须具备的要素

通过认证必须具备的要素
办公时间内提供医疗服务
使用数据进行人口管理
提供医疗服务管理
支持自我管理流程
跟踪转诊以及随访
实施持续的质量改进

医疗保险中采取的以价值为导向的措施

医疗保险与医疗救助服务中心一直是新支付模式的来源，其中许多支付模式都是《患者保护与平价医疗法案》的产物。医疗保险与医疗救助服务中心推出了诸多激励措施，以激励医生采纳和使用电子病历技术并以规定的、有效的方式(有意义的运用)使用医生质量报告系统和以价值为导向的支付额调整系统。

有意义的运用

起初，如果医生能够采用电子病历技术，同时妥善应用电子病历系统，并提供相应证明，他们就可以在五年内获得奖金。2015 年，未采用电子病历技术或未能证明“有意义的运用”的医生在传统医疗保险参保患者方面的收入减少了1%，这一比例于2016年和2017年分别增加到2%和3%（表9.7和表9.8）。

表9.7 通过医疗保险与医疗救助服务中心实施的“有意义的运用”的激励

通过医疗救助实施的“有意义的运用”的激励		通过医疗保险与医疗救助服务中心实施的“有意义的运用”				
年份	2011年起至2016年	年份	从2011年开始	从2012年开始	从2013年开始	从2014年开始
第一年	$21 250	2011年	$18 000			
第二年	$8 500	2012年	$12 000	$18 000		
第三年	$8 500	2013年*	$7 840	$11 760	$14 700	
第四年	$8 500	2014年**	$3 920	$7 840	$11 760	$11 760
第五年	$8 500	2015年	$1 960	$3 920	$7 840	$7 840
第六年	$8 500	2016年		$1 960	$3 920	$3 920
总计	$63 750	总计最高额	$43 720	$43 480	$38 220	$23 520
多于30%的医疗救助，或多于20%的儿科医生		*2013年，“自动减支”将支出减少了2% **可以开始参与的最后一年				

表9.8 因未采取电子病历，医疗保险与医疗救助服务中心支付额减少

年份	未能采取此技术的损失	备注
2015年	−1%的支付额调整	在医疗保险全部支付额的基础上进行计算
2016年	−2%的支付额调整	在医疗保险全部支付额的基础上进行计算
2017年	−3%的支付额调整	在医疗保险全部支付额的基础上进行计算
2018年	−4%的支付额调整	在医疗保险全部支付额的基础上进行计算
2019年	−5%的支付额调整	在医疗保险全部支付额的基础上进行计算

医生质量报告系统

医生质量报告系统是医疗保险的质量报告系统，可促使医生提供高质量数据，便于报告大规模人群的医疗服务质量报告。医生质量报告系统的专科特异性指标的上报最初是自愿性质的，但后来得到医疗保险和医疗救助服务中心的额外报销奖励。2015年，因为未报告适用其专科医生质量报告系统的指标，一些医生从医疗保险处获得的报酬损失了1.5%，而在2016年将损失2%（表9.9）。

表9.9　医生质量报告系统的支付调整

上报年份	2015年报酬	2016年报酬
2014年*	−1.5%的影响	−2%的影响
*报告要求因个人和执行团体而异，但支付影响相同。		

以价值为导向的支付额调整系统

基于2013年提供的医疗服务，大型医生执业团体（100个以上）在2015年可以根据按价值支付调整系统获得医疗保险额外提供的报酬。从2017年起，无论团体规模如何，价值支付调整系统将适用于所有医生。经评估后，所有在2015年没有成功报告医生质量报告系统指标、符合条件的专业人员在价值支付调整系统中的报酬比例将下调2%～4%。

根据划分的质量等级，价值支付调整系统将在两项综合得分（质量和成本得分）上做出调整。用于划分质量等级的成本指标包括：人均总成本（医疗保险A部分和B部分费用）以及患有特定慢性病的受益人的总人均成本。团体成本指标按专科进行调整。与医院按价值支付的模式一样，该计划的目标是不影响预算（表9.10）。

表9.10　以价值为导向的支付额调整奖励

第一年—2015年（基于2013年）	低质量	中等质量	高质量
低成本	+0	+2x	+4x
平均成本	−2x	+0	+2x
高成本	−4x	−2x	+0

以价值为导向的报销模式

为了将报销模式从按数量（即“按服务收费”——为医疗服务提供者提供的每项服务进行支付，与服务结果没有任何联系）转向按价值的模式，支付方所做的尝试越来越多。支付方将价值定义为：根据规定的质量指标评定的服务质量和结果的组合，以及医疗总成本的降低。虽然目前服务支付方式仍以“按服务收费”为基础，但总报销额可能会增加（或减少），具体视绩效评估结果而定。奖励金可以根据对绩效指标的回顾审查以奖金的形式发放，在某些情况下，还会有一部分包括在这些指标完成之前扣缴的服务费中。

政府和个人支付方共同制定了绩效指标。大多数指标对使用电子病历有一定的期望，同时关注关键预防性指标的记录，如免疫接种、乳房 X 光检查和结肠镜检查，以及糖尿病和慢性阻塞性肺病等慢性病患者有效定期护理间隔和评估的证据。

以价值为导向的报销模式考虑的因素越来越多，还包括临床结果数据和患者满意度。此外，一些最先进的以价值为导向的报销模式还会考虑医疗服务总成本或成本效率指标。在某些情况下，医疗服务提供者只需达到完成最低指标的最低门槛就能获得报销额度，这一现象发生在一些较小网络的发展过程中。该等较小的网络仅包括那些达到个人支付方设定的最低标准的医生。而在其他网络中，支付方会面向许多医生，但只奖励那些符合既定指标的医生。

医疗服务管理项目

私营保险公司和现在的医疗保险与医疗救助服务中心也为那些愿意建立或参与医疗服务管理项目的初级保健医生提供了激励方案，每月向参与的医生支付费用。医生团体聘用见习或高级执业护士，有时也聘用医疗助理，同意向符合特定标准的患者提供额外的预防性和慢性疾病管理服务。在大多数情况下，医疗服务管理是免费提供给患者的。但医疗保险与医疗救助服务中心的项目要求患者共担一定的管理费（2015 年约 8 美元/月）。医疗服务管理包括预防性服务提醒、与服务管理者的电话及面对面咨询服务，以及提高患者对既定医疗服务计划依从性的其他方法。

个案费率和捆绑支付模式

在捆绑支付或按个案支付（个案费率）的情况下，支付方会就一次治疗（如手术）甚至一段时间内的慢性病（如糖尿病、慢性阻塞性肺病等）治疗向医生和医疗机构支付一笔固定的费用。这类支付方案有助于使医院、医生以及急症和急症后期医疗服务机构在经济奖励上保持统一。医疗保险致力于在不久的将来迅速增加其基于以价值为导向的支付。此类支付方案将有助于促进向以价值为导向的支付模式的转变。捆绑式支付模式涵盖患者入院前几天至入院后最长 90 天的治疗费用，在这种情况下，服务机构需要承担服务费用和处置并发症的费用。

共享节余、完全风险和责任制医疗机构

责任制医疗和共享节余计划构成了奖励医生为其患者提供高质量和低成本医疗服务的最终方法。在该等计划中，对于医生在特定的时间段内，与约定的之前某一时间段相比产生的任何节余，都可以在特定支付方处按预定百分比共享某一部分款项。但是，医生需要达到质量和患者满意度的既定基准才能获得这些共享节余资金。例如，2015 年，医疗保险与医疗救助服务中心要求医生在特定方面达到最低基准和相关总分，这样才有资格共享节余。如果医生节省了医疗支出但未达到质量基准，将不会获得这些节余。完全风险计划着眼于总的医疗成本，也是目前越来越多地被采用的一种现行支付模式。该支付模式很像 20 世纪 90 年代的按人头付费模式，不同的是，其通过相关指标规定了最低医疗质量标准，避免使医疗服务像过去一样受到很多不当限制。这些支付模式通常被认为是过渡性的，因为共享节余模式不过是将医院节省下来的钱拿出来交给了责任制医疗机构。说到底，共享节余模式实质上是一个零和博弈，其生命周期有限，最终必须转化为其他模式。

对医生薪酬模式的影响

由于有无数新的收入（和风险）因素影响着医生和医疗系统，而医生和医疗系统已不再适应过去传统的按服务付费的基于服务量的报销方式，因此必须开发新的薪酬模式，为参与其中的医生提供适当的激励并分配奖金。无论在卫生系统还是在私营医疗机构，采用当前按产出计酬的模式都已不再能满足需求，无法在制定提供医疗服务的激励措施上统一步调。

变革需求和要素

为了建立一种新的薪酬模式，支付医生薪酬的机构必须制定新的原则，将其纳入薪酬模式。这可以包括以下部分或全部内容。

选择具体的质量指标：服务可及性

如果医疗服务没有得到足够的普及，就无法实现和维持对患者群体的最佳服务质量。在医疗机构具备相应能力的情况下，注重促进服务可及性是关键。除了提供服务之外，在服务时间上照顾到上班族患者和学生患者，对于确保患者的医疗需求得到满足至关重要。因此，应激励和/或要求医生在传统朝九晚五的工作日以外提供一定程度的服务。

对医院总的营业时间进行持续的再评估需要关注初级保健医生在诊室看诊的时间(将护理工作交给经过培训的专职住院医生)。如果从同时在医院和诊室服务转向仅在诊室服务，那么医生们在享受更高生活质量的同时，还有望获得10%到25%的收入增长，这对年轻医生的吸引力越来越大。

专职住院医生会适当关注再入院率降低、住院时长减少及患者体验改善等质量指标，由于这些医生主要提供临床服务并全时段看诊，其服务过程可能效率更高，效果更好。如果服务交接再得到良好协调，那么在诊所行医的医生和住院医生可以一起为患者群体提供最大程度的服务可及性、高质量服务和优质体验。

特定疾病的医疗服务管理指南

在过去的十年里，对适用某些患者群体适度治疗的标准化指南的接受程度有了显著的提高。随着这些循证指南被越来越多地接纳，对医疗服务、预防性筛查、药物治疗方案和辅助检测最适宜的间隔期已鲜有争论。以价值为导向的医疗服务机构均必须在其各个科室中采用规定的服务指南，从而确保提供循证医疗服务。

结果和影响

在遵循医疗服务循证指南的过程中，医生还必须改善其患者群体的医疗服务效果，并可获得相应奖励。例如，免疫接种率、预防性检测、糖化血红蛋白和血压控制水平等效果都是可以衡量和给予奖励的。虽然医生会争辩说他们不能保证患者的依从性，但他们也低估了自己在预防保健方面对患者的影响。实际上，没有任何治疗过程可以做到完全的依从。医生也有权拒绝继续治疗不依从医嘱的患者，仅凭这一点就可能让许多患者改变主意，选择依从医嘱了。

患者体验

医生再不能选择忽视患者体验了。包括联邦政府在内的支付方已经明确表示，只有那些患者满意度达到可接受水平的医疗服务提供者才能获得资金和/或参与未来的报销项目。尽管除了大规模医生团体和医疗服务联合组织之外，患者体验/满意度并没有被广泛采用，但其仍然是所有薪酬模式的关键要素。随着医生们不断抱团成更大、更完善的群体，建立标准化的患者满意度报告方法很有必要，而将设立较高基准作为重点和持续改进是其中的一项重要工作。

成本效率和使用情况

医疗服务的成本和效用也必须包括在薪酬模式中。医院、辅助科室和急诊室的医疗成本以及总医疗成本必须成为医生薪酬的首要考虑因素。由于初级保健医生能够查看他们将患者转诊到不同专科的效果，以及由转诊产生的总医疗成本，因此，转诊模式的改变将会改善医生网络内的服务一致性，并奖励最具成本效益和效果的专科医生。单单转诊模式的改变可能就足以激励机构内的专科医生改变其服务模式。在这个过程中，数据必须透明准确。

潜在薪酬模式的权重与结构举例

医疗机构需要继续将传统的以产出为基础的报销奖励与日益增加的以价值为基础的奖励相结合。建议采取完全由产出决定薪酬模式的机构给予质量指标和患者满意度共10%～20%的权重，并随着时间的推移逐步增加这部分的总权重。另外，建议根据初级保健医生和专科医生的意见制定具体指标，并每年对其进行审查，旨在设定可实现的目标以及随着时间推移而变化的“延伸”目标。医疗机构应先着重实现一个或两个质量指标(例如，糖尿病管理和预防性健康筛查)。

在以净收款或净收益为基础的薪酬模式中，可以使用“扣除”相应款项，以奖励达到机构既定目标的医生，这与应用于医院的基于价值的支付模式非常相似。该方法对医生组织是预算中立的，是将部分净收款或净收入从那些在约定指标上表现不佳的医生那里转移到符合标准的医生那里。最初，10%的潜在薪酬提升幅度应该就足以引起医生的注意。随着时间的推移，基于质量的薪酬比例应该增加两倍或更多倍(表 9.11)。

表 9.11 基本价值要素

指　　标	金额	指　　标	金额	指　　标	金额
患者满意度小于第 75 百分位数	$0	患者满意度达到第 75 百分位数以上可获得 5%扣除部分*	$8 000	患者满意度达到第 90 百分位数以上可获得 10%扣除部分*	$16 000
质量指标未达到中位数	$0	质量指标达到中位数可获得 5%扣除部分*	$8 000	质量指标达到第 75 百分位数以上可获得 10%扣除部分*	$16 000
实际薪酬	$144 000	实际薪酬	$160 000	实际薪酬	$176 000

注：基于地区市场公允价值的基本薪酬为 $160 000；10%扣除部分为 $16 000

* 任何级别的奖励都需要成功达到年度"有意义的运用"并得到"以患者为中心的医疗之家"的认证

随着第三方的报销增加，该方案会逐步成熟并且数据会得到完善，可以增加一些指标，从而将共享节余、捆绑支付和个案费率等模式考虑进去(表 9.12 和 9.13)。

表 9.12 延伸的价值要素

指　　标	金额	指　　标	金额	指　　标	金额
患者满意度小于第 80 百分位数	$0	患者满意度达到第 80 百分位数以上可获得 5% 扣除部分*	$8 000	患者满意度达到第 90 百分位数以上可获得 10%扣除部分*	$16 000
质量指标未达到第 75 为百分位数	$0	质量指标达到第 75 百分位数可获得 5%扣除部分*	$8 000	质量指标达到第 90 百分位数以上可获得 10%扣除部分*	$16 000
就诊量	$0	在下午 6 点后或周末的接诊时间达到 5 小时(每周)可获得 5%扣除部分	$8 000	在下午 6 点后或周末的接诊时间达到 8 小时(每周)可获得 5%扣除部分	$16 000
初级保健医生团体规模	$0	过去 12 个月内患者总数达到 2 500 人以上可获得 5%扣除部分*		过去 12 个月内患者总数达到 3 000 人以上可获得 5% 扣除部分*	$16 000
实际薪酬	$144 000	实际薪酬	$176 000	实际薪酬	$224 000

注：基于地区市场公允价值的基本薪酬为 $160 000；10%扣除部分为 $16 000

* 任何级别的奖励都需要成功达到年度"有意义的运用"并得到"以患者为中心的医疗之家"的认证

表 9.13　薪酬激励方法

随着薪酬激励机制的发展，还会出现其他因素					
实行捆绑支付模式	$0	当满足上述条件时，按比例分得捆绑支付额的 50%	$12 500	当满足上述条件时，按比例分得捆绑支付的全部份额	$25 000
实行共享节余模式	$0	在满足上述条件时，按比例分得共享节余资金的 50%	$10 000	在符合上述条件的情况下，按比例分得全部共享节余资金	$20 000
实际薪酬	$144 000		$206 500		$253 000

需要考虑的特殊问题

专科医生衡量指标

患者满意度和服务可及性的指标也适用于专科医生。对许多专科医生来说，质量指标不太稳健，实行个案费率和捆绑式支付才能更多地激励他们。此外，还可以围绕与初级保健医生的医疗沟通与协调、参与转诊过程的积极程度以及用药依从性来制定指标。专科指标通常必须针对该专科，专注于该科中的特定疾病。这通常是困难且费时的。这些指标最适用于高患者量的心脏病专家、骨科专家等，并专注于为低患者量的专科医生提供更多的全面奖励。通常，对专科医生来说，最大的收入来源是初级保健医生稳定的患者转诊，如果初级保健医生将患者转诊给效率高、患者满意度高、整体成本较低的专科医生，将可获得奖励。这种“将其保留在家庭中肥水不流外人田”的举动（政治上不正确的说法是将其称作“保密”，与“泄密”相对）可以显著提高医生网络内的医疗服务有效性和质量，同时改善整个医疗团队所有成员的行为。

对临近退休或拥有急需亚专科技能医生的安排

实行基于价值的薪酬模式是没有商量余地的。然而，在某些情况下，为了实现执业团体或医疗机构的目标，需要考虑到临近退休或具有独特和少有的亚专科技能的医生的情况。对这种情况，建议通过增加辅助医疗或文书人员以提供额外帮助的形式做出调整，而不是降低对结果的期望。医疗组织需要以一定程度的一致性和充分的理由为前提，仔细考虑所有医生在完成指标上的最低可接受程度，以获得激励组织其他成员所需的广泛支持。

对非医生的医务人员的激励机制

有效的团队激励计划应有助于实现机构提供高质量和低成本的医疗服务的目标。在为医生制定新的薪酬方案的过程中，每家机构都应该仔细考虑在激励举措上对医生、高级执业护士、医生助理以及临床、文书和管理人员一视同仁。

可以将高级医务人员与医生一起纳入类似的按产出和质量计酬的模式中。但是，如果对这些高级医务人员采取固定工资加机构目标与指标实现奖等福利相结合的薪酬模式，可以更好地满足他们的需求和偏好。

经验表明，如果不能同样地激励非医务人员，将阻碍最先进和精心设计的薪酬模式。如果为前台接待护士、医疗助理和一线护士提供少量的奖金(员工收入的2%～4%)，就足以激励他们，使其提高工作质量。

对领导力和团体意识的嘉奖

任何机构都不应低估有效的医生带头人的价值。在一个以价值为基础的医疗体系中，医生中的带头人能推动积极的变革，这是其他行政力量所难以实现的。医疗机构应该考虑对担任正式带头人的医生履行职责以及参加医生会议和行政会议进行奖励。通常，只需奖励参加定期会议者100美元即可达到一定的会议出席率，从而满足机构传达总目标、分目标和成果的长期需求。按小时、按月或按年向带头人和与会者发放津贴，可以让他们为实现机构的目标更加齐心协力。会议通常是教育和协调一个团体内医生所必需的重要沟通工具。

医疗机构不仅应该奖励医生带头人，而且通常还应该将“团体匹配度”或“团体意识”条目纳入医生的薪酬组成。这个类别可以包括与医生或与其所在专科方向相一致的某些团体战略目标，这些目标的制定是为了帮助医生更加契合医疗服务模式的战略使命(表9.14)。

表 9.14 团体意识与带头人指标

团体意识奖金类别	
出席每月例会	100 美元/会议
正规领导层	2 500 美元/年
指导新医生	2 000 美元/指导对象
参与年度战略规划会议	250 美元/年
资历	基本工资增加 X%

薪酬模式和组成：唯变化属常态

随着未来 10 年医疗报销制度的发展，即便是最稳健的薪酬方案也必须不断调整和完善。建议由行政领导层和医生带头人组成的团队每年对薪酬组成进行审查，同时将患者群体、报销情况、质量结果和患者满意度的变化纳入考虑，以便逐年调整方案中相关的权重和指标。

医生参与这一过程是必要的，可以激励那些一线医务工作者。如果一个医疗机构能解决医生的担忧，并致力于使用合理的原则和指标，那么该机构在不断发展的过程中将拥有可持续的薪酬模式，并能为实现机构目标作出一定贡献。

参考文献

1. Doerr TD, Olson HB, Zimmerman DC. The accountable primary care model: Beyond medical home 2.0. *The American Journal of Accountable Care*. December 12, 2014; 54–61.
2. Milburn JB, Maurar M. Chapter 4. New reimbursement systems and value-based compensation incentives. In *Strategies for Value-Based Physician Compensation*. Englewood, Colorado: Medical Group Management Association, 2014.
3. Kerry BK. *Medicare's Value-based Physician Payment Modifier: Improving the Quality and Efficiency of Medical Care*. Princeton, New Jersey: Robert Wood Johnson Foundation. July 2012.
4. Physician Payment Reform Introduction. *VBP Physician Payment Reform Introduction*. http://www.nbch.org. Accessed 11/21/2014.
5. Value-Based Payment Modifier—Centers for Medicare and Medicaid Services. http://CMS.gov. Accessed 11/21/2014.
6. Fred Pennic. http://hitconsultant.net/2014/05/29/6-most-common-value-based-payment-models. Accessed 11/21/2014.

7. Efficiency & Effectiveness. Developing a compensation model that encourages value-based care. *Cost and Quality Academy Journal.* October 2014.
8. Expand Primary Care Panel Size Through Systemization. *Patient Activation.* The Advisory Board Company. 2014.
9. The Patient Centered Medical Home. *History, Seven Core Features, Evidence and Transformational Change.* Washington, DC: Robert Graham Center. Center for Policy Studies in Family Medicine and Primary care.
10. Floyd P. Roadmap for Physician Compensation in a Value-Based World. http://Physicanleaders.org. September/October 2014. Accessed 7/6/2015.
11. Green LV et al. Primary care physician shortages could be eliminated through use of teams, nonphysicians, and electronic communication. *Health Affairs.* 2013; 32(1): 11–19.
12. Roblin DW et al. Use of midlevel practitioners to achieve labor cost savings in the primary care practice of an MCO. HSR: *Health Services Research.* 2004; 39(3): 607–626.
13. Hollingsworth JM et al. Specialty care and the patient-centered medical home. *Med Care.* 2011; 49: 4–9; Bureau of Labor Statistics Occupational Outlook Handbook www.bls.gov/ooh/, accessed September 27, 2013. Health Care Advisory Board interviews and analysis.

第十章
技术与决策支持

凯蒂·卡罗

电子病历、医疗保险交易所和联邦数据存储库：如何帮助改善人口健康？

过去

过去，收集医疗数据主要是为了报销、服务利用监测与监管。支付方、医师协会、特定专业注册机构和质量监督机构是第一批集中收集医疗保健数据的机构。这些信息通常是经政府授权而提供的，但不可用于审计与向公众传播。过去，仅急症医疗住院服务的数据公开程度较高。近年来，这种数据透明化已经扩展到了门诊和门诊外科手术、家庭护理和专业护理服务方面。

如今，电子医疗信息在数量和质量上均有所增长，主要是为了帮助实现三重目标(降低成本、提高质量、增加患者获得医疗服务的机会)。推动这一变化的是2009年2月通过的《美国复苏和再投资法案》/《健康信息技术促进经济和临床健康法案》。这是为了促进整个行业采取医疗信息技术并做到有意义的运用。政府专门拨款并提供相关经费，以鼓励在医生个人、医院、医疗系统、州、区域和国家各层面实现医疗信息自动化。

随着《健康信息技术促进经济和临床健康法案》的通过，采用电子病历和遵守“有意义的运用”的奖惩制度得到了明确。“有意义的运用”的定义是：使用经过认证的电子病历技术来提高质量、安全性、效率、减少健康鸿沟；鼓励患者与家庭参与，提高服务协调性，以及促进人口健康与公共卫生。[1]这些奖惩措施鼓励医院和医生迅速地采用电子病历系统，因为只有那些能够证明其在2012年及之前采用该系统的医院和医生能够获得最大程度的财政支持。在此之后，进一步鼓励采用电子病历的措施则是对不实行者加以经济处罚。参与医疗保险与医疗救助计划但到2015年还没有转向电子病历模式的医生将受到处罚。

在2010年和2011年，国家卫生信息技术协调员办公室专门拨付了一笔款项，用于鼓励地区和州级别的医疗信息收集和交换。在各个州和地区进行这些医疗信息的收集交换工作的同时，国家层面的数据互联互用方案也得到了实施，包括州级、地区级和经过认证的州指定医疗机构在内的56个团体获得了资金，将之用于增加数据连通性和实现以患者为中心的数据传输，从而提高了医疗服务的质量和效率。[1],[31]

由支付方理赔数据总库委员会和全国医疗保健数据组织协会推动的其他一些州级措施旨在构建支付方理赔总数据库。12个州已经收集了全部支付方的数据，6个州目前处于实施阶段，17个州对此表现出浓厚的兴趣。[2]

与此同时，国家区域医疗改进网络下的区域医疗改进合作组织正在根据详细的“大数据”分析以及效果最好的医疗数据使用情况来记录最佳的医疗数据使用方法并提供推荐流程和标准。

在国家层面，医疗保健研究和质量局一直在资助学术研究、数据收集，以及证据和循证工具的传播，从而提供医疗服务运作指南，最终目标是实现质量改善和成本降低。过去，医疗保健研究和质量局大多数活动一直以医院为焦点，但随着医疗服务模式的转变，该机构的研究范围也在不断扩大。[3]另一个收集临床数据的机构是以患者为中心的临床研究网络。这些机构由多个临床数据研究网络组成，负责研究慢性病的发展轨迹，并从中确定最有裨益的治疗方法。

所有这些举措从医疗服务系统的个人、微观和宏观角度多管齐下，使美国医疗保健系统向更以数据为导向的循证医疗服务发展。如何应用这些知识来加强医疗服务，目前正处于试验和创新者尝试采纳的早期阶段。

现在

医保理赔数据和电子病历是目前可用于推动人口健康的临床决策的最大医疗信息来源。根据医院类型和财政状况的不同，可以利用和获取这些信息的程度也不同。由于州政府和联邦政府对医生提供了各种奖励并根据其意见对这些措施进行相关评估，电子病历的安装速度加快了。然而，大多数组织并没有始终如一地使用这些数据来推动临床决策和改善人口健康。

除了联邦政府认可的医疗中心外，在采用电子病历方面落后的机构都是财政困难的农村私营关键接入医院。不过，这种情况目前已经有了显著改善。2013年，78%的门诊医生报告称他们已采用某种电子病历系统。[4]2012年，79.3%的医疗中心报告称已在所有网点使用电子病历系统，而2010年电子病历系统的使用率才为50.7%[5]；89%的关键接入医院报告称目前在使用电子病历系统。[6]

尽管安装电子病历系统的机构比例正在增加，但挑战仍然存在——有多少机构能够证明已实现“有意义的运用”，并开始切实使用这些数据来驱动医疗决策？2010年到2012年，拟进行“有意义的运用”第一阶段工作的医疗中心的比例增加了一倍多，达到36.7%，但这远远低于电子病历79.3%的安装率。[5]截至2013年7月，61%的关键接入医院确证已开启“有意义的运用”第一阶段的工作，而89%的关键接入医院报告称已使用电子病历系统。2013年，近一半的医生(48%)采用了具有高级功能的电子病历系统，是2009年采用率的两倍。[4]虽然增长的速度令人瞩目，但仍有继续采用和应用这些信息来推动医疗决策的空间。

在采纳和使用健康信息技术和“大数据”方面，三个更具创新性的组织是退伍军人健康管理局、克利夫兰诊所和梅奥诊所。他们正在筛选和汇总来自不同来源(包括电子病历)的数据，并且正在利用这些信息来推动临床医疗服务。一些医院正在内部完成这项工作，其他医疗机构则通过缔结商业合作关系来实现自己的目标。

退伍军人健康管理局是一个先进的医疗信息化组织的例子，该组织独立管理其患者群体。退伍军人健康管理局电子病历系统拥有临床提醒和警报功能，采用条形码技术来确定患者药物单位剂量，并可获取电子格式的实验室和放射学检查结果。为了进一步利用所收集的电子病历信息，退伍军人健康管理局还构建了一个医院数据仓库，整合了60个领域的临床和运营数据，包括人口统计、实验室结果、门诊药房药物、生命体征和免疫接种等。此信息每四小时更新一次，以便于近期分析和报告。对于急症住院患者，退伍军人健康管理局使用该数据通过分析人口统计结果、住院和门诊诊断、生命体征、药物、实验室结果和患者之前的就医经历来识别有住院或死亡风险的人群。对于门诊患者，初级医疗保健信息已加载到医院数据仓库中，这样可以改善出院后的随访情况，并减少病情较轻患者的住院率。退伍军人健康管理局还能够监控系统内连续的医疗服务过程。退伍军人健康管理局会为患者进行医疗评分，以醒目的方式向医生显示其患者群体中需要医疗方案者，这样他们可以查看患者工作场所或家附近的地图，将患者转诊到适宜的网点。退伍军人健康管理局还有着更加宏大的志向，目前正在招募退伍军人进行基因组学纵向研究。这将是同类别政府研究中规模最大的研究，需要大量的结构化和非结构化数据，如临床研究进展记录、文本和电子邮件。[34]

克利夫兰诊所和梅奥诊所都决定通过与外部公司合作来实现他们的人口健康目标。克利夫兰诊所与 Explorys 公司合作,后者是由提供生产研发服务的合同生产组织和 Everstream 联合创始人创立的衍生公司,负责数据汇总、分析和应用预测分析以推动医疗服务。通过合作,克利夫兰诊所能够整合临床数据、识别高风险人群、衡量医疗成本,并确定绩效薪酬合同的盈亏平衡点。从前,大多数医院使用报销数据来管理收入周期,但克利夫兰诊所现在使用“大数据”分析来告知医生和辅助医务人员医疗服务方面的决策。克利夫兰诊所有超过 50 万的患者可以访问个人健康记录档案,在档案中可以查看预约和检查结果,查看医生的记录,并重新配药。为了实现这种智能水平,克利夫兰诊所遵循多步骤数据整合方法,包括识别所有数据来源,收集支付方的医疗服务网络外报销数据,并将其与非网络内医生的信息进行合并。Explorys 能够编译数据并提供高精度搜索引擎,为实现这一目标提供信息技术支持。由于 Explorys 与许多医疗实体签订合同,他们还能够使用许多医院的信息来提供比较基准数据。汇总的数据使克利夫兰诊所的医生能够在宏观层面上识别患者,这样就可以联系有患病风险因而需要预防性服务而当前却尚未来克利夫兰诊所就诊的人群,以维持他们的健康。[7]

2013 年,梅奥诊所与联合健康集团的子公司 Optum 决定创建 Optum 实验室,旨在加速创新和转化,使用新兴的基础设施和数据资源来确定治疗效果、成本效益和成果,利用各行业参与者的专业知识来解决医疗保健行业的关键创新问题,从而改善医疗价值。Optum 实验室数据库的主体是 1.5 亿患者十多年来的医保报销数据,以及患者和医生数据、健康风险评估、人口统计数据和死亡率数据。该数据库还有一些其他信息,如医保计划登记明细、医疗服务和药品报销记录、实验室检验结果,以及从电子病历中提取的经标准化处理的医疗记录。这一层面的信息是非常重要的,因为 Optum 实验室的 21 个合作伙伴(截至 2015 年 7 月)可以据此制定研究议程、选择进行调查和方法学研究的方向,以便从医生和患者角度出发开发出新的科学的医疗保健方法。这一知识的应用使梅奥诊所能够研究许多患者治疗的总体效果,并对患有多种慢性疾病的患者采用最佳的个体化治疗。基于这种大规模的研究和实际临床应用,梅奥诊所能够为政策决定、国家倡议和国际倡议提供信息支持。[8]

这三个组织诠释了目前医院和医疗系统中最先进的电子病历系统的应用情况。然而,变革远远不限于医院的院墙内,在国家层面的公共卫生、教育和社会问题方面也有望看到变革。

未来

未来可以透明获取的医疗保健数据的数量是巨大的。许多协作机构、协会和联邦政府都在努力实现其共同目标，即：为研究和改善人口健康状况提供可互操作、汇总和统一的数据集。无论工作是通过几个团体完成的，还是集中在一个专门机构完成的，提供医疗服务都应以经过分析的定性数据为基础，并对成本加以考虑。最终结果将是循证的治疗方法，该方法能够维持人口健康、鼓励有患病风险的人口预防疾病，以及根据结果和成本指导治疗。国家卫生信息技术协调办公室用下图说明了信息的流动和由此产生的知识（图10.1）。

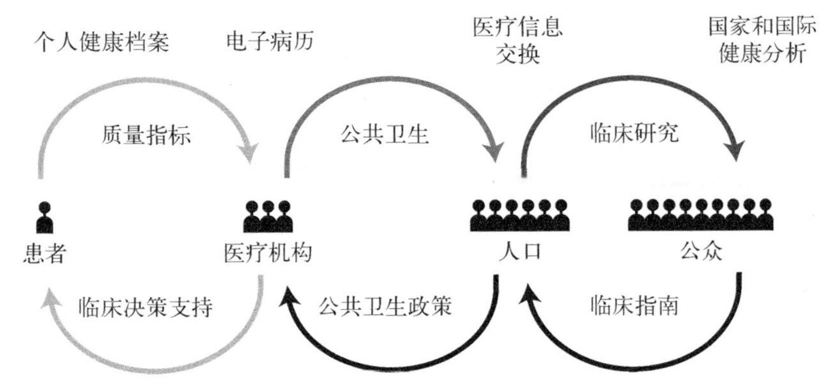

图 10.1 医疗数据信息流（摘自国家医疗信息技术协调员办公室，《连接全国医疗保健：共享的全国互操作性路线图》，联邦政府报告，2015 年）

为了实现这一目标，很多机构开始携手合作，力求将所有经汇总的医疗数据标准化，以实现对数据的集中分析并推动国家乃至国际医疗服务决策。获得联邦政府最大支持的组织似乎是 HealtheWay，以及其电子医疗信息交换倡议和医疗服务质量倡议。该组织的使命是减少阻碍信息互操作的因素，并通过公私协作在全国范围内实现可信赖的医疗信息交换。最终目标是就政策和标准达成共识，将信息互操作障碍降至最低，并提供使医疗信息交换网络能够互操作的服务。[9]

获得全国数据供应商支持的第二个主要信息互操作方案是 CommonWell 健康联盟，该联盟在 2013 年医疗卫生信息与管理系统协会的全国会议上宣布成立。CommonWell 健康联盟的使命是创建一个独立于数据商的平台，打破目前阻碍医疗数据交换的技术和流程障碍。该联盟致力于建立一个国家级基础设施体系，为所有成员和其他技术公司采用的数据交换提供共同的标准和政策。

一旦实现了国家级医疗数据的互操作和整合，诸如美国国立卫生研究院、患者导向医疗效果研究所、美国医疗保健研究与质量局、CancerLinQ（由美国临床肿瘤学会牵头的一项大数据项目）等机构将拥有更高的能力来分析人口健康趋势，确定成功的预防措施和高效治疗方案，预测可能的结果和相关的成本，并改善医疗保健服务运作体系。美国国立卫生研究院的合作实验室将进一步利用信息互操作性，开发基于临床试验设计的证据来评估目前的临床实践，并为未来的医疗提供信息。患者导向医疗效果研究所是另一个国家级合作项目，该项目能为来自不同的电子病历系统和其他数据源的更多疗效比较研究提供经费，并纳入来自由患者推动的特定疾病相关强化研究网络的信息。美国医疗保健研究与质量局利用证据来提高医疗服务的安全性、质量、可及性和可负担性，并努力提高其证据采用率。最后一个体现信息互操作与整合的未来潜力的例子来自由美国临床肿瘤学会牵头的 CancerLinQ 项目。该项目能够汇总和分析来自癌症学术中心以及全美社区医疗机构的信息，确定应该提供的医疗服务，检测质量指标是否符合要求，改善患者治疗结果，并为患者的治疗提供实时临床决策支持。[10]

正是利用统计学和精算支持，通过对医疗分析数据的研究，结合临床专业知识，医疗保健行业才能得到改善，成本才能得到降低。

中间件/连接技术：中间件是如何被用来促进不同系统之间的信息交换和提高互操作性的？中间件是中期解决方案吗？

中间件，如韦氏词典所定义，是“介于应用程序和网络之间进行中介的一类软件。它负责管理异构计算平台中不同应用程序之间的相互作用”。目前，医疗机构在信息交流和整合方面举步维艰。这可以归因于两个因素：通过电子病历、支付方报销数据、人口统计数据和政府登记处以电子方式收集的数据量显著增加；以及可用于在现场、医疗机构和通过远程方式监控患者健康状况的技术出现爆炸式增长。这导致了信息泛滥，而在缺乏中间件技术的综合引导的情况下，这些信息毫无用处。如果高科技系统和设备之间不能有效地相互沟通，也不能改善患者医疗服务的整体情况，就形成了数据孤岛。

如果技术设备是可互操作的，并且信息（检测结果、病史、当前用药和健康状况）可以流动，那么事实证明患者将可在很多情况下受益（图 10.2）。

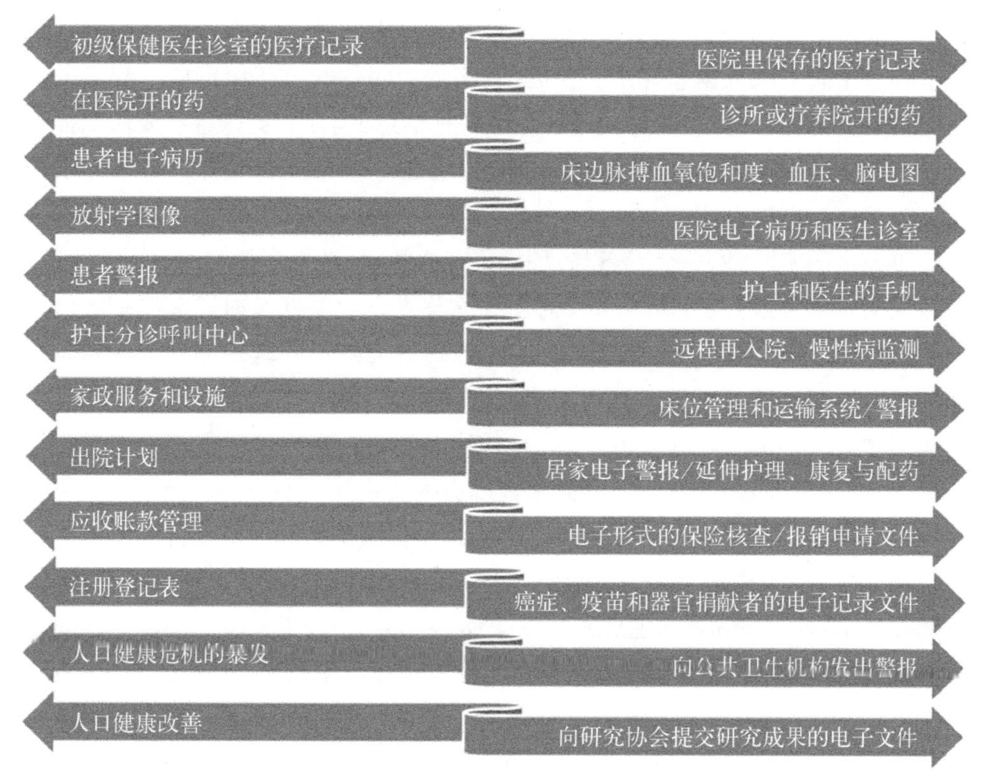

图 10.2　医疗信息互操作面临的挑战

一些信息目前是可互操作的，但困难在于可互操作的程度在组织之间和组织内部是不一致的。可互操作程度的差异源于遗留系统（又称原始系统或数据源系统）的存在，目前正在将这些系统逐渐归并。最近为满足“有意义的运用”的要求、健康保险交易所的发展，以及使用 X12 标准传输财务信息的需要，医疗行业正在加速互操作性的步伐。因此，信息和通信的标准化表述尤受重视。[11]如果没有无缝整合，就会导致安全和质量失误，重复工作将导致无法降低成本，并无法在医疗场所之外提供医疗服务。医疗信息和管理系统协会的数据显示，只有不到三分之一的医疗机构将其电子病历系统与部分医疗设备相整合。如果相关信息无法实现电子传输，那么护士就必须手动将其输入电子病历，这会占用护士直接服务患者的时间，并可能导致输入错误而产生危险。据估计，改善医疗设备和电子病历之间的互操作性每年将为美国医疗系统节省 300 亿美元。[12]缺乏集中汇总各种系统的数据信息的能力，阻碍了人口健康改善和集体研究的进展，导致无法确定最佳实践和预防性医疗服务。

有一个方案可以解决当前的互操作性难题，那就是购买中间件，使遗留系统实现彼此通信，从而能够向数据仓库增添数据。中间件会将遗留系统中的字段映射到电子病历或数据仓库中。目前，大多数中间件侧重于根据应用程序的请求进行通信，抽取在设定的时间段产生的各种信息，例如历史体重和成像扫描结果，以评估一段时间内的变化并帮助诊断。但是，一些更可靠的中间件程序还包括实时集成数据的系统。[13]

更先进的中间件系统能够以各种格式交换数据，其中包括实时数据流系统，带有设定好的警报程度，可将重大变化或危及生命的事件及时通知照护者。此外，如今的复杂中间件还能够根据不同的查询者提供不同级别的安全性和访问权限，满足《医疗保险可携性和问责法》标准。一些先进的中间件系统集成了信息优先度分级和灵活选择传输方式的功能，因此音频警报可以覆盖正在进行的监控，智能手机会收到短信提醒，而家庭成员则会收到电子邮件。该系统还可以整合治疗或干预结果、医生记录和反馈、持续性健康结果和环境条件等。

目前有多家中间件技术提供商，这里列举其中的几家：Orion Healthcare、Oracle Fusion、Emdeon（EM）、Surescripts、Zoeticx、Intersystems、Edifecs、Health Language Inc、Intelligent Medical Objects、RTI Connext、ECRI、Covisint、Vision Share 和 DICOM Grid 等。每家公司都专注于不同方面的连接技术。没有哪一个中间件源可以连接所有设备，否则笔者就没必要设置本章了！每个中间件公司均各有所长：电子病历整合；识别患者信息以确保影像和检验结果的安全传输；将生物识别警报转换为智能手机信息；在医疗保险与商业支付方、药房和医疗服务提供者之间传输标准化文件；实现从自由文本到自动词汇表的转化服务；以及利用批判性思维能力进行数据分析。在提升数据传输方面，中间件还可以发挥无数的功能。

然而，人们有时并未意识到，应用程序、基础架构和应用程序相关资源除了应实现与诸如医疗保险交易所、支付方、政府和地区健康信息交换平台之类的外部机构的互操作性外，还应进行配置。一些专家称，某些电子病历系统和医疗器械制造商往往会限制互操作性，因为让其系统具有互操作性并没有任何获利；而如果设备制造商想要使他们的产品具有互操作性，就必须通过专门设计使之可以与多个电子病历系统实现互操作，而不是使用统一的标准。医院还指出，他们必须购买中间件软件，以便将患者监测系统、网络多功能系统和输液泵连接到内部电子病历系统上。但是中间件的使用是昂贵的。有人估计，医疗设备并入电子病历系统的一次性费用高达 1 万美元/床位，这甚至不包括维护费用。[12]

有少数专家认为，在开发出永久性解决方案之前，中间件只是短期的权宜之计。医疗互操作中心业务开发副总监亚伦·戈德蒙茨表示，采用标准化电子病历有望减少对中间件的需求，并最终消除这一需求。不过，他也指出，“由于仍在运行的遗留设备数量众多，中间件公司目前在弥合互操作性的差异方面发挥着重要作用。”[14]还有一个问题是：在扶持建设电子病历系统的刺激资金到期和更多系统实现了无缝整合致使医疗保险交易所需求降低这两项因素的作用下，作为区域数据整合机构的医疗保险交易所是否也将长期存在？一些机构购买中间件以最大化其他技术的功能，导致了中间件价格上升，并使现有网络和系统更加复杂。如果鼓励标准化和整合医疗数据的国家级议案能通过，中间件需求将会减少。

将来是否需要中间件，只有时间能给我们答案。美国国家医疗信息技术协调办公室最近发布了一份文件，概述了组织实现全国信息互操作的十年计划。以下是关键的长期战略（图 10.3）。

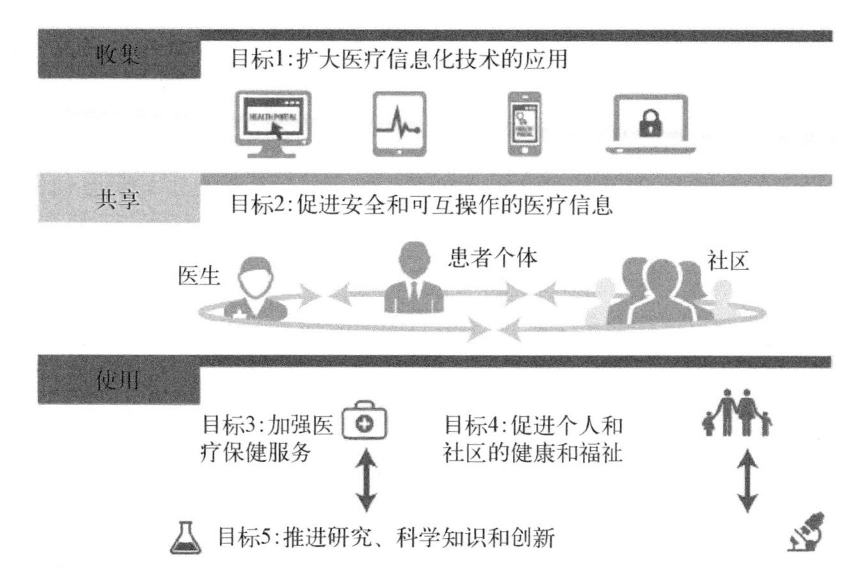

图 10.3　美国国家医疗信息技术协调办公室十年长期战略计划（摘自国家卫生信息技术协调员办公室，《连接全国医疗保健：共享的全国互操作性路线图》，联邦政府报告，2015 年）

短期来看，医疗信息技术协调办公室已制定了完成以下事项的目标：

（1）为互操作性建立治理框架，包括“互操作性之路的首要规则”，该框架涉及公私两部分的实施和运营层面的问题，以及对遵守规则的组织所认同的共识和承担的责任；

（2）改进常见临床数据集传输的技术标准和实施指南；

(3) 推进政策和补助发放,鼓励临床医疗信息技术传输使用共同技术标准;

(4) 阐明隐私和安全规则,例如《医疗保险可携性和问责法》规则,从而实现与适用机构和业务伙伴的数据互通。[15]

具体能完成哪些事项,让我们拭目以待。医疗信息技术协调办公室的成功或失败将最终决定中间件服务的长期可行性和需求。

"消费者化"的应用程序:收集的信息将如何帮助患者维持健康、改善医疗服务可及性、辅助医生诊断疾病并提高患者满意度?

本章主要的讨论都与技术的采纳和使用有关,但是收集分析数据的原因是为了患者的健康。最近,"消费者化"是医疗保健领域的流行词汇,尽管多年来该说法一直在其他行业中屡被使用。在医疗行业中,"消费者化"主要是指患者通过与医生合作参与自己的医疗决策的一种动向。消费者化提倡借助医疗信息给患者赋权,让患者对身体功能、慢性疾病和疾病预防有基本了解;包括通过临床医生对患者进行教育,以增加患者对决策过程的参与。

在过去的十年中,患者在医疗决策中的参与和互动显著增加。因此,人们开发和采用了很多医疗和健康应用程序,创建了特定疾病的网站,并进行了患者推广研究。人们在管理个人健康上的主人翁意识得到了明显提高,这一点甚至体现在了政府高层人士身上。米歇尔·奥巴马就曾发起一项计划——"动起来!",致力于培养更健康的下一代。

你现在手机上有哪些应用程序

在使用手机应用程序的受访者中,个人健康数据应用程序的排名从高到低

- 锻炼
- 饮食
- 减肥
- 体育活动
- 睡眠

健康与保健的自我跟踪(使用率明显更低)

- 血压监测
- 糖尿病监测
- 药物治疗依从性监测

图 10.4 健康应用程序利用率(改编自 Personal Data for the Public Good: New Opportunities to Enrich Understanding of Individual and Population Health, 2014. 健康数据探索项目,由罗伯特·伍德·约翰逊基金会资助)

患者监测自身健康状况的一个关键途径是通过移动设备。2013 年初,皮尤基金会的健康跟踪研究发现,69%的美国人持续关注与健康有关的信息,21%的美国人使用某种电子设备监测健康状态。[16]使用最频繁的手机应用都围绕着运动、饮食和体重,如图 10.4 所示。罗伯特·伍德·约翰逊的研究显示,不同年龄的人在手机健康状态追踪应用程序的使用上存在显著差异,66 岁以上者使用率

为 18%,而 18—25 岁者的使用率则为 100%。手机追踪的目的也大不相同。出于保健原因的自我追踪率为 69%,而出于医疗原因的自我追踪率为 14%。[17]手机保健和医疗追踪应用程序排名与此一致——据报告,血压、糖尿病和药物追踪应用程序的使用率低于锻炼和饮食类应用程序。使用应用程序进行追踪的人群的年龄可能是造成应用程序使用率的差异的一个因素。如前所述,健康追踪应用程序的用户要年轻得多,因此也更健康,所以他们不需要使用医疗或慢性病类应用程序(图 10.4)。

患者消费者化的另一种形式是通过网站交流知识,此举针对的是特定的疾病或促进研究。其中三个比较著名的网站是 23andMe、PatientsLikeMe 和 Crohnology。在 23andMe 网站,有兴趣者可以提交基因检测样本,并补充家族史和人口统计学数据。参与者可以选择与研究人员共享其遗传数据时所需的匿名程度。[18] PatientsLikeMe 是一家上市公司,收集慢性疾病信息,并与制药公司、医疗器械公司、非营利组织和研究机构共享匿名数据。最初,PatientLikeMe 仅对患有"卢伽雷氏病"(即肌萎缩性脊髓侧索硬化症)的患者开放,但现在,该网站已经扩展到超过 2000 种疾病和病症,从自身免疫性疾病到行为健康等,不一而足。[18],[33]Crohnology 是一个由患者推动的研究网络,专注于寻找治愈克罗恩病和结肠炎的方法。该网站通过提出研究问题和开展研究,收集患者提供的数据,如治疗时间和相对健康状况,从而确定用于参与成员的治疗方法的疗效。[19]像许多疾病网站一样,这三个网站的继续存在依赖于会员的参与、研究和维持持续运营的经费。

一些侧重于保健、消费者主导程度更高的人口健康解决方案更为深奥难懂。"自我量化"运动就是其中的一个例子。该网站的口号是"通过数字认识自我"。该团队举办国际大会、学术会议、社区论坛,开发网络内容,并提供自我追踪指南——通过可穿戴设备测量体重和监测糖尿病。该运动的支持者热衷于追踪自己的活动、饮食、情绪和睡眠。他们举行小组会议,使用互联网讨论板来分享经验和比较结果。[20]一款名为"CitiSense"的应用程序可提供另一种独特的资源。该应用程序可监测环境,以识别由化肥、发电厂和交通堵塞导致的污染所形成的有毒区域。它会使用地理空间图对数据进行整合、分析和绘制,以便人们改变其暴露于有害环境的程度和个人行为,从而改善自己的个人健康。这将使慢性阻塞性肺病、哮喘和许多其他呼吸系统疾病的患者受益。[21]

比个人健康追踪工具和网站更普遍的是医生与患者合作实施的消费者化策略。彩虹医疗保健网络(UH Rainbow Care Network)是克利夫兰的一家儿科医院，该医院正与病情最复杂的慢性病患者合作以减少住院人数。他们为患者提供多学科评估，包括由初级保健医生和专科医生、社会工作者和营养师等人员进行的评估。彩虹医疗保健网络还与家庭一同制定了一个随访计划，从而加强家庭支持，这样可以降低成本和住院时间。长岛北岸犹太医学中心也采用了类似于彩虹医疗保健网络的方式，通过使用整合的专科服务、急症后期服务和社区服务以及展开随访工作，与高风险类别（如心脏和骨科疾病）的高成本患者合作。[22]

维持贫困患者的健康并与其合作是项特别困难的任务，这是由诸如教育、收入、医疗服务可及性等社会问题造成的。有四个组织制定了独特的解决方案，从而提高了患者参与度并优化了成本管理，它们分别是芝加哥的橡树街健康中心、路易斯维尔的天主教卫生倡议、纽约的蒙蒂菲奥里医疗中心和明尼苏达州的费尔维健康公司。橡树街健康中心为同时符合医疗保险和医疗救助参保条件的患者提供医疗和社会服务。他们的患者团体规模是平均患者团体的四分之一（500～750 名患者）。患者的医疗服务采用团队形式，团队成员包括老年科医生、护士、医疗助理和服务协调员。由于患者团体规模小，每位患者可以获得更多的服务时间。如果患者被诊断为患有慢性疾病，他们将在出院后 48 小时内预约综合随访。所有这些都是为了确保医疗及护理计划得到执行。橡树街健康中心提供的额外康乐服务包括内部牙科和药房服务、前往诊所的交通服务，以及社区聚会场所举行的教育活动或社交活动。这些服务是为鼓励医疗消费者多多参与医疗过程而提供的。

天主教卫生倡议也有初级保健项目，会指导患者管理慢性病。该计划面对的患者收入较低，所以其像橡树街健康中心一样为患者提供前往诊所就医的交通服务，并提供电话以进行依从性监督。80％的初级保健机构已经加入了该计划。该计划显著改善了患者的健康状况。九个月后，急诊就诊量减少了 30％，住院率减少了 50％。在试点项目上，医患双方实现了共赢。患者的身心健康状况有所改善，如果在全医疗系统内实施，预计无偿医疗的服务量将减少 10％～15％。

另一项改善医疗状况的试点项目目前正在布朗克斯的蒙蒂菲奥里医疗中心进行。该区域的儿童肥胖症发生率很高。这里的学生都有 Fitbit 手环，似乎非常热衷于查看统计数据和影响。然而，截至今天，研究结果仍尚不清楚。

明尼苏达州的费尔维医疗服务中心把精力集中在与成本最高的 5％的患者进行合作上。这些患者包括慢性阻塞性肺病和充血性心力衰竭患者。积极管理这一人群所节省的潜在成本，远远超过了较频繁的体检、自我监控设备、医疗服务管理人员的电话咨询，甚至是上门服务所带来的成本。[22]

正如前面的例子所提到的，医生和医院在与患者合作管理慢性病方面越来越精明。然而，可以通过确定目前健康但日后有患病风险的更宽泛的目标人群并针对他们开展工作来实现最大影响力。数据收集和分析对于识别有患病风险的人群是至关重要的。医疗保险共享节余计划和责任制医疗机构试点项目参与者提到的一个困难是：医疗保险与医疗救助不能对再入院和有患病风险人群的监测服务进行报销。爱达荷州的"圣卢克健康合作机构"就是一个例子，它是一家提供医疗服务的机构，与高风险患者群体关系密切。他们开始不仅将分析平台用于管理最严重的患者，而且还用于识别那些开始生病的患者，这样就可以针对他们提供特定的预防服务。

患者对医疗决策的参与度增加，所以消费者化得到扩散，这也会对整体满意度产生积极影响。患者更愿意自己做出健康决策。健康先锋媒体开展的人口健康调查显示，三分之二（66%）的医疗保健组织希望投资于患者参与计划，通过鼓励患者更多地了解自己的健康状况并使其意识到自己在维持自身健康状况方面的作用来改善患者参与。几乎同样多的组织（60%）希望实施与健康相关的公共宣传计划。[23]一个围绕患者参与进行重组的组织的例子是长岛北岸犹太医学中心。他们已经形成了医疗服务解决方案，为系统所有基于价值的项目提供医疗管理服务，并将他们的呼叫中心功能与医生办公室相结合，以实现其"立即服务"的承诺。他们还训练医疗服务管理人员在行为科学方面的技能，以帮助树立患者对其的信任，此类培训包括身体语言和词汇选择如何影响感知信任的培训等。[22]

无论患者选择以何种方式监测自己的健康状况，整个社会都有必要实施人口健康改善计划。只有医疗保健机构才能影响整体健康的认知是短视的。外部影响因素包括物理和社会环境、经济条件、教育、个人行为和政府政策。正是通过对患者的教育，以及共享现有的知识和资源，社会才会在推动改善医疗保健状况方面发挥作用。

居家医疗技术：有哪些可以在家使用的保健、远程监测、诊断和治疗设备？

远程监控设备和居家医疗技术是医疗保健行业的新兴趋势之一。这种服务提供方法满足降低医疗成本、提高质量和改善可及性的三重目标，同时可带来高水平的患者满意度和便利性。

"美国退休人员协会公共政策研究所的数据显示，在 65 岁以上的人群中，近 90%的人表示希望尽可能长时间地待在家里，而在相同年龄段的人中，有 80%的人认为自己会在现在的家里一直住下去。"[24]为了使老年人"居家养老"，需要在他们家中提供安全的医疗和保健服务。对于需要医疗保健服务的上班族患者来说，生物识别和可穿戴监测设备在其工作、居家和度假时均可监测健康状态，为之提供了前所未有的便利。以下为《现代医疗保健》引用的一名与丈夫一起经营金属再加工生意的患者的访谈对话，"她说：'我们很忙，有时即使预约了(医生)也必须等待 45 分钟'。通过给医生发送设备读取的信息，他们就不用花时间去医生的诊室，也不会打断他们的工作。当必须与医生交谈时，会通过诊所的门户网站与他联系，并得到快速的回应。她说：'如果我在半夜的时候想到什么问题，我可以给他留言，他将会在早上答复我。'"[25]

还有一些证据表明，远程监控的效果更好。一项发表在《美国老年病学学会杂志》上的研究表明，与传统急症医院提供的服务相比，在家中提供的服务可使患者得到更好的治疗效果。44%的患者出院回家两周后日常生活活动能力得到改善，而只有 21%的患者日常生活活动能力有所下降；相比之下，在急症医院入院两周后的患者中，只有 25%表示日常生活活动能力得到改善，而 31%的患者日常生活活动能力下降。此外，工具性日常生活活动能力也显示出类似的结果。[26]

最后，与急诊就诊、住院和再入院相比，使用远程监测和诊断设备的成本微不足道。其中一个名为"健康伙伴程序"(Health Buddy Program)的设备将远程医疗工具与医疗管理功能结合在一起，适用于参加医疗保险的慢性病患者。与那些只在诊所接受治疗的患者相比，"健康伙伴"远程医疗程序使每人每个季度减少了约 312 美元至 542 美元的医疗开支。[27]另一项发表在《卫生事务》杂志中的研究提到，对于常见疾病来说，医疗保险优势计划和医疗救助参保患者在家治疗，相比于在急诊医院治疗，可节省 19%的开支。节省的费用来自平均住院时间的缩短和实验室、医院诊断性检查次数的减少。[32]

远程医疗服务的三个主要目的包括预防、诊断和治疗。这对患者和医生都很有用。患者可以通过可穿戴设备、手机应用程序、互联网、基于云端的应用程序、无线设备或视频应用程序提交健康状况。以下是目前使用的几种医疗技术。

可穿戴设备

最广为人知的可穿戴设备是苹果手表(Apple Watch)。它是一个健康和运动追踪器,测量心率、久坐时间、运动距离、强度和燃烧的卡路里。接下来是Fitbit Surge,其号称“终极健身超级手表”。它的功能包括 GPS 距离追踪、记录速度和上升高度、监测心率、记录爬台阶数量、燃烧的卡路里,跑步以及做有氧锻炼,所有数据都可同步到智能手机和电脑。Withings 提供的 Pulse O2 手环可测量心率、血氧水平和睡眠周期。它可以与 iOS 和 Android 设备无线同步。另外还有两个还在开发阶段的有趣产品,它们分别是:MC10 开发的可穿戴的文身,类似于手术胶带,可检测患者的生命体征;以及可以夹在智能手机摄像头上的Peek Retina,让医疗工作者可以看到眼睛内部结构,拍摄高质量的图像,发送给专家诊断。这项工具可以检测出 80%可治疗的眼科疾病(这些疾病目前导致3 900 万人失明)。谷歌眼镜(Google Glass)是另一种广为人知的可穿戴设备,但是由于互操作性、安全性和充电要求等问题,这项技术尚未被临床医生广泛使用。一旦这些问题被攻克后,医务人员对其接受程度将会提高。谷歌眼镜可以让临床医生与患者进行面对面的交谈,同时安全地传输音频和视频信息,使其能够准确地实时记录在患者的电子病历中。临床医生也可以从电子病历中提取历史信息,并将结果传递到谷歌眼镜上。

智能手机应用程序

除了可穿戴设备之外,还有大量针对智能手机开发的医疗保健应用程序。目前,大多数应用程序的功能都很有限,采用率也很低。研究发现,苹果 iTunes 商店中有 4.3 万个与健康相关的应用程序可供下载。然而,只有 16 275 个应用程序与患者的健康和治疗直接相关。超过 90%的应用程序在功能方面的得分小于 40 分(满分 100 分)。在 10 840 个被评价的应用程序中,只有不到 50%的应用程序能够提供使用说明,只有 20%的应用程序能够获取用户输入的数据。这些应用程序的采用率很低,不到 50%的医疗应用程序下载量少于 500 次。苹果 iTunes 上共有五个医疗保健应用程序,其下载量占总下载量的 15%。[28]

目前,人们经常使用的患者驱动的应用程序包括以下几种。Fitbit 提供了一款可以通过电脑或智能手机访问的应用程序,你可以使用条形码跟踪你的跑步和远足数据,绘制健身路线,进行锻炼和饮食管理。[30] 根据 Research2Guidance 的一份最新报告,Azumio 应用程序目前以 17.8%的市场份额引领糖尿病应用市场。该应用程序可以同步到电脑或智能手机上。另一个应用程序名为“AgaMatrix健康管理助手”,可同时跟踪血糖、胰岛素、碳水化合物和体重指标,并能使用电子邮件发送报告。该应用程序兼容苹果、安卓设备和云计算平台。Withings提供一款与智能手机兼容的无线血压监测仪。另一个应用程序是Cellscope公司开发的,名为Oto,可以安装在手机上,用来检查孩子的耳朵,将视频转发给医生后可以在两小时内获取诊断结果。

目前,也有一些应用程序是面向医生的。这些顶级应用程序都采用订阅的形式。截至2014年5月,Apple iTunes畅销榜排名前五的医学类应用程序有:Epocrates、桑福德指南(Sanford Guide)、Micromedex药物索引、ASCCP手机端和Tarascon药物大全。这五个应用程序中有三个提供药源性信息。Epocrates提供临床信息,包括药物供应商目录、药物信息、药物相互作用检查、医学计算器和新闻。桑福德指南主要面向传染病医生。订阅者可获取以治疗为重点的针对细菌、真菌、分枝杆菌、寄生虫、病毒感染和艾滋病毒/艾滋病的相关信息。该应用程序还提供抗感染药物的信息、预防、实用表格、工具、剂量计算器等。Micromedex药物索引非常类似于桑福德指南,提供了诊疗所需的药物信息。ASCCP手机端是一个关于疾病的应用程序。它提供了处置异常宫颈癌筛查测试和癌前病变的共识指南与治疗方法,在这之前使用者需要回答与患者状况相关的一些问题。排名前五的应用程序中的最后一个是“Tarascon药物大全”。这个应用程序包含了成千上万种药物的信息,帮助临床医生在治疗时做出更好的决定。[29]

手持设备

另外,还有一些手持设备,如使用WaveSense技术的葡萄糖监测仪PrestoPro、BG Star和MyStar Extra。Withings也是一家家庭医疗产品制造商,提供各种与RunKeeper、MyFitnessPal和LoseIt兼容的产品。另一种手持设备是“智能人体分析仪”,可测量体重、人体成分、空气质量和心率。在一众新型手持设备中,令人饶有兴趣的当属rHealth。2014年,该设备赢得了诺基亚医疗传感设备挑战赛,但尚未获得机构审查委员会的批准。它是一种便携式手持设备,可以通过一滴血诊断出数百种疾病①。医务人员所需要做的只是确定血液中的各个生物标记物。

① 译者注:实际检测并不能达到声称的数百种疾病,该设备及其功能备受争议。

远程监控/培训/教育

ADT 是一家传统的安全产品供应商，现在也开始提供专门面向老年护理的远程监控设备。他们不仅有 GPS 定位设备，而且还有跌倒检测吊坠和双向通信按钮。这些产品的背后需要全天候售后服务和紧急响应人员的支持。Omada 出售的“Prevent”是一种用于降低 2 型糖尿病、心脏病和肥胖风险的电子治疗工具。该设备将个人健康指导与网络、移动和智能设备相结合，可提供行为、社会支持和技术服务以改变患者的健康状况。此外，MyGetWellNetwork 也可为患者提供与急性心肌梗死、心律失常、慢性阻塞性肺病、深静脉血栓、糖尿病、心力衰竭、儿童哮喘、肺炎、肺栓塞以及全髋关节和膝关节置换相关的出院指导、处方、教育视频，以及临床路径的指导。

远程医疗服务

另外，患者还可以通过视频服务，使用计算机或电话向健康专家咨询。2nd.MD就是这样一种技术。这是由用人单位付费的福利产品，专家通过视频会议提供补充性意见。Vidyo 则提供了较广泛的远程医疗和远程保健解决方案。该方案让城市医院和更为关键的农村医院、研究中心及诊所的医务人员在常规检查、家庭保健、远程脑卒中评估和外科会诊中能够与患者进行可视化沟通。彩虹医疗保健网络在克利夫兰市中心安装了一座紧急远程医疗亭，开放到晚上 11 点。照看该医疗亭的人员会查看患者，并联系当班医生进行咨询，后者会使用听诊器、耳镜和血压监测器远程检查患者。这避免了许多需要到急诊室就诊的情形。他们还为彩虹医疗网络一些病情最严重的患者提供电话咨询和远程医疗服务，将这些患者夜以继日地送医很困难。于是，他们给患者配备了 iPadmini，用于提供远程医疗咨询。[22]

尽管市面上的一些远程监控服务和设备带来了巨大的好处，但其应用还没有达到顶峰。虽然这些技术与电子病历和其他医疗服务系统的互操作性在不断提高，但仍然存在不一致性。其次，许多监控设备都没有得到商业支付方以及政府的经济支持，无法报销。尽管这些设备的便捷性和更佳效果可能会带来很高的客户满意度，但购买设备和持续监测的成本往往是由患者支付的，而不是保险公司。另外，还有一些安全问题需要解决。目前只有部分需要传输个人健康信息的技术符合医疗电子交换法案。最重要的是，内科医生和临床外科医生并不了解现有的技术。当医生发觉新设备的存在时，他们也没有什么标准可以用来评估这些技术的有效性和其提供面对面医疗辅助服务的能力。在这些问题得到解决之前，远程监测和诊断设备的采用可能会滞后。

参考文献

1. *EHR Incentives & Certification*. February 6. Accessed March 7, 2015. http://www.healthit.gov/providers-professionals/meaningful-use-definition-objectives.
2. Council, APCD. Copyright 2009–2015 UNH, the APCD Council, and NAHDO. *Interactive State Report Map*. Accessed March 7, 2015. http://www.apcdcouncil.org/state/map.
3. Feinstein KW. *Regional Health Improvement Collaboratives*. Pittsburgh, PA: Jewish Healthcare Foundation and Pittsburgh Regional Health Initiative, 2011.
4. Room, HHS Press. *More physicians and hospitals are using EHRs than before*. August 7, 2014. Accessed March 8, 2015. http://www.hhs.gov/news/press/pres/08/20140807a.html.
5. Furukawa M, Jones E. Adoption and use of electronic health records among federally qualified health centers grew substantially during 2010–2012. In *Health Affairs*, 1254–1261. Bethesda, MD: Project HOPE, 2014.
6. Gabriel MH, Furukawa MF, Jones EB, King J, Samy LK. *Progress and Challenges with the Implementation and Use of Electronic Health*. September 2013. Accessed March 8, 2015. http://www.healthit.gov/sites/default/files/cah-data_brief12.pdf.
7. Harris CM. Interview by enabling population management for clinically integrated networks—Modern Healthcare. *HIMSS 2014 Annual Conference*, Orlando, FL. Chief Information Officer and Chairman of the Information Technology Division at Cleveland Clinic.
8. Wallace P, Shah N, Dennen T, Crown W. Optum labs: Building a novel node in the learning health care system. In *Health Affairs*, 1187–1194. Bethesdaa, MD: Project HOPE, 2014.
9. Healtheway, Inc. 2015. *About HealtheWay*. Accessed March 8, 2015. http://healthewayinc.org/about-us/.
10. Howie L, Hirsch B, Locklear T, Abernethy AP. Assessing the value of patient-generated data to comparative effectiveness research. In *Health Affairs*. Bethesda, MD: Project HOPE, 2014, pp. 1220–1227.
11. Someshwar P. Interoperability: Not a non-issue. *Healthcare IT News*. June 13, 2013. Accessed March 9, 2015. http://www.healthcareitnews.com/blog/interoperability-not-non-issue?page = 0.
12. Lee J. Hospitals expected to press devicemakers, EHR vendors to make their products 'talk'. *Modern Healthcare*. November 23, 2013. Accessed March 10, 2015. http://www.modernhealthcare.com/article/20131123/MAGAZINE/311239982.
13. Bacon JS, Jean M. On middleware for emerging health services. *Journal of Internet Services and Applications* 2014; p. 8.

14. Greenspun H, Deloitte Center for Health Solutions, Deloitte LLP. Four actions to put health care on a path toward system-wide interoperability. *Deloitte*. February 12, 2015. Accessed July 22, 2015. http://blogs.deloitte.com/center-forhealthsolutions/2015/02/four-actions-to-put-health-care-on-a-path-toward-system-wide-interoperability.html#.VP-yxfnF8no.
15. The Office of the National Coordinator for Health Information Technology, Connecting Health and Care for the Nation: A Shared Nationwide Interoperability Roadmap, Federal Government Report, 2015.
16. Duggan M, Fox S. Tracking for health. *Pew Research CenterInternet, Science and Tech*. January 28, 2013. Accessed March 13, 2015. http://www.pewinternet.org/2013/01/28/tracking-for-health/.
17. Personal Data for the Public Good: New Opportunities to Enrich Understanding of Individual and Population Health, 2014. Health Data Exploration Project. CAL IT2, UC Irvine and UC San Diego. Supported by a grant from the Robert Wood Johnson Foundation.
18. 2015. *23andMe*. Accessed March 12, 2015. https://www.23andme.com/.
19. 2015. *Crohnology*. Accessed March 12, 2015. https://crohnology.com/.
20. n.d. *QS Quantified Self*. Accessed March 12, 2015. http://conference.quantified-self.com/.
21. Misleh C. *CitiSense*. August 27, 2010, Accessed March 13, 2015. https://sosa.ucsd.edu/confluence/display/CitiSensePublic/CitiSense.
22. Larkin H. Lessons for hospitals transitioning to population health management. *H&HN Hospitals & Health Networks*, December 9, 2014. www.hhnmag.com/Magazine/2014/Dec/fea-pophealth-population-health-care-lessons.
23. Ferris T, Frankowski A, Soencer G. *Population Health: Are You as Ready as You Think You are?* Intelligence Report, Brentwood, TN: HealthLeaders Media, 2014.
24. Farber N, Shinkle D, Lynott J, Fox-Grage W, Harrell R. *Aging in Place: A State Survey of Livability Policies and Practices*. This In Brief Research Report, Washington, DC: National Conference of State Legislatures with the AARP Public Policy Institute, 2011.
25. Conn J. Staying connected providers and patients increasingly relying on home-based monitoring. *Modern Healthcare*, January 18, 2014. www.modernhealthcare.com/article/20140118/Magazine/301189929.
26. Leff B, Burton L, Mader SL, Naughton B, Burl J, Greenough, III WB, Guido S, Steinwachs D. Comparison of functional outcomes associated with hospital at home care and traditional acute hospital care. *Journal of the American Geriatric Society* 2009; 57(2):273–278.
27. Baker LC, Johnson SJ, Macaulay D, Birnbaum H. Integrated telehealth and care management program for medicare beneficiaries with chronic disease linked. *Health Affairs* 2011; 30(9):1689–1697.
28. Goedert J. IMS health expands support for mobile medical apps. *Health Data Management*. December 13, 2013. Accessed March 15, 2015. http://www.healthdatamanagement.com/news/ims-health-expands-support-for-mobile-medical-apps-47002-1.html.

29. Dolan B. In-depth: Top 200 paid iPhone apps for medical professionals. *MobiHealth News*. May 19, 2014. Accessed March 15, 2015. http://mobihealth-news.com/32972/in-depth-top-200-paid-iphone-apps-for-medical-professionals/.
30. Comstock J. Prediction: 24 million will use diabetes apps by 2018. *MobiHealth News*. March 24, 2014. Accessed March 15, 2015. http://mobihealthnews.com/31313/prediction-24-million-will-use-diabetes-apps-by-2018/.
31. HealthIT.gov. *State Health Information Exchange*. March 14, 2014. Accessed March 7, 2015. http://www.healthit.gov/policy-researchers-implementers/state-health-information-exchange.
32. Cryer L, Shannon SB, Van Amsterdam M, Leff B. Costs for hospital at home' patients were 19 percent lower, with equal or better outcomes compared to similar inpatients. *Health Affairs* 2012; June: 1237–1243.
33. 2005–2015. *PatientsLikeMe*. Accessed March 12, 2015. http://www.patients-likeme.com/.
34. Fihn S, Francis J, Clancy C, Nielson C, Rumsfeld J, Cullen T, Bates J, Graham G. Insights from advanced analytics at the veterans health administration. In *Health Affairs*, 1203–1210. Bethesda, MD: Project HOPE, 2014.
35. Hardy J. AHRQ FY 2015 Budget details activities, effort needed to fulfill new mission. www.ahrq.gov. March 14, 2014. http://www.ahrq.gov/news/newsletters/e-newsletter/416.html. Accessed March 7, 2015.

第十一章 患者参与

乔治·梅泽尔

只要一说到医疗责任、责任制医疗机构,和将医疗质量、成本方面的责任转嫁给医生和医生组织的其他机构时,你总能听到抱怨:“患者的责任呢?”大多数医生都觉得如果要求医生对质量、成本和结果负责,却不能以相同标准来要求患者行为、依从性和参与度,是不公平的。

这本身似乎的确不公,但这种状况正在发生变化。事实上,患者的依从性和合作通常遵循经典的钟形曲线,一些患者是依从的,一些是不依从的,但大多数患者介于两者之间。医生倾向于关注那些少数不依从的患者。在人口规模较大的传统人口健康模式中,少数不依从的患者并不会以显著的方式改变数据。

因此,在提升患者参与度方面还有很多的工作要做。改善医患沟通和提高患者的医疗素养可以提高患者的依从性(图 11.1)。

消费者化

过去,用人单位都是选购传统的医疗保险。自二战以来,用人单位一直是医疗保险给付资金的主要来源。由用人单位资助的医疗服务系统通常意味着支付方和总体给付结构已由用人单位指定,这让参保者在给付结构上几乎没有选择权。医疗保险保费支出不断上升,企业竞争(尤其是国际竞争)日益激烈,这促使用人单位需要以更经济的模式为员工提供医疗保障。到目前为止,已经发生了一些重大的变化,这些变化为降低这些用人单位的总成本提供了有效的解决方案。

其中一个变化是消费者导向的医疗保健系统和/或高免赔额医疗保险计划

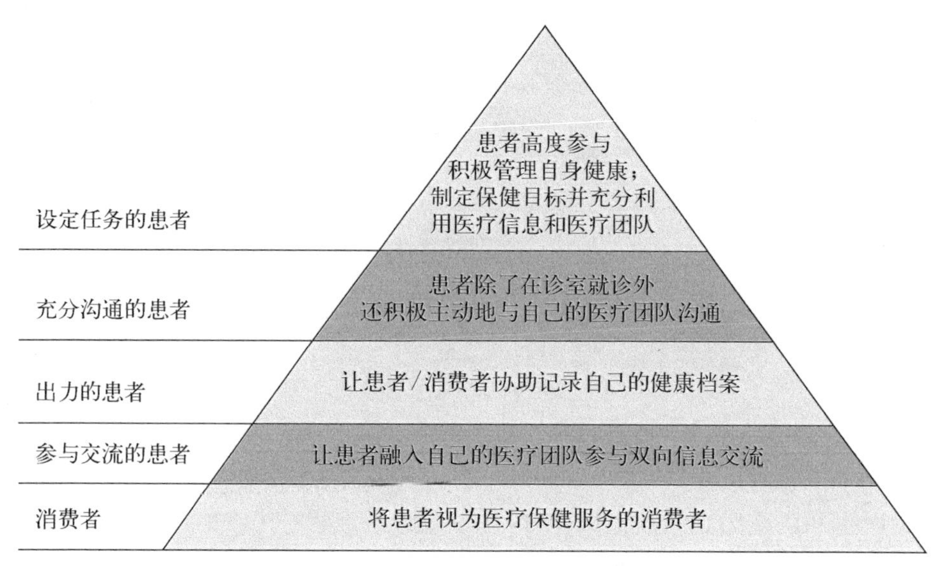

图 11.1　患者参与度金字塔模型，摘自 Hello Health Blog，2014 年 8 月 8 日

的出现。在这种给付结构中，免赔额从一千美元到几千美元不等，因而将医疗成本转移到员工/患者身上。这意味着，自由市场的考虑因素推动着决策，而患者正成为参与度更高的消费者。价格透明化促成了医疗模式的转变。现在，患者作为消费者的参与度正在逐渐提高，他们在医疗保健系统方面希望以最优惠的价格购买最有价值的服务，并会询问更多有关价格的问题。消费者在做决定时也开始比较质量和价格。

在下一小节中，我们将分别通过以下类别来探讨提升患者参与度的活动：以患者为中心的活动；支付方和医保计划模式，公共卫生和公共政策措施以及基于用人单位的措施。

第二个重大变化是私营和公营医疗保险交易所的出现。许多用人单位（沃尔格林就是一个典型的例子）正将医保模式从"统一投保"方案转变为"统一供款"方案。在"统一供款"模式中，用人单位向员工（或家属）提供一定数额的资金，并要求他们去私营保险交易所自行选购医疗保险计划。这时，这些用人单位不再直接为员工购买医疗服务，但仍为员工提供医疗保障，这是其乐于看到的。

从员工的角度来看，他们必须成为医疗保健系统的积极消费者，因为他们要自行选择保险范围和给付方案。现在，我们正从企业对企业的模式转向企业对消费者的模式。这些员工中的许多人选择高免赔额的保险计划，以降低整体保费。研究清楚地表明，当消费者有选择权的时候，他们会选择最便宜的医保计划，这类医保计划通常有较高的免赔额、额定手续费和共担保险费。在这种消费者化的新模式中，这些员工正变得非常积极地参与医疗决策过程，因为他们现在直接为自己的决定买单。这被称为医疗服务的“零售化”，并直接促进了消费者参与度的提高。

患者划归

随着我们进入新的患者参与模式，一项重要任务是将患者划归给医疗服务系统和医疗机构。目前，这种医患连接模式被称为“患者划归”。患者会与初级照护者相匹配，作为其患者群体的一员。有许多不同的方法可以用来执行此操作；不过，大多数匹配模式均基于不同标准。这些标准包括：最近就诊时间、就诊次数、以保健为目的的就诊次数（或 G 代码就诊次数）和所归属的初级保健医生等。

一般都采用数学方式对患者进行划归，旨在将患者与提供最相关治疗的医生联系起来。在许多模式中都是将患者划归给一位初级保健医生，不过有些模式中也允许将患者划归给专科医生。有的模式可能会给医生以外的医务工作者，如执业护士和医生助理“划归”患者。

患者划归已成为为人口健康管理建立一致化群体的一个关键因素。许多医疗服务系统不仅注重提高已划归患者的数量，而且还注重确保将合适的患者划归给合适的医生。这些被划归的患者汇总在一起便成了一个患者群体，可以通过新的支付模式和结果质量指标来进行“管理”。在未来的医疗服务行业，许多人认为划归了最多患者的服务系统才是最成功的。最大的挑战之一在于患者未必真的去看医生，而是将他们“标记”为相互关联。新的参与模式的一个关键部分是，对于在被划归给相关医生的时间段内没有就诊过的患者，我们如何实现无区别化对待。这些患者通常只是在疾病急性发作时去看医生或可能根本不看医生，又或者可能隔几年才去看医生。为了使经济模式起作用，这些患者也必须划归给医生。这些是未来的患者，你希望他们在需要就医前先被纳入你的服务系统。这就是这个低风险群体的参与变得至关重要的原因之一。

接下来，我们将通过以患者为中心的活动、支付方和医保计划模式、用人单位模式、公共卫生和公共政策措施和基于用人单位的措施来分门别类地讨论患者参与度活动。

患者参与

在传统的医疗服务体系中,患者往往不是医疗服务的积极参与者,并且不会主导自己的医疗服务。在目前的医疗模式中,支付方、网络转诊和网络管理并没有激励患者做出更健康的决定。随着市场上出现新的给付方案和医疗支付模式的变革,这种情况正在迅速改变。患者现在在财政上对自己的医疗保健负责,更重要的是对自己的健康负责(图 11.2)。

没有参与的患者

医生希望患者在自己的医疗服务中发挥更积极的作用,因为这会带来更低的成本和更好的结果。对31项全国性调查的回顾表明,这一直是一个难以实现的目标。

50%的	60%的	30%的	61%的
患者去看医生时通常未准备好想问的问题	成年人不会告诉医务人员他们有药物过敏史,除非被特别询问	成年人从未将药剂师开的药与医生开的药进行比较	美国人不会保留自己的病历(纸质或电子)

健康促进中心,2010年

图 11.2 "人们参与医疗保健系统的简要说明"2010 年报告(来自 the Center for Advancing Health, 2010, http://www.cfah.org. © 2015. 版权所有,经许可可转载)

当我们考虑增加患者的免赔额时,由于消费者导向的医保计划和高免赔额给付方案正变得越来越普遍,患者有很大的经济动机去做出良好和经济的医疗决策。

此外,随着医疗保险交易所的发展,医疗保健服务正在变得更加零售化。过去,都是用人单位选择保险公司,员工的选择权有限。

现在,大公司正在转向"统一供款"模式,向员工提供固定数额的资金,并引导员工去公营或私营保险交易所选购医疗保险。在这种情况下,医疗消费者现在需要为选购哪种保险做出"零售决策"。

因此,未来的医疗费用在很大程度上将由个人承担。

我们看到,医疗保健正从传统的企业对企业模式,转向新兴的消费者和消费者驱动模式,或企业对消费者模式。

我们都是在这个将服务对象称为“患者”的行业中成长起来的。之前，我们让他们等待，希望他们耐心点。现在，我们称他们为“消费者”或“顾客”，你就会从一个新的角度来看待他们。这个新的视角将改变你的规划。

SG2 首席执行官
史蒂夫·勒法尔

在未来的这一医疗模式中，我们必须以一种非常不同的方式让患者参与进来。我们将患者分成不同的类别，患者的参与模式将由其所属类别决定。

高风险患者的参与是通过医疗服务管理实现的。在这个模式下，患者（某些情况下，患者家属）和医疗服务协调员之间共享数据，并进行一对一沟通。这可能包括临床服务协调，也可能包括处理社会经济需求和高风险行为。随着时间的推移，患者和医疗服务协调员会相互依赖，所以他们之间通常会结下亲密的情谊。通过有效沟通，这种关系会不断发展，成为合作关系（图 11.3）。

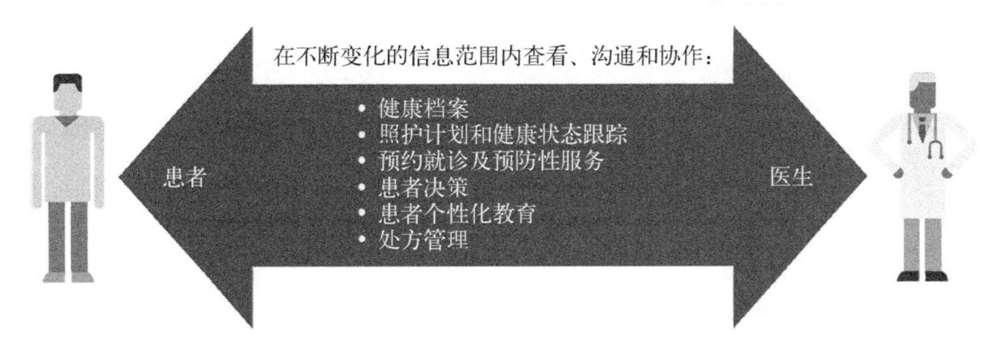

图 11.3　成功的患者参与策略的 5 个要素（雅典娜健康组织，2014 年 2 月，摘自 http://www.pewinternet.org/fact-sheets/mobiIe-technology-fact-shhet/，经许可转载）

中风险患者是慢性病患者。这类临床治疗中，护理人员术业有专攻，并有其他人员来帮助控制和减轻这些慢性病的风险。临床治疗中会用到一些策略，如控制糖尿病患者的糖化血红蛋白和高血压患者的血压。中风险患者的分类很复杂，因为许多患者同时患有多种病症。从前，医疗机构通过特定的疾病管理计划对这些患者进行管理，然而，这通常仅针对一种疾病。现在，患者与服务管理人员的联系通常是间接的，通过医生和护理人员进行，主要是为了获得医疗保健知识和共享信息。这么做通常是为了确保患者完成重要检验，并将检验结果与相关方共享。因此，患者此时的参与是至关重要的。

接下来一个类别的患者的参与更为困难。这类患者的参与是人口健康中“理论付诸实践”的部分。前述类别通常是支付方模式下医疗服务管理的一部分。由于这个类别更多的是关于保健和预防，大多数支付方很难让这一类患者参与进来。传统上，医保计划并没有因为关注这一人群而得到补偿，所以医保计划很少关注该人群。该类别患者包括“上升风险”和“低风险”患者。在这类患者中，更多的是管理风险因素，确定风险的决定因素，以及其他以人口为重点的指标。这些指标包括肥胖、合理饮食、锻炼、戒烟，以及其他经典的公共健康和人口健康措施。这组患者最需要关注的是行为变化，他们构成了人口健康金字塔中非常大的一部分。医疗服务管理人员几乎不可能在个人层面与该类患者打交道，因此他们一般注重的是患者群体层面的医疗素养、教育和行为改变。它通常通过医生的医疗活动和社区的关注来实现，是“医疗社区”可以解决问题的一个例子。

如前所述，管理“低风险”和“上升风险”人群是最具挑战性的。从前，这些患者及其群体的参与是大部分研究项目的研究对象（图 11.4）。

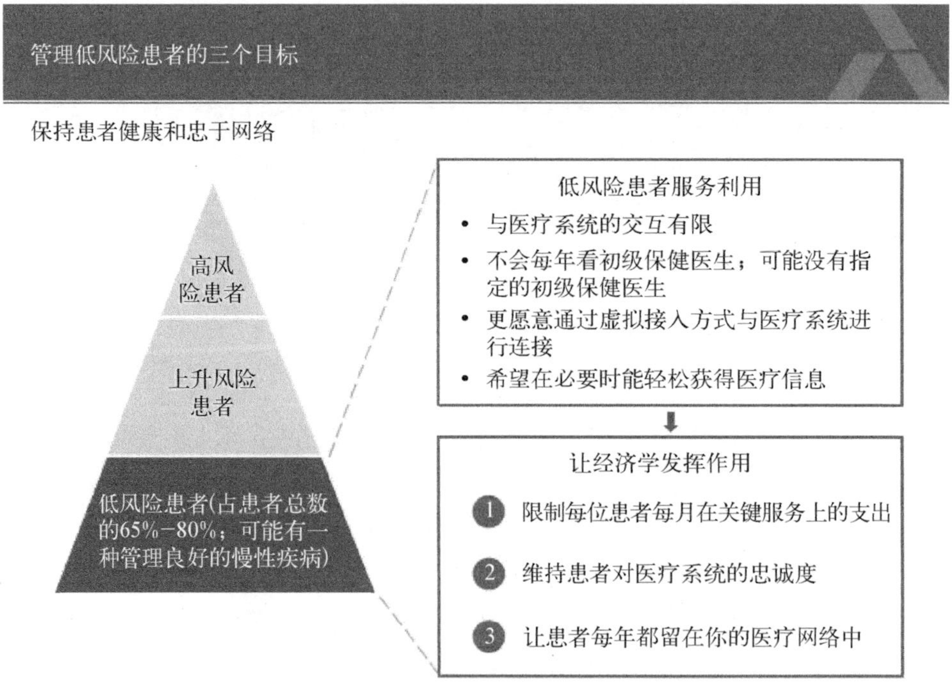

管理低风险患者的三个目标

保持患者健康和忠于网络

高风险患者

上升风险患者

低风险患者（占患者总数的65%–80%；可能有一种管理良好的慢性疾病）

低风险患者服务利用

- 与医疗系统的交互有限
- 不会每年看初级保健医生；可能没有指定的初级保健医生
- 更愿意通过虚拟接入方式与医疗系统进行连接
- 希望在必要时能轻松获得医疗信息

让经济学发挥作用

1. 限制每位患者每月在关键服务上的支出
2. 维持患者对医疗系统的忠诚度
3. 让患者每年都留在你的医疗网络中

图 11.4　低风险患者。你能（和应该）为患者做些什么（来自 The Advisory Board Company.© 2013.版权所有，经许可转载）

一个很好的例子就是沃尔格林的品牌重塑，现在沃尔格林正在把自己打造成“快乐健康之角”。他们现在关注的是预防、免疫和其他以健康为重、而不仅仅是以医疗服务为重的策略。例如，他们最近停止在商店销售烟草产品，从而促进健康行为(图 11.5 和 11.6)。

让数学发挥作用

通过门户网站，更便捷地与低风险患者保持联系

初级保健活动	按4 500名患者团体规模分解到每周的任务量	低风险患者改为每两年就医一次后，分解到每周的任务量
低风险病人就医	23小时	9小时
上升风险病人就医	17小时	17小时
高风险病人就医	7小时	7小时
行政、其他任务	21小时	15小时
总计	68 小时/周	48小时/周

简要策略：低风险患者每两年去初级保健医生处就医一次

- 鼓励低风险患者每两年就医一次并利用电子就医渠道，每周可减少初级保健医生21小时的工作量，每年可减少1 000小时以上
- 临床证据表明，这一策略使初级保健医生可管理的患者群体规模增加至4 500人。

1. 假设每次就医持续22.3分钟；低风险患者每次15分钟；高风险患者占患者总数的3%；上升风险患者占27%，低风险患者占70%；高风险患者每年就诊4次，上升风险患者每年就诊2次，低风险患者每年就诊0.57次。

图 11.5 与患者保持联系。你能为(和应该为)患者做些什么(来自 The advisory Board Company.© 2013.版权所有，经许可转载)

行为改变理论

患者参与的最重要部分之一是：让患者关注自己的危险行为，尤其是吸烟、肥胖、运动，以及可影响他们整体健康的治疗依从性。这个跨理论模型是由罗德岛大学的詹姆斯·普罗哈斯卡开发的。[16]

其中一个突出的行为变化模型被称为行为改变的跨理论模型。这一模型集中于 6 个变化阶段和 10 个变化过程。有患病风险的人群中只有 20%的人可以

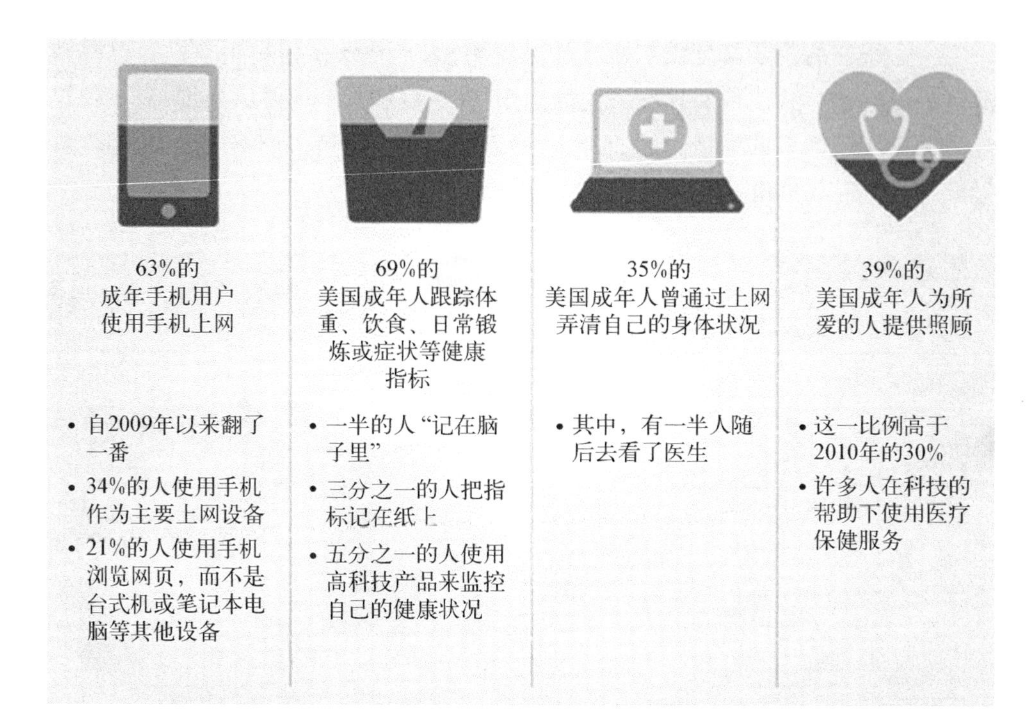

图 11.6 成功的患者参与策略的 5 个要素(雅典娜健康组织,基于皮尤研究中心的数据,摘自 http://www.pewinternet.org/fact-sheets/mobile-technology-fact-shhet/.,经许可转载)

在任何给定时间内积极准备做出适当的改变。

改变的阶段如下:

无意向期:患者在此阶段不考虑改变,在接下来六个月没有积极的行动计划。

意向期:在这个阶段,患者在未来六个月有改变意向。他们意识到自己行为的一些优点和缺点,并专注于优点。这常常被视为“行为的延迟”。

准备期:患者计划在未来 30 天内采取行动,并且有一个行动计划。

行动期:这是一个发生明显变化的阶段。

维持期:重点是持续维持新行为和预防故态复萌。这种情况可以持续 6 个月到 5 年。

终止期:这时,患者已不再可能故态复萌。新的行为已经成为习惯。

我们必须关注人口的需求和每个特定行为阶段在人群中的分布。如果患者还没有进入意向期的阶段,那么在接下来的六个月里,做出积极改变的希望就微乎其微了。只有少数患者真正做好了进入“行动期”的准备,并有兴趣做出改变(从无意向期到意向期)。进行重大改变的“好处”必须比需要改进的“代价”多出大约两倍。我们必须关注改变的原因,并减少改变的障碍。

医患关系及影响

根据2003年的一项医生调查,医患之间存在互相信任的关系,这种关系具有强大的影响力。人们比信任精神导师、同事或药剂师还要信任医生,他们对医生的信任程度仅次于家人。[18]这种关系是推动行为改变的强大力量。即使只与医生进行短暂的、不到五分钟的谈话也可能使患者有高达10%的概率戒烟。[9],[15]另一项研究显示,在预测女性是否会接受乳房X光检查方面,最重要的变量是医生之前是否与患者讨论过这个问题。

目前出现了许多新的研究,旨在衡量个人做出改变的可能性,并确定在什么情况下可以对准备改变其行为的人直接进行重点干预,以促使他们采取行为。接着,医生可以针对该个人采取适宜的沟通方式,从而更有效地促成相应改变。此外,也不再局限于每次只关注一种行为的改变的成果。这些不健康的行为在不同的时间可能处于不同的阶段,这是一个困难的过程。

目前,人们正在该领域进行更多的研究,以了解改变需要什么,以及什么激励措施才能真正带来改变。随着科学的不断发展,我们都想找到成本更低却能带来重大改变的资源。我们对患者改变意愿的关注是基于经济、教育和其他许多社会决定因素的(见图11.7)。

另一种看待患者激励的方法是按外在奖励和内在奖励区分。现金、奖品、正面和负面反馈等激励被认为是外在奖励。诸如个人认可、与自己或他人竞争以及个人健康获益等则被视为内在奖励。

支付方和医保计划模式

支付方尝试了各种方法来吸引医保成员单位和患者的注意力。医保计划在适当的时间向适当的人传递正确的信息至关重要,这些信息必须根据患者的社会经济状况进行调整。有些人使用《患者积极度量表》——由俄勒冈大学制定的包含13个问题的一种量表(http://SAURL.com/Hibbard)。

其他支付方通过使用现金、质量和成本信息,引导患者选择高质量、低成本的医疗服务提供者,并确定针对特定患者的手术方案,这类手术成本差异极大而质量相对一致。由于手术成本存在很大不同,提供小额现金奖励、免赔额限制和

患者视角下的医疗服务系统

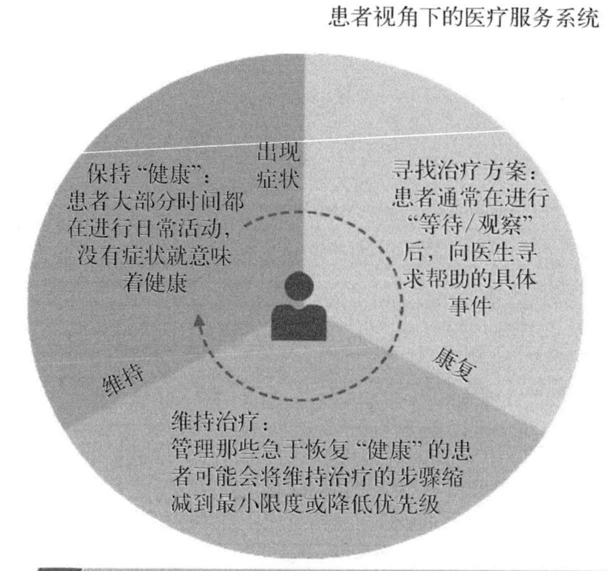

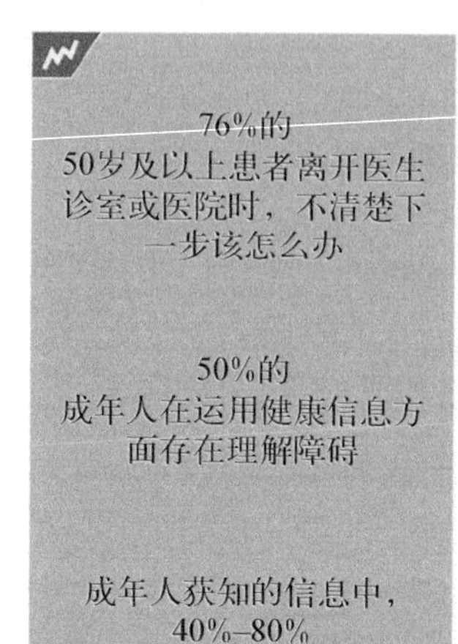

迷失在系统中

“医生们正试图找出你到底哪里出了问题，并用复杂的神经学术语告诉你。
这就像在异国他乡；你不会说这种语言，你在努力寻找方向。”

——一名45岁的多发性硬化症患者

图 11.7 医疗保健素养面临的挑战(Competing on Patient Engagement. The Advisory Board Company. © 2013. 版权所有，经许可转载)

结果信息可以从根本上改变患者的行为。

在支付方的工作中，有一些是患者可以参与的，如客户服务、保健和预防性服务，以及患者和医生之间的关系。(是否为真正意义上的健康计划?)

随着高免赔额保险计划的出现，患者现在必须在获得医疗保险赔付前先花费数千美元的医疗费用(除身心健康检查、年度筛查等)。自从实施高免赔额保险以来，其普及率已显著提高(图 11.8)。[1]

支付方必须专注于保健和预防性项目，教育目标人群，并使用最新策略，例如通过社交媒体来影响患者参与。使用电子邮件、在线游戏和其他类似的措施可以直接影响就医成本。

用人单位模式

用人单位层面的参与变得越来越重要。在目前的环境中，用人单位通常是

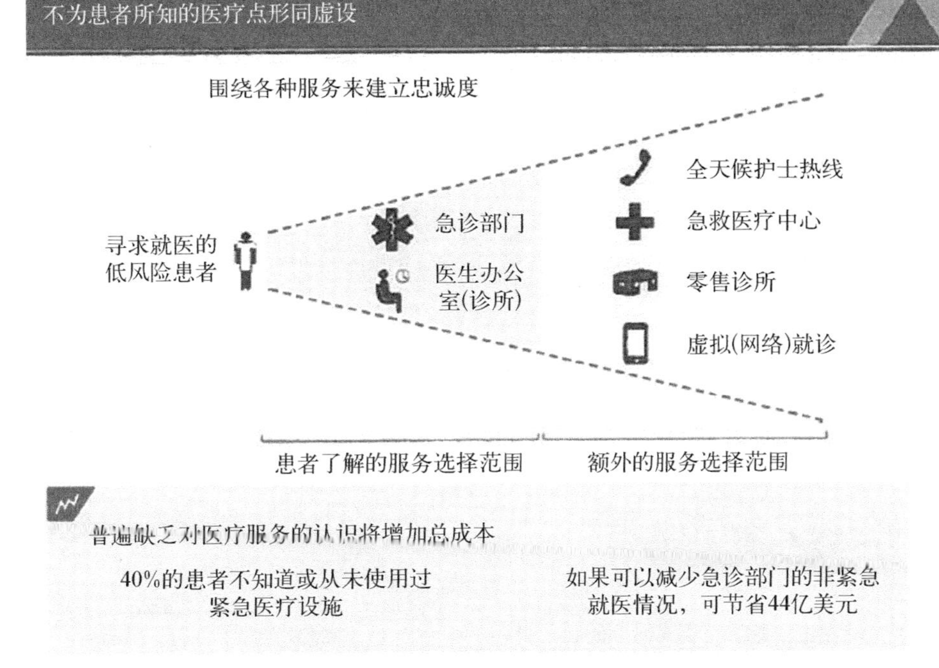

图 11.8 医疗保健素养：你可以(和应该)为患者做些什么(The advisory Board Company.© 2013,版权所有,经许可转载)

最终的医疗支付方。这从经济角度看是正确的,但也可能与工时损失或生产力降低有关。如今,用人单位经常带头引导员工养成健康行为习惯,这通常是与支付方合作完成的。在这方面,用人单位采用的一个方法是：调整福利方案以弘扬健康行为。用人单位的通常做法是：列出期望员工拥有的行为,由用人单位/员工进行记录/梳理。员工达到这些期望后,其所负担的那部分医疗保险费可得到减免。

在控制吸烟方面,该做法已适用数年。在这种情况下,支付方会提高保费,而用人单位也将增加的保费转嫁给了具有这类高风险行为的员工。有一段时间,肥胖也被纳入这一高保费的适用范畴,然而,一些合法性的争议改变了这一局面。下文附上了用人单位要求员工下决心做到的一些行动的范例,包括进行生物统计学检查。另一个重要的行为变化是从用人单位/受益人处找出合理的信息和分析方法。在这种情况下,用人单位鼓励或要求进行健康风险评估,以便能够充分识别其中一些高风险行为,并对其进行积极管理(图 11.9)。

健康行为计分	
获得第一个 50 分(必做)	
健康评估	15
进行生物统计学检查	15
如果所有 4 个指标都在正常范围内,不需要培训,你就能得分!	20
如果有任何指标超出范围,但参加了电话培训,仍然可以得分。培训结束即获得相应分数。	
选择要完成的项目	
在下列活动中选择任意几项,完成后可以再得 50 分	
坚持每年去初级保健医生处看诊	15
坚持参加预防性筛查(针对特定年龄/性别的项目:乳房 X 光检查、结肠镜检查、巴氏涂片检查)*	15
参加 2015 年全程马拉松	30
参加 2015 年半程马拉松	15
参加 2015 年 5 千米至 10 千米跑步	10
参加/旁听 2015 年举办的 2 场美国医院协会健康研讨会	10
WebMD(译者注:美国互联网医疗健康信息服务平台)挑战	10
“每日胜利”	10
“我的健康助理”	10
Fltbit 连接+设置/实现一个目标	10
定期参与有组织的运动项目或正在进行的健身课,一周至少两天,连续 3 个月	5
小计	50
总计	100

** 筛查的频率和要求遵循美国预防服务特别工作组(USPSTF)制定的预防筛查标准。更多信息可以在你的 WebMD 门户网站中找到*

我们知道,“健康行为计分”是个新事物,可能听起来感觉是种艰巨的任务。请放心,我们希望每个人都能获得激励,所以设计了这个方案,这样大家都能在努力改善健康的同时获得激励

请记住,你所有的个人健康信息都是保密的,我们只接收关于全体员工的汇总数据来帮助我们设计健康和保健福利,从而满足员工需求

图 11.9 员工健康激励方案

用人单位项目

工作场所也逐渐成为保健活动、以“午餐会”形式进行的医疗保健教育、内部医务室等活动的中心。较大的工作场所还可以设立门诊部,让员工有机会在工

作时间去看医生，而不会降低工作效率。另外，可以在工作场所设立医疗站，方便员工通过虚拟通信与医生进行交流。有些用人单位的员工还可以利用桌面通信技术与医生交流。所有这些都是让员工投入工作并保持最高生产力的关键因素。用人单位使用的另一种方法是：与管理型医疗保险机构或其他医生组织进行"双人双打"，将各种医疗流程与工作环境结合起来。这可能包括健康筛查和/或人体工程学和其他健康教育。

公共卫生和公共政策

公共卫生政策是指促进健康的地方或国家政策。这些政策可能会涉及香烟生产商必须遵守的法律和/或必须着手解决的披露问题；也可能涉及电视网络或其他组织支持的公共服务广告。最初，公共政策与卫生部门关注的重点一直是污染、空气和水源、传染病及其他基本医疗保健需求。最近，其工作重心开始转向主动关注医疗保健方面的需求，如儿童肥胖症和其他社会风险行为。

最近的一个例子是近期的埃博拉事件。过去，我们尚未做好应对流行病和疫情暴发的准备，通过这些事件，我们迅速意识到了妥善处理这类问题的代价和困难。

参考文献

1. Consumer driven health plans: Early evidence of potential impact on hospitals. *Health Affairs* 2006; 25(1): 174–185.
2. The Advisory Board. Competing on Patient Engagement. Forging a new competitive identity for a value-driven marketplace.
3. Sg2 Intelligence. Engaging the New Health Care Consumer.
4. H&HN. October 2012 www.hhmag.com Improving patient engagement.
5. The Advisory Board. Health Care Advisory Board. The consumer-oriented Ambulatory Network. Converting patient preferences into durable system advantage.
6. Leavitt Partners LLC. July 2014. Consumerism and the changing nature of health insurance products. Leavittpartners.com.
7. Merck. Medication Adherence. Working together to help achieve better treatment outcomes.
8. Burns J. Managed Care. June 2012. The Next Frontier Patient Engagement.
9. Pam 13; http://SAURL.com/Hibbard.
10. Prochaska et al. Evaluating a population-based recruitment approach and a stage-based expert system interventions for smoking cessation. Addiction behavior 2001; 26(4): 583–602.

11. Health Care Advisory Board, The Consumer-Oriented Ambulatory Network, Converting Patient Preference into Durable System Advantage.
12. HBI Cost and Quality Academy, Best Practices in Population and Disease Management, Engaging Patients to Ensure Adherence with Care Plans.
13. Healthcare Analytics Blog. Milliman MedInsight. Help Me, Help You—Patient Engagement and Care Coordination, posted by Barb Ward, July 12, 2013.
14. Athenahealth, Inc. Published February, 2014, athenahealth.com. Whitepapers/ patient-engagement strategies.
15. GovernanceInstitute.com. Moving Forward. Winter 2013. Executive Summary.
16. Prochaska et al. counselor and stimulus control enhancements of a stage match expert system intervention for smokers and managed care setting. *Preventive Medicine* 2001; 32(1): 23–32.
17. Prochaska et al. Changing for good: the revolutionary program that explains the six stages of change and teaches you how to free yourself from bad habits. New York: W. Morrow; 1994. ISBN 0-688-11263-3.
18. Magee J. Realtionship-Based Health Care in the United States, UK, Canada, Germany, South Africa, and Japan. Presented at the World Medical Association "Patient Safety in Care Research." September 11, 2003.

第十二章
人口健康、医疗资源的不平衡性与政策解读

爱德华·拉法斯基

如果社会要改善人口健康并消除医疗资源的不平等，就要在医疗投资和与之相冲突的国家利益（如国防、教育和基础设施）之间进行平衡。为了在两者的平衡上做出理性的决定，决策者和服务提供者都需要就医疗投资的性质达成某种共识。我们是投资规模越来越大的医疗系统，还是投资健康系统？我们关心的是总体人口健康还是特定人群的健康？如果是这样，我们该选择什么以及如何选择？为了更好地了解总体人口健康和健康不平等之间的关系以及由此产生的反映各方面相互依存关系的政策含义，有必要确立基本的术语和概念。

健康系统与医疗系统的对比

一级、二级和三级预防

疾病预防一般分为三个阶段：初级、二级和三级。一级预防的重点是：完全实现防患于未然，一般是预防疾病发展。免疫接种、改善卫生条件和体重管理/肥胖预防，以及糖尿病等慢性病发病先兆预防，都属于一级预防。公共卫生文献中已明确指出，通过免疫和改善卫生条件挽救的总生命数远远超过通过医疗干预挽救的生命数。同样的逻辑现在正被应用于从根源处解决疾病（如肥胖），这已成为医疗资源分配的重点对象和公共卫生专业人员的重点工作。如果我们要降低慢性肥胖的患病率，就可以从降低总人口中糖尿病等相关慢性疾病的总体发病率入手，从而挽救生命并减少与糖尿病相关的医疗支出。

二级预防的重点是：减少疾病发作、病程以及一旦发生感染后（对于癌症来

说，相当于肿瘤已形成后）的进一步扩散。疾病筛查（如乳腺癌的乳房 X 光筛查）属于二级预防。疾病筛查可能是医疗系统能够识别那些最有可能罹患疾病的患者的最有效手段。基因图谱和家族病史是另外两种筛查方法，这两种方法被用来确定应该筛查哪些人群以及哪些疾病类型。

三级预防的重点是：治疗已出现症状的疾病。此项预防工作旨在减少并发症、痛苦、长期损伤和残疾，例如为预防乳腺癌的恶化而进行的乳房切除术。[1]三级预防历来是医疗系统资源投放的重点对象，也是其经济来源。

医疗服务体系

医疗服务体系是西医运作的载体和正规的组织结构，这种医疗服务体系，特别是在美国，长久以来都是围绕着二级和三级疾病预防而运作的。医疗服务是由医疗体系和医疗专业人员在疾病过程开始后介入的方式提供的。这一服务过程也被一些人描述为：提供直接的医疗服务、治疗急性疾病以及对疾病的反应式管理。[2]

出生时的预期寿命可以说是人口健康的主要指标。据世界银行报告，美国人口出生时的预期寿命在世界上排名第 40 位（与古巴和百慕大相当），为 79 岁，而为了实现这一指标，美国花费了大量医疗支出，其医疗支出在国内生产总值的占比全球最高，为 17.9%。[3]美国政府目前分担了这一支出中的 8.3%左右。[4]这可以被认为是粗略的投资回报计算，以社会资源支出比例反映了总体人口健康回报率。可以说，该回报率还有提高的空间。相比之下，印度仅次于中国，是世界第二人口大国，其政府医疗支出占国内生产总值的 1.3%，而人均预期寿命仅为 66 岁，远低于很多发达国家和发展中国家。印度的医疗支出水平落后于阿富汗和安哥拉。中国政府将国内生产总值的 3%用于医疗服务，人均预期寿命为 75 岁。那么，如果我们来比较这三个国家，可以看到，美国、印度和中国人口每增加一年预期寿命分别意味着政府花费了国内生产总值的 0.105%、0.019 7%和 0.04%。

美国所建立的医疗服务系统围绕着现代的住院医院，本质上是为了方便医生在患者出现需要干预的疾病迹象和症状时对其进行干预。循证医学试图建立一套经同行评审认可并被证明是“被接受”的干预的正规科学问诊方法。然而，不同的地区、系统和医生所接受的干预措施之间存在显著差异。这种差异使得医疗保健服务的成本和结果各不相同，这一观点已得到学者的证实。[5],[6]此外，这种差异使得整个医疗系统的效率更低，医疗成本更高，预期寿命方面的投资能否产生回报也值得怀疑。

已有充分证据表明，美国人大部分医疗资源的消耗发生在生命的最后两年。医疗保健改善研究所引入了达特茅斯医疗地图集的医疗服务密集度指数，用作衡量全国各地区的人们在生命末期所消耗的医疗资源的指标。

医疗服务密集度指数的高低取决于两个变量：患者住院天数和医生对住院患者的诊疗数量。通过计算患者住院天数与就诊次数的年龄、性别、种族及疾病的标准化比率即可得出该指数。

针对上述两个变量，分别计算某一医院的医疗资源利用率与全国平均水平之比，再取这两个得数的平均值，得出医疗服务密集度指数。研究人群的纳入条件为患有 9 种慢性病之一、参与传统医疗保险（按服务收费）且于该研究期间死亡的保险受益人。为了实现对所有患者两年的回溯，研究对象仅限于 67—99 岁死亡并在生命中最后两年可享有 A 部分和 B 部分保险的患者。此次研究不包括在管理型医疗机构参保的人员。而对于针对特定医院进行的分析，患者必须曾在生命中最后两年内因慢性病至少在那里住院一次。[7]

地区医疗服务密集度指数研究应将所有诊断为患有慢性疾病的患者都纳入研究对象。比较全国各地区，可以通过该指数看出各地区之间存在很大的费用差异，这意味着一些州及其医院/医疗系统在临终就医资源的管理上比其他同行更有效率（表 12.1）。

表 12.1　各州医院医疗强度指数

医院医疗服务密集度指数明细，生命最后两年			
（明细：总体指数；2010 年；地区级别：州级）			
阿拉巴马州	0.91	内华达州	1.17
阿拉斯加州	0.66	新罕布什尔州	0.73
亚利桑那州	0.97	新泽西	1.48
阿肯色州	0.88	新墨西哥州	0.68
加利福尼亚州	1.17	纽约	1.35
科罗拉多州	0.72	北卡罗来纳州	0.80
康涅狄格州	1.03	北达科塔州	0.63
特拉华州	1.05	俄亥俄州	0.95
哥伦比亚特区	1.15	俄克拉何马州	0.86
佛罗里达州	1.20	俄勒冈州	0.53

（续表）

医院医疗服务密集度指数明细，生命最后两年			
（明细：总体指数；2010 年；地区级别：州级）			
格鲁吉亚州	0.89	宾夕法尼亚州	1.09
夏威夷	0.96	罗德岛	0.97
爱达荷州	0.48	南卡罗莱纳	0.88
伊利诺伊州	1.14	南达科塔州	0.71
印第安纳州	0.88	田纳西州	0.94
爱荷华州	0.68	得克萨斯州	1.06
堪萨斯州	0.82	犹他州	0.48
肯塔基州	1.02	佛蒙特州	0.58
路易斯安那州	1.07	弗吉尼亚	0.91
缅因州	0.68	华盛顿	0.62
马里兰州	1.02	西弗吉尼亚	0.99
马萨诸塞州	0.97	威斯康辛州	0.72
密歇根州	1.05	怀俄明州	0.64
明尼苏达州	0.68	国家平均	LOO
密西西比州	0.98	90%	1.17
密苏里州	0.92	50%	0.91
蒙大拿州	0.57	10%	0.58
内布拉斯加州	0.79		

（摘自 Dartmouth Atlas，The Dartmouth Atlas of Healthcare，Hospital Care Intensity，2014）。可在 http：//www.darmouthatlas.org/data/table.aspx？ ind＝6 上获取，经许可转载）

健康服务体系

健康服务体系围绕一级预防，并以一级预防为重点。这是一种以预防疾病为目的构建和规划体系的方法。沃勒观察到，构建和规划预防疾病的健康服务体系具有“健康改善”的特点，包含“预防与保健”的字眼。这有助于改善患者的生活方式、物理环境以及影响健康的社会和经济等因素，所有这些因素通常都被认为不在（传统）医疗保健服务的范围之内。[8]还有一些人认为这些特征是健康的主要决定因素。[9]决定因素还包括遗传易感性、社会环境、行为模式和医疗保健服务。

健康的社会决定因素

一半以上(60%)的健康结果都可以归因于影响健康和健康行为的社会、行为和环境决定因素(图 12.1)。这些因素可能被认为是一级预防的基础。30%的健康结果可归因于遗传易感性。而二级和三级预防(或医疗服务)则是影响剩余 10%健康结果的因素。在美国,大约 95%的医疗资源被用于直接医疗服务,5%用于全人群的健康改善。如果要改善健康结果,增加用于改善全人群健康的资源利用占比即可提高实现该目标的概率,并提高投资回报率(即投资在国内生产总值中的贡献率)。

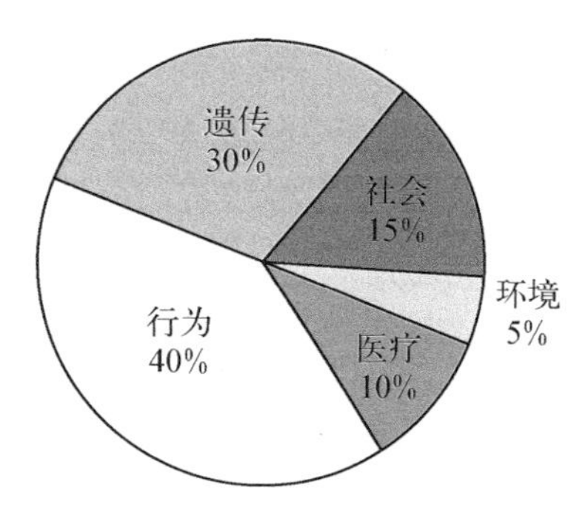

图 12.1 健康的主要决定因素(改编自 McGinnis JM, Williams-Russo P, Knickman, JR., *Health Affairs*,2002;21: 78 - 93)

基因编码、诊断代码、区域编码和支付代码

换句话说,有四种代码可能被认为是通过医疗体系改善人口健康的核心。第一种代码是基因编码——使我们容易患上癌症和心脏病等疾病的遗传特征。现在人们已成功绘制人类基因组序列图,大量研究把重点放在改变那些基因编码上。第二种代码是诊断代码,即患者被诊断出所患疾病后,将该患者归入的临床处理类别。这些代码的组合为干预和临床规划提供了信息,特别对患有多种慢性疾病(如肥胖、糖尿病和心脏病)的患者尤其有益。第三种代码是区域编码,一个人生活的地方可能是导致疾病形成的原因。例如,住在"食物荒漠"地带(无法获得新鲜农产品的低收入社区)的人口的食物选择面可能很小,因此容易导致早发性 2 型糖尿病。最后是支付代码——患者有医疗保险吗?给付制度是什么?虽然越来越多的美国人因《责任医疗法案》的出台和医疗救助的承保范围扩大而获得医疗保险,但仍有一些人没有得到保障,无法获得初级保健医生的定期保健服务,从而无法参与定期疾病筛查。随着 1945 年至 1964 年出生的婴儿潮一代退休,医疗保险正成为规模越来越大、越来越重要的医疗服务支付方。从联邦预算的角度来看,有效地使用医疗保险变得更加重要,决策者需要重新考虑增加该计划价值主张内容的方法。

人口健康与群体健康

人口健康

人口健康是医疗保健系统据以组织的一种模式，旨在确定其所服务的特殊患者群体，并为之提供具有针对性的定制医疗干预。最近，很多医疗服务体系都很关注细分市场，旨在培养在不同合约模式方面具有专长的人员。这类细分市场包括：医疗照顾计划（联邦政府为老年人和残疾人提供医疗保险的计划）参保者、有再入院风险的患者（继上次住院/出院后30天内再次住院的患者）、没有医疗保险的患者（未参保任何类型医疗保险的患者），以及不当占用急诊服务的患者（一年内因相同或相关原因多次进入医院急诊科就诊的患者）。

医疗市场改革一直在演变，不断为医疗服务体系和医生开发新的薪酬方式。传统意义上是以“按服务付费”模式支付医生的薪酬，即根据提供的服务或完成的手术获得报酬。理论上，对患者实施的干预越多，医生的收入就越多。举例来说，采用传统的按服务付费模式的支付方有医疗保险和医疗救助（适用于贫困人口、由政府管理的医保计划）。预付款（提前支付特定人群的医疗费用）也被称为按人头付费，代表着向另一种支付模式的演变。健康维护组织在20世纪90年代推行了按人头付费这一模式，目的是控制成本和改善医疗结果/质量。由于所提供的保险计划具有限制，遭到了一些消费者的强烈反对。向大规模推进这种模式转变的工作最终搁浅。第二种支付模式是按绩效支付，将医疗服务报酬与结果指标（如临床质量指标）挂钩。第三种支付模式是按风险干预情况计酬的模式。在这个模式中，干预措施（比如限制不必要的就医）旨在降低医疗成本。节余资金由医生和保险公司共享。这是支付改革的最新进展。

无论医疗保健提供者采用哪种计酬模式（通常是多种模式的组合），医疗保健系统内的人口健康工作均已经处于“险境”。[10]未参保的患者如果没有定期接受初级保健医生的医疗服务，并且患上多种慢性病症，那么当他们因为这些病症加重而出现在急诊室时，医疗体系将面临财务风险，因为他们这时需要的三级干预服务比一级或二级干预服务的成本更高。正是由于这个原因，医疗服务提供者可能越来越愿意寻求与支付方/医疗保险行业达成与有患病风险的患者有关的经济协定。有一些组织在这一发展过程中走得更远，包括美国凯撒医学中心，他们通过全资控股、合资企业或合作方式提供集服务与保险于一体的产品。

责任制医疗机构协议还对更多的目标人群进行了定义。责任制医疗机构是由医生、医院和其他医疗保健提供者组成的团体，他们自愿走到一起，为他们的医疗保险参保患者提供协调一致的高质量医疗服务。协调医疗服务的目标是确保患者（尤其是慢性病患者）在正确的时间得到正确的医疗服务，同时避免不必要的重复服务并防止医疗过失。当责任制医疗机构既能提供高质量的医疗服务，又能更明智地使用医疗保健资金时，将可分得其为医疗保险计划带来的节余。[11]这些目标人群的预期医疗服务套餐费用包括哮喘管理、产前护理和骨科治疗的预期医疗服务套餐费用。预计参保医疗救助、有再入院风险的患者和有可能因治疗慢性病而产生高额费用的患者将很快成为优先考虑的对象。

群体健康/社区健康

改善群体健康或社区健康，重点是改善社区整体的健康结果。医生通常不直接对整个社区及其健康结果负责，尽管这正日益成为美国国税局的一项要求，根据 990 表格内条款，非营利性医疗提供者必须遵守“社区需求评估”条款。通过有效参与更大范围内的医疗行动，医生也许能够改善社区整体健康结果，诸如婴儿死亡率等。

对医疗体系而言，社区健康规划可被视为一项长期的人口健康战略，旨在使高风险人群远离高成本的临床服务，并使他们留在注重提高患者对一级预防的依从性和参与度的医疗之家。医疗之家自 20 世纪 60 年代以来一直存在，至少这个概念一直都存在。[12]医疗之家的关键要素包括：患者的就诊和安排、以患者为中心的医疗服务、服务的连续性、采用医疗信息技术。所有要素都是为了在一个更协调的持续过程中能更好地为患者提供治疗。

有效的人口健康管理需要做到什么？

有一些关键技能/功能对有效的人口健康管理至关重要。为了了解现有就医模式和改善空间，掌握流行病学、精算学、空间地理学和统计学等人口健康分析方面的基础知识至关重要。地理人口健康分析的一个实例是针对社区热点健康问题领域的干预/改善机会进行分析。例如，卡姆登和孟菲斯的社区热点健康问题项目中，研究人员就是用这一分析技能来识别这类较大地理区域内的高风险人口的。[13]

多个医疗机构之间的服务协调或过渡是另一项必备的人口健康管理技能。个性化社区导诊超越了传统的社工角色，正在成为一种有效的干预手段。这一点在乳腺癌预防工作中得到了证明。[14],[15]

诸如初级保健服务之类的社区医疗资源、患者自我管理能力和获取社区资源以满足特定患者的行为和社会需求，都是影响患者行为变化和提高依从性所需要的其他人口健康管理资源和技能。

《2020年健康国民》及"健康不平等"定义

《2020年健康国民》的愿景是：建立所有人都能健康长寿的社会。其中包括四个总体目标，分别是：实现高生活质量，长寿命，不再受可预防的疾病、残疾、伤害和过早死亡的威胁；实现健康平等，消除健康不平等，改善全人群健康；创造能促进所有人的健康的社会和自然环境；促进人们在各个生命阶段的生活质量、健康发展和健康行为。以下四项基本指标被用于衡量人们在实现上述目标方面取得的进展：整体健康状况、健康相关的生活质量与幸福感、健康决定因素和不平等。[16]

虽然"不平等"一词经常被解释为种族或民族的不平等，但在美国存在着许多方面的不平等，特别是在健康方面。如果不同人群之间的健康结果程度有高有低，那就意味着存在医疗资源的不平等。种族、性别、性身份、年龄、残疾、社会经济地位和地理位置都对个人获得良好健康的能力有所影响。此外，必须认识到社会决定因素对特定人群健康结果的影响。在量化这种不平等时，常用的方法包括统计检验，如优势比或相对风险分析，通过使用年龄标准化率比较两个离散群体的不等程度的相对风险分析。

为了更好地了解医疗资源不平衡性的背景，务必要先了解人口的总体特征。一些关键的总体特征如下：

- 2008年，美国人口约为3.04亿；[17]
- 2008年，33%的人口(逾1亿人)认为自己属于某一少数种族或少数民族；[18]
- 2008年，51%的人口(1.54亿人)是女性；[19]
- 2008年，12%的人口(3 600万人)为残疾人士，他们未住在养老院或其他疗养院。[20]2008年，估计有7 050万人生活在农村地区(占人口

的 23%),而约 2.335 亿人居住在城市地区(占人口的 77%);[21]

- 2002 年,估计有 4%的美国人口(年龄在 18 岁到 44 岁)自认是同性恋、双性恋或跨性别者。[22]

过去 20 年里,“健康国民”规划一直关注着健康不平等。《2000 年健康国民》的目标是:要在美国人口当中减少健康不平等;《2010 年健康国民》的目标是:不仅要减少,更是要消除健康不平等;而在《2020 年健康国民》中,这一目标被进一步扩大——实现健康平等,消除健康不平等,改善全人群健康状况。

《2020 年健康国民》将“健康平等”定义为“让所有人达到最高程度的健康水平”。要实现健康平等,需要公平地重视每一个人,需要全社会专注而持续地付出,从而解决可避免的不平等、过去和现在的不公正现象,以及消除健康和医疗方面的不平等。[23]

《2020 年健康国民》将“健康不平等”定义为“一种与社会、经济和环境劣势密切相关的特定类型的健康差异。健康不平等对因以下因素而经常遭遇较大医疗障碍的人群具有不利影响:种族或民族、宗教、社会经济地位、性别、年龄、心理健康、认知、感官或身体残疾、性取向或性身份、地理位置,或一贯导致被歧视或被排斥的其他特征。”[24]

社会决定因素

多年来,为了消除健康不平等和实现健康平等,医疗行业主要都是在治病和医疗保健服务方面下功夫。然而,没有疾病并不等于身体健康。卫生与公众服务部指出,健康和生物学、遗传学和个人行为、健康和卫生服务、社会经济地位、自然环境、歧视和种族主义、文化水平和立法政策之间存在着强大而复杂的联系。这些影响个人或人口健康的因素被称为健康的决定因素。还有一些人将这些因素称为影响健康的“社会”决定因素。举例来说,社会决定因素可能包括以下服务的可及性:

- 高质量教育
- 有营养的食物
- 体面和安全的住房
- 负担得起、可靠的公共交通
- 对文化敏感的医疗服务提供者

- 医疗保险
- 清洁的水源和无污染的空气

未来十年,《2020年健康国民》将通过跟踪与以下人口结构因素相关的疾病、死亡、慢性病、健康行为和其他类型结果的比率来评估美国人口的健康不平等,包括:

- 种族和民族
- 性别
- 性身份及性取向
- 残疾状况或特殊医疗需求
- 地理位置(农村和城市)

地理分析单元

在进行健康不平等分析时,先要确定其决定因素并对其进行分类,接下来顺理成章的一步是:创建地理分析单元,了解各地区在这种不平等方面的差异。据观察,在较大地理区域的现有健康数据中,暗藏着不同人群医疗体验的重要差异。[25]

1854年,伦敦苏活区爆发了一起严重的霍乱事件,约翰·斯诺首次使用点示图说明了感染病例集中在一处水泵附近。[26]斯诺使用点示图说明了水源质量与霍乱病例之间的关系。这种微观分析结合了流行病学和绘图学的要素,催生了现代的疾病地理空间分析——这是了解某地人口健康结果差异的关键因素。这种地理分析方法超越了以大都市统计区或主要城市为对象的分析方法,将分析范围缩小至邮政区域、社区、街区和楼栋。

通过地方一级的数据收集,可以审视各社区特定群体的健康问题,这对大型城市中心尤其重要。通过研究较小地理区域的人口,可以了解医疗不平衡性的本质,并为制定有针对性的社区干预措施提供真知灼见。[27]因此,根据所研究的不平等现象的不同,仅仅从国家层面描述的决定因素,可能不足以详细说明或理解主要城市、农村、乡镇、社区或街区所存在的不平等现象。此外,根据所需的干预类型的不同,分析单元可能会决定所需的政策干预的级别,即决定其是联邦、州、城市还是社区级别。

以乳腺癌为案例的健康不平等研究

在美国，现已证明，黑人和白人相比，乳腺癌死亡率差距正越来越大。奥尔西等人曾研究过这一现象，发现在调查的 15 项健康状况指标中的 6 项指标上，非西班牙裔黑人和非西班牙裔白人之间的不平等有所扩大，而在芝加哥，在 15 项指标中的 11 项指标上，不平等现象仍在扩大，其中 5 项指标的不平等性显著扩大。当时，在实现《2010 年健康国民》中消除美国和芝加哥健康不平等的目标方面，人们进展甚微。[28] 研究表明，从 1981 年到 2007 年，非西班牙裔黑人和非西班牙裔白人之间的健康差距慢慢从基本上不存在扩大到了 62%(图 12.2)。

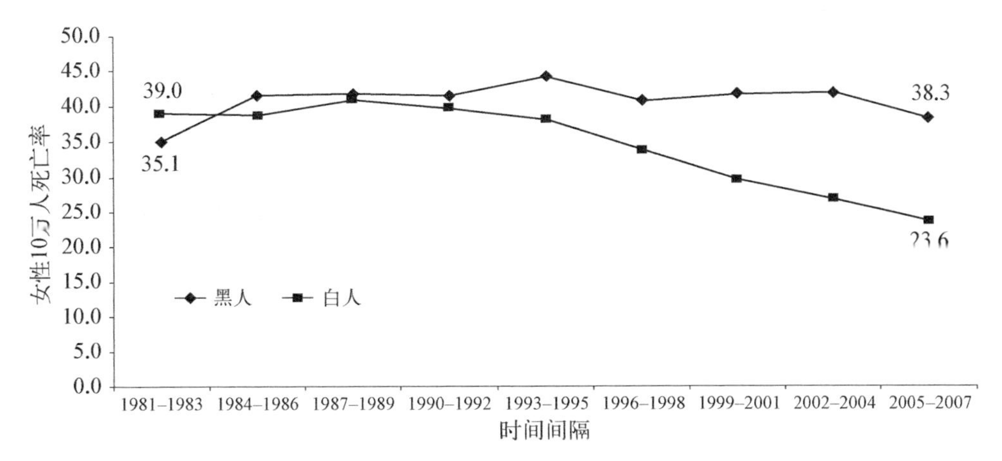

图 12.2　1981—2007 年芝加哥黑人和白人的乳腺癌死亡率(数据来源：伊利诺斯州公共卫生人口统计部门，改编自西奈城市卫生研究所，经许可转载)

惠特曼等人通过比较美国最大的 25 个城市的健康结果，进行了城市层面的种族健康不平等现象研究。他们计算了非西班牙裔黑人和白人率比，以及置信区间，作为种族间健康不平等程度的指标。非西班牙裔黑人在几乎所有率比上都高于非西班牙裔白人。这些研究人员通过以下七种城市层面(生态)的风险因素来寻找造成这一不平等现象的相关原因：

- 城市人口
- 非西班牙裔白人在人口中所占百分比
- 非西班牙裔黑人在人口中所占百分比
- 家庭收入中位数
- 贫困人口在总人口中所占百分比

- 基尼指数：衡量收入不平等程度
- 相异指数：种族隔离的衡量标准

在这 7 个生态风险因素中，只有家庭收入中位数和相异指数与相对风险显著相关。[29]

亨特等人刷新了早前研究的项目，他们研究了美国 50 个最大城市的人口在 1990 年至 2009 年间种族特异性下的乳腺癌死亡率以及每 5 年间对应的相对风险，研究结果显示出美国及其许多大城市的黑人与白人在癌症死亡率上存在巨大且不断增长的差异。[30]研究结果显示，39 个城市的黑人与白人癌症死亡率在最后一个 5 年间存在差异，其中 23 个城市的差异具有统计学意义。从第一个 5 年期(1990—1994 年)到最后一个 5 年期(2005—2009 年)，有 35 个城市的黑人与白人死亡率差异有所扩大，这几乎完全是因为白人的死亡率大幅降低，而黑人死亡率基本上没有降低所造成的。孟菲斯(译者注：美国城市名)在黑人与白人死亡率差异方面居全国之首，而且这一差异实际上还在扩大(图 12.3)。

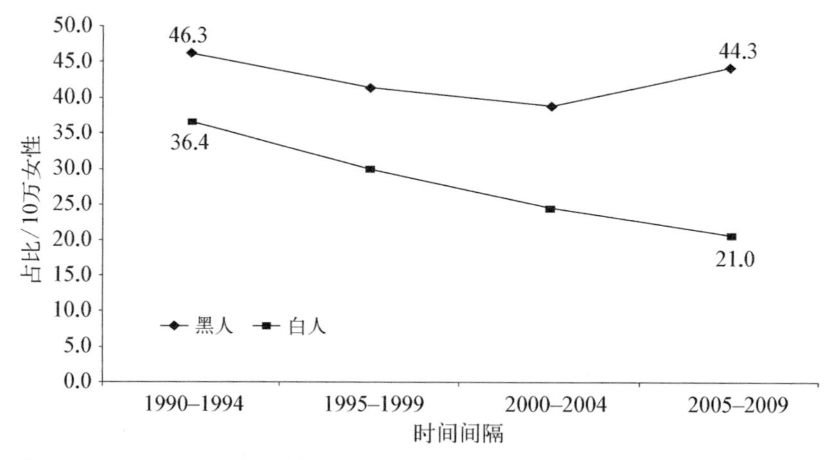

图 12.3　1990—2009 年孟菲斯黑人和白人乳腺癌死亡率的差异(数据来源：Hunt BR, Whitman S, Hurlbert, MS, *Cancer Epidemiology*, 2014 年 4 月;38(2)：118－123，改编自西奈城市卫生研究所，经许可转载)

目前还不清楚为什么存在这些差异，以及可以采取什么措施防止差异扩大。这是一个不断发展且需求迫切的研究领域。改善健康不平等作为多年来“健康国民”战略的重要组成部分，自《2000 年健康国民》目标首次确立以来，公平地说，至少在乳腺癌方面的健康不平等现象几乎没有得到改善。事实上，包括孟菲斯在内的许多美国大城市的健康不平等现象都在加剧恶化。

环境及社会经济因素

影响健康的一个关键性决定因素是人们生活的环境，该因素由与健康结果相关的三个人口健康关键决定因素之一——区域编码体现。例如，在哮喘研究领域，有充分研究表明家庭环境比其他因素对儿童哮喘发作的影响更大。[31]此外，研究表明一些干预措施(例如，哮喘儿童病例管理)可以在减少缺课和住院治疗方面发挥积极作用。[32]然而，让干预措施恰到好处地发挥作用可以说是新的实践方向，早期的干预结果难以捉摸，而且好坏参半。

“食物荒漠”

食物荒漠的特点是难以获得健康和实惠的食物，这可能导致饮食和与饮食相关的健康结果方面的社会和空间差异。虽然世界各地对食物荒漠的界定范围多有争议，但普遍的观点认为美国存在食物荒漠，美国地区一级的贫困使个人陷入更加不利的境况。[33]目前，全美新鲜食品市场出现增长，其中有许多得到了医疗保健组织的赞助，这是一种干预措施，旨在解决主要大都市区内低收入地区无法获得新鲜农产品的问题。但是，没有确凿的证据表明这种干预对健康有任何持久的影响。

“体育荒漠”

环境因素在体育活动和其他与肥胖相关的行为中起着重要作用。针对社会经济地位较低和少数民族较多的街区进行的人口普查结果显示，这些人群很少有使用体育设施的机会，进而导致了体育活动的减少和超重现象的加剧。[34]在考虑一级预防时，这成为解决近期肥胖流行的一个关键问题，可能会在年轻一代之间造成我们目前尚未意识到的长期健康不平等现象。

污染

近年来，人们对空气污染对健康的影响进行了大量的研究。呼吸系统和心血管疾病导致的死亡率与住院人数节节攀升，这与空气颗粒物和臭氧等污染物的吸入不无关系。有人结合空气污染和健康对人们的日常变化进行了短期研究，也有人对长期暴露于受污染空气中的人群进行了跟踪研究，均发现了该等污染物对健康的影响。即使人们暴露于受污染空气中的程度非常低，也可以看到污染对其健康的影响，目前还不清楚颗粒物和臭氧是否存在阈值浓度，低于该浓度或可对健康无任何影响。[35]

社会经济

就健康结果影响力而言，人们的收入与不良健康结果存在相关性，并领先于其他影响健康问题的社会因素，这一点在文献中已得到充分证实。[36-37]事实上，疾控中心已经绘制了影响健康的社会决定因素图，并在图中反映了贫困与健康结果的关联。该图便于使用，直观地呈现了全美社会经济对健康结果的影响方式。

疾控中心的四大“健康保障目标”之一是“健康地区，健康人民”。这一目标提出的理念是：人们生活、工作、学习和娱乐的地方应能保护和促进其健康和安全，特别是那些更可能面临医疗差别待遇的人群。健康的社会决定因素是社会环境中促进或减损个人和社区健康的因素。这些因素包括但不限于以下方面：

- 社会经济地位
- 交通
- 住房
- 服务可及性
- 社群(如种族、性别或阶级)歧视
- 社会或环境压力源

健康的社会决定因素已多次被发现与心脏病和脑卒中有关。这些因素或直接影响心脏病和脑卒中的负担及其危险因素，或通过对有利健康行为的影响间接地起作用。考虑到这一点，疾控中心的特定健康社会决定因素图提供了能与其他数据源配套使用的信息，使心脏病和卒中预防计划及政策能满足当地人口的需求。这些图表可能还会提出社会环境与整体健康(尤其是心脏病及脑卒中)之间影响途径的假说。[38]

减少贫困的干预措施和政策可以追溯到约翰逊总统20世纪60年代的“反贫困战争”，事实证明，人们为脱贫所做的努力是真心实意的，取得了一些可量化的却让人捉摸不透的结果。[39]过去50年来的这场脱贫工作中仍有许多值得我们学习的地方，同时也可以说，为了解决作为一项主要健康指标的贫困问题，还有许多有待完成的工作。

道德

健康公平

关于“不均”“不平等”和“不公平”等术语的定义仍然存在分歧。这些分歧主要集中在以下方面：使用哪个术语，是否含有可以避免的和不公的看法，以及这些看法是怎么来的。不平衡现象犹如一个指示牌，指出问题的存在。如果人们确定这种不平等现象可以避免且有失公允，那么这种现象就可以被认为是不公平的。

健康公平应该是一项原则或目标，激励人们努力消除经济或社会状况较差群体与较好群体之间的健康不平等。健康不平等是衡量我们在实现健康公平方面所取得的进展的标准。[40]为解决不平等现象而分配资源意味着人们认为该现象可以避免且有失公允。[41]

这可能形成一个概念基础，再在此基础上形成卫生政策，社会可以选择干预存在不可接受的不平等现象的领域。随着技术和数据采集的进步，例如采用电子病历，健康不平等的测量值不断得到改善，健康不平等的存在将变得更容易被记录和更能够为人所了解。直到最近，医疗体系才将采集关键数据元(如种族)作为正常业务流程。我们现在才刚刚开始了解健康不平等的本质，以及医疗保健系统如何能够发展成一个考虑人群健康状态与健康结果的内在差距，注重健康的系统。

成本

成本效益或效果

众所周知，美国卫生支出的 GDP 占比高于世界上任何其他国家，目前为17.9%[42]。此外，这一比例至今仍在逐年上升。然而，尽管在卫生保健方面进行了大量投资，与其他发达国家相比，美国在几乎所有健康状况指标上都排在最后(图 12.5)。

花在医疗保健上的每一美元都是无法再作他用的资源，不能再用于其他国家需求，如国防、教育和基础设施。这些都需要人们作出理性的取舍。经过成本效益分析后，研究人员不禁发问：这种取舍是否让社会获得的益处大于其成本？基于成本效益分析的问题还有：如果使用替代方案进行干预，是否会带来改善？

健康状况排名

国家排名	
(深色)	1.00–2.33
(中灰)	2.34–4.66
(浅灰)	4.67–7.00

	澳大利亚	加拿大	德国	荷兰	新西兰	英国	美国
总体排名(2010年)	3	6	4	1	5	2	7
医疗质量	4	7	5	2	1	3	6
有效医疗	2	7	6	3	5	1	4
安全医疗	6	5	3	1	4	2	7
协调医疗	4	5	7	2	1	3	6
以患者为中心的医疗服务	2	5	3	6	1	7	4
可及性	6.5	5	3	1	4	2	6.5
与成本相关的问题	6	3.5	3.5	2	5	1	7
医疗服务及时性	6	7	2	1	3	4	5
效率	2	6	5	3	4	1	7
公平	4	5	3	1	6	2	7
长寿、健康和有意义的生活	1	2	3	4	5	6	7
2007年人均卫生支出	$3357	$3895	$3588	$3837*	$2454	$2992	$7290

*估计值。支出以美元购买力平价(PPP)表示。

资料来源:由联邦基金根据2007年《国际卫生政策调查》计算;2008年国际卫生政策对患病成人的调查;2009年国际初级保健医师卫生政策调查;联邦基金委员会的高绩效卫生系统国家记分卡;2009年经合组织健康数据(经合组织,2009年11月,巴黎)。

图 12.4 按国家划分的健康状况排名(改编自联邦基金,http://www.commonwealthfund.0rg/-/media/files/publications/funds-report/2014/jun /1755_davis_mirror_mirror_2014-pdf。经许可转载)

针对这两个问题,研究数据都表明,与其他发达国家相比,美国“取”资源用于医疗的决策欠缺理性。

结论

人口老龄化的负担和慢性疾病的增加给医疗资源带来压力,需要新的医疗模式和新的思维方式应对当今的挑战。一些人认为医疗保健系统需要“颠覆性”变革。医疗服务提供者除了问“您哪里不舒服”外,还应该问“对您来说最重要的是什么”。在这场颠覆性变革中,医疗服务提供者应该知晓所有信息。通过变革,健康与医疗保健的改善工作应该以人为本,而不是疾病或症状。医疗保健系统的颠覆意味着:颠覆医疗局面,从医院医疗转向社区医疗;颠覆服务局面,从医生个人服务转向医疗团队服务;颠覆权力局面,权力从服务提供者转向患者和家属;颠覆成本局面,将成本从用于治疗转向用于预防和协同服务;以及,从医疗转向健康。可以说，采用以消除不平等为重点的一级预防服务、健康思维方法和人口健康模式是“颠覆”医疗保健行业，从而改善目前美国的健康价值主张，这条路是行得通的。

参考文献

1. Fleming ST. *Managerial Epidemiology, Concepts and Cases*. Chicago, IL: Health Administration Press; 2008.
2. Waller R. 2014 (a private conversation).
3. The World Bank. Health expenditure, total (% of GDP), 2014. Available at http://data.worldbank.org/indicator/SH.XPD.TOTL.ZS?order=wbapi_data_value_2012+wbapi_data_value+wbapi_data_value-last&sort=desc (accessed December 8, 2014).
4. Wall Street Journal. Sterilization deaths cast light on India's ailing public health system: For most of country's poor, underfunded and hard-to-access public medical care is only option, 2014. Available at http://www.wsj.com/articles/sterilization-deaths-cast-light-on-indias-ailing-public-health-system-1418079781?KEYWORDS=india (accessed December 9, 2014).
5. Gawande A. The cost conundrum. New Yorker, 2009. Available at http://www.newyorker.com/reporting/2009/06/01/090601fa fact gawande.
6. Dartmouth Atlas, The Dartmouth Atlas of Health Care, Hospital Care Intensity, 2014. Available at http://www.dartmouthatlas.org/data/table.aspx?ind=6.
7. *Ibid*.
8. Waller R. Personal communication, April 17, 2014.
9. McGinnis JM, Williams-Russo P, Knickman, JR. The case for more active policy attention to health promotion. *Health Affairs*, 2002; 21: 78–93.
10. Healthcare Advisory Board, 2014.
11. Centers for Medicare and Medicaid Services. Accountable Care Organizations (ACO), 2014. What's an ACO? Available at https://www.cms.gov/Medicare/Medicare-Fee-for-Service-Payment/ACO/index.html?redirect=/aco/ (accessed December 3, 2014).
12. National Institutes of Health. Medical homes: Challenges in translating theory into practice. Available at http://www.ncbi.nlm.nih.gov/pmc/articles/PMC2790523/ (accessed December 11, 2014).
13. Cutts T, Rafalski E, Grant C, Marinescu R. Utilization of hot spotting to identify community needs and coordinate care for high-cost patients in Memphis, TN. *Journal of Geographic Information System (JGIS)* (February, 2014); 6(1): 23–29.
14. Clark JA et al. Patterns of task and network actions performed by navigators to facilitate cancer care. *Health Care Management Review* (April/June, 2014); 39(2): 90–101.
15. Hunt BR et al. Metrics for the systematic evaluation of community-based outreach. *Journal of Cancer Education* (December, 2013); 26(4): 633–638.
16. US Department of Health and Human Services Office of Disease Prevention and Health Promotion. Healthy People 2020, 2014. Available at https://www.healthypeople.gov/2020/About-Healthy-People (accessed October 1, 2014).

17. U.S. Census Bureau, American Fact Finder, United States. American Community Survey. American Community Survey 1-year estimates. ACS demographic and housing estimates, 2008. Available at http://factfinder.census.gov (accessed October 1, 2014).
18. *Ibid.*
19. *Ibid.*
20. U.S. Census Bureau, American Fact Finder, United States. American Community Survey. American Community Survey 1-year estimates. Selected social characteristics in the United States, 2008. Available at http://factfinder.census.gov (accessed October 1, 2014).
21. U.S. Census Bureau, American FactFinder. American Community Survey. 2008 American Community Survey 1-year estimates. B01003. Total population – universe: Total population. Available at http://factfinder.census.gov (accessed October 1, 2014).
22. Mayer KH, Bradford JB, Makadon HJ et al. Sexual and gender minority health: What we know and what needs to be done. *American Journal of Public Health* 2008; 98: 989–95, doi:10.2105/AJPH.2007.127811 (accessed October 1, 2014).
23. U.S. Department of Health and Human Services, Office of Minority Health. National Partnership for Action to End Health Disparities. The National Plan for Action Draft as of February 17, 2010. Chapter 1: Introduction. Available at http://www.minorityhealth.hhs.gov/npa/templates/browse.aspx?&lvl = 2&lvlid = 34 (accessed October 1, 2014).
24. U.S. Department of Health and Human Services. The Secretary's Advisory Committee on National Health Promotion and Disease Prevention Objectives for 2020. Phase I report: Recommendations for the framework and format of Healthy People 2020. Section IV. Advisory Committee findings and recommendations. Available at http://www.healthypeople.gov/hp2020/advisory/PhaseI/sec4.htm#_Toc211942917 (accessed October 1, 2014).
25. Northridge ME et al. Contribution of smoking to excess mortality in Harlem. *American Journal of Epidemiology* 1998; 147: 250–258.
26. Tufte ER *Visual Explanations: Images and Quantities, Evidence and Narrative.* Cheshire: Graphics Press; 1991.
27. Whitman SH *Urban Health: Combating Disparities with Local Data.* New York: Oxford University Press; 2011.
28. Oris J, Margellos-Anast H, Whitman S. Black–White health disparities in the United States and Chicago: A 15-year progress analysis. *American Journal of Public Health*, 2010; 100: 349–356.
29. Whitman S, Orsi J, Hurlburt M. The racial disparity in breast cancer mortality in the 25 largest cities in the United States. *Cancer Epidemiology*, 2012; 36(2): e147–e151.
30. Hunt BR, Whitman S, Hurlbert MS. Increasing Black:White disparities in breast cancer mortality in the 50 largest cities in the United States. *Cancer Epidemiology*, April, 2014; 38(2): 118–123.
31. Strachan DP, Carey IM. Home environment and severe asthma in adolescence: A population based case-control study. *British Medical Journal* (October, 1995); 311(7012): 1053–1056.

32. Levy M et al. The efficacy of asthma case management in an urban school district in reducing school absences and hospitalizations for asthma. *Journal of School Health* 2006; 76: 320–324.
33. Beaulac J, Kristjansson E, Cummins S. A systematic review of food deserts, 1966–2007. *Preventing Chronic Disease* 2009; 6(3): A105.
34. Gordon-Larsen P. Inequality in the built environment underlies key health disparities in physical activity and obesity, *Pediatrics* 2006; 117: 417–424.
35. Brunekreef B, Holgate ST. Air pollution and health. *The Lancet* 2002; 360: 1233–1242.
36. Kennedy B et al. Income distribution, socioeconomic status, and self-rated health in the United States: Multilevel analysis. *British Medical Journal* 1998; 317: 917–921.
37. Benzeval M, Taylor J, Judge K. Evidence on the relationship between low income and poor health: Is the government doing enough? *Fiscal Studies* 2000; 21: 375–399.
38. Centers for Disease Control. Social determinants of health maps, 2014. Available at http://www.cdc.gov/dhdsp/maps/social_determinants_maps.htm. (accessed December 11, 2014).
39. Bailey M, Duquette NJ. How Johnson fought the war on poverty: The economics and politics of funding at the office of economic opportunity. *The Journal of Economic History* 2014; 74: 637–638.
40. Braveman P. What is health equity: And how does a life-course approach take us further toward it? *Maternal Child Health Journal* 2014; 18: 366–372.
41. Carter-Pokras O, Baquet C. What is a health disparity? *Public Health Reports* 2002; 117: 426–434.
42. The World Bank. Health expenditure, total (% of GDP), 2014. Available at http://data.worldbank.org/indicator/SH.XPD.TOTL.ZS?order = wbapi_data_value_2012+wbapi_data_value+wbapi_data_value-last&sort=desc (accessed December 8, 2014).
43. Bisognano M. Flipping healthcare: An essay by Maureen Bisognano and Dan Schumers. *British Medical Journal* (October) 2014. Available at http://www.bmj.com/content/349/bmj.g5852 (accessed December 8, 2014).

第十三章
案例研究

案例研究一：复安医疗网络(从数量到价值的改变)

凯文·S·阿蒂德

决定向价值体系转变

复安医疗网络(Adventist Healthcare Network，AHN)是一个临床综合医疗网络，由800多名聘用医生和社区医生组成，他们与复安中西部医疗网络密切合作，后者由四家急症护理医院，以及十几所门诊机构和急救医疗网络组成。复安医疗网络在一个分散的医疗服务机构运行网络中为芝加哥西郊的居民提供医疗服务，该系统已深深扎根于一个按服务收费的医疗环境中。芝加哥拥有数十个医生网络和医疗系统，但只有一个主要的支付方，所以该市医疗市场缺乏其他市场所具有的创新。另外，芝加哥地区有七所医学院，这也说明该地区的医生数量已经达到饱和状态。

现在，医疗行业对医疗结果日益关注，并承担着更大的责任。认识到这一点后，复安医疗网络于2013年开始与复安中西部医疗系统的领导层展开合作，开始培养医疗服务提供者的人口健康管理能力。除了制定在人口健康方面取得成功所必需的组织框架外，该组织还需要与支付方签订合同来为这项事业提供资金支持。如果继续实行按服务付费(按数量收费)的合同，复安医疗网络的收入将开始下降，而在转向人口管理的过程中，也不会有任何经济收益。因此，复安医疗网络计划转而签订“共享节余”合约，力求在摸索出通向成功之路后再朝着专业和全风险(按人头付费)合约的方向迈进。

可选方案

对于65岁以下的人口(商业保险参保患者)而言，如果某地区有一个在市场占主导地位的支付方，这显然会是周边地区大约三分之二人口的选择。但这类支付方并不愿意在管理人口健康上做出共同的努力。然而，信诺医疗集团却不是如此，该集团愿意围绕合作改善健康结果和管理成本展开讨论。该集团的合作医疗模式在其他许多市场都取得了成功，目前有意在芝加哥地区也推出该模式。虽然信诺的患者群体较小，仅有 7 000 名，但他们将为培养人口管理能力提供良好的学习环境。

对于 65 岁以上的人口来说，与医疗保险与医疗救助服务中心签订合同显然会是他们的选择，因为医疗保险优势计划，即针对医疗保险参保老年患者的管理型医疗计划，由于在人口管理中缺乏足够体量的患者群体，难免会承受因患者群体太小之风险而产生的未知波动。医疗保险和医疗救助服务中心开启了医疗保险共享节余计划，在该计划下，如果某一责任制医疗机构的医疗质量达标且成本趋势受到遏制、低于以往基准，其下辖的各部分网络可参与共享节余资金分配。复安医疗网络做出了与亚力克西安兄弟医疗系统集团合作的战略决定，后者新成立了亚力克西安兄弟责任制医疗组织，彼时刚刚与医疗保险和医疗救助服务中心签订了加入医疗保险共享节余计划的合同。复安医疗网络的医生获得的医疗保险参保患者达到了 2.2 万名。

确保商业保险和医疗保险参保患者都能在责任制医疗机构接受医疗服务之后，复安医疗网络开始建立必要的组织框架，旨在通过质量指标和降低成本来推动成功的结果。

建立组织框架和资源

这时，复安医疗网络的首要任务之一是组建通过电话进行医疗协调的工作小组，以协助医生处置有复杂疾病的患者，防止上升风险患者的病情进一步加重。该小组能够估计出特定患者人群所需的护士和社会工作者的大致数量。在该小组中，有一名护士参与信诺集团的患者服务，帮助上升风险人群；有三名护士直接服务医疗保险参保患者中上升风险和病情复杂的患者；另外，有一位社会工作者为整个医疗网络提供心理社会支持。该小组比预计的要小，因为复安医疗网络需要平衡这样一个刚刚起步的项目的人员配置成本与服务有效性。这个项目的具体流程、文档和报告方式当时都仍在制定过程中。在 6 个月时间内，不管是在机构内部还是在复安中西部医疗集团的诸多急症护理机构，该医疗服务协调小组都在明确规定的流程和医疗服务的延续上取得了重大进展。他们不断与诊所面谈，就医疗流程进行宣教，并建立合作关系。这大大提升了医生的支持力度，并促成了众多以患者为中心的医疗之家和医疗协调团队之间的更多合作。

医生参与是倡议成功的另一个关键因素。在最终确定合同之前，复安医疗网络管理团队对医生进行了关于责任制医疗机构的愿景以及责任制医疗机构所涉及的内容的培训。许多医生都愿意推进该项目，但也有少数持怀疑态度的医生不能理解转向以价值为基础的医疗的理由。由于根深蒂固的按服务收费理念等多种因素，这些医生很难理解未来的医疗服务模式会对他们产生怎样的影响。虽然疑虑尚未完全消除，但他们认识到了在不断变化的医疗环境中推动价值的必要性，其诊所和合作机构还是迈出了改革的步伐。医生们以责任制医疗机构的视角接受教育，并采取行动使该倡议成功。医生们上的都是较大规模的团体课，但复安医疗网络发现较小规模的跨诊所团体课最富有成效。医生领导者、行政管理人员、服务协调员和质量指导员与诊所不断配合，以指导医生并建立合作关系。

可操作信息是关键的"第三条凳腿"。复安医疗网络发现信诺集团出具了很多提供整个责任制医疗机构、特定详细绩效指标和特定医生情况的报告，以及患者层面的报告，有了这些报告，医疗服务协调小组便能在适当的时间为特定患者提供有效服务。利用这些信息可以比医疗保险共享节余计划更快地取得成效。于是，复安医疗网络选用了本地申报服务商，由其负责发布所有报告并提交医疗服务协调小组的质量报告。虽然医疗照顾计划发布提供类似信息的报告的速度较慢，但得到了同样的利用，然而由于计划本身存在一些障碍，使得其应用有些困难。患者划归——即在未明确选择健康维护组织模式的情况下将患者划归给医生的过程，是一项挑战，因为很多医疗保险参保患者在过去 18 个月内只看过专科医生或看过一次初级保健医生，这增加了患者管理的难度。医疗保险与医疗救助服务中心选用了医生团体执业报告方案作为其医生质量报告制度，该方案要求从患者电子病历中收集离散数据，这与通过理赔数据获取质量指标的私营医保计划不同。病历评审和在整个连续的医疗过程中对病历的追踪使质量测量变得更加困难。这些问题会继续得到评估和改进，但也提高了对数据报告的要求。

现状和机遇

截至 2015 年初，事实证明，复安医疗网络在一些领域取得了成功。对于信诺集团所负责的群体来说，成本有所下降，发展趋势优于市场水平 2.4%。再入院和不必要的急诊次数有所减少。住院和使用先进医学影像技术的成本也优于市场。质量的测量结果也得到了改善。所有主要指标均优于市场水平，包括预防性筛查。针对青少年提供的健康保险服务量比芝加哥其他地区高出 20%。

尽管信诺集团的报告更为稳健，但复安医疗网络医疗保险共享节余计划也有所增长。质量在过去一年中有所改善,团体质量报告连续第二年顺利提交。虽然由于给付方案缺乏激励计划,成本较难控制,但是,复安医疗网络成功地遏制了支出增幅逐年稳步攀升的态势,向共享节余计划所需的积极转变迈进了一步。

在不断看到指标有所改善的同时,复安医疗网络也发觉了一些机遇。医疗服务协调是一项基本要素,因此,应在起草合约前就做好准备。复安医疗网络还认识到,如果提早将医疗服务协调小组与医生联系起来,将提高医生的合作度。制定医疗服务流程的时间比预想的要长,而且很难找到使用有效方式管理患者群体的护士。虽然复安医疗网络开出的薪酬在市场价范围内,但其意识到支付方通常也会雇用这类护士,而且支付的薪酬往往高于医疗服务机构。最好的护士采取的协调方法应是适可而止的。许多护士认真研究患者的所有详细信息并进行"深究",却只能与少数患者建立联系。医疗服务协调小组的重点应是确保仅了解每位患者重要的相关信息即可,以最大限度地与尽可能多的患者建立联系。

在医生的选择和参与方面也存在一些改善机遇。复安医疗网络允许旗下的所有诊所加入责任制医疗机构。尽管复安医疗网络整个网络内的诊所都已适应了质量改进项目,但医生还需要学习医疗保险患者人群的成本控制,这是一项新的能力。据估计,经过精心挑选的参与度高的医生业绩更佳。培训和指导这一小部分医生群体将会更容易,而且地理上更集中。

此外,报告方面也存在改善机遇。最好在项目开始之前或一开始就进行报告,以便尽早实现报告可操作性最大化,并确保报告能代表所有患者,并将所有患者与管理其所在群体的医生相绑定。当然,确保所有报告都是可操作的也是必要的。

虽然信诺集团的计划已经取得了相当大的成功,但医疗保险共享节余计划所面临的挑战仍表明,从数量模式转向价值模式的难度很大。得到医生的支持、建立医疗服务协调小组和组织框架,以及通过可操作的报告和互联的信息技术系统来提供必要的数据,这些都是成功的先决条件。然而,这一切都无法提前建立起来。经济影响也必须加以权衡。复安医疗网络将继续推动向价值模式的转变,以实现超越市场表现的结果,并改进现有的模式,不断改善医疗服务水平。

案例研究二:一个责任制医疗机构走向全面、互联和延续性医疗的历程

克里夫·T·富勒顿,让·沙利文及布里奇特·达·格拉卡

贝勒·斯科特-怀特(Baylor Scott&White)质量联盟(以下简称 BSW 质量

联盟)是贝勒・斯科特-怀特医疗集团(以下简称 BSW 医疗集团)旗下的一家临床综合责任制医疗机构,这是一个位于得克萨斯州中北部的大型非营利性医疗保健系统。贝勒医疗系统于 2009 年首次提出创建 BSW 质量联盟的设想,拟将之作为其医疗服务改善路线图的一部分。2011 年,BSW 质量联盟成立,使命是为贝勒医疗系统服务的患者和社区提供最高质量、最具成本效益和协调一致的医疗服务。[1] 2014 年,在贝勒医疗系统和斯科特-怀特医疗公司合并一年后,BSW 质量联盟扩展到得克萨斯州中部地区,共有来自斯科特-怀特医疗公司旗下诊所、希尔克斯特家庭医疗中心和希尔克斯特医疗服务团体的 1 000 多名医生加入了该组织。BSW 质量联盟使用表 13.1 中列出的人口健康基础设施来管理特定患者群体的医疗服务,包括 BSW 医疗集团北得克萨斯州分部雇员医保计划和与商业保险公司及医疗保险支付方签订的管理型医疗保险合约,这些计划及合同共覆盖了约 16.6 万名患者。

表 13.1 BSW 质量联盟基础设施

医疗责任方	● 4 000 名以上的医生 ● 46 家医院 ● 急症后期护理机构 ● 连续的医疗服务过程中的其他利益相关方
整合医疗系统	● BSW 医疗集团 ● 健康德州医生网络(北德州附属执业医生团体,BSW 医疗集团第二大子公司) ● 零售诊所(沃尔格林医疗诊所)
医疗服务管理	● 医疗服务协调机构(注册护士医疗服务经理、医疗服务协调员、社工) ● 医疗服务团队(高级执业医生) ● 疾病管理 ● 预防保健服务 ● 100 种以上的基于循证的临床指南和指标
数据分析/报告	● 患者识别 ● 风险分层 ● 预测建模 ● 工作流程分析
电子病历	● 住院和门诊电子病历 ● 患者门户网站
以患者为中心的医疗之家	● 国家质量保证委员会认证“以患者为中心的医疗之家”网络(含 400 名以上的医生)

(改编自 BSW 质量联盟,Value Report,2014)

BSW质量联盟的经验中最引人注目的在于，该组织是在按服务计费模式盛行的环境中和禁止以企业形式行医、限制采用医生雇佣模式和医院所有制的背景下成长起来的。如果没有这样的限制，该组织可以为整个连续的医疗服务过程承担很大一部分整合和协调工作，这是责任制医疗机构试图做到的。

领导班子

BSW质量联盟接受由医生、管理人员、BSW医疗集团理事会代表和一名社区成员组成的管理委员会的监督。其中，医生成员是从多个医务人员团体中挑选出来的，他们代表了BSW医疗集团系统的所有部门，包括隶属于执业医生团体的健康德州医生网络。BSW质量联盟建立了一个由医生领导的宽泛的委员会结构，以制定方针、确定和评估入会标准、监测对管理的遵从性和财务绩效，并创建疾病管理和人口管理式医疗服务的运作规程和行动路径(表13.2)。[1]

表13.2 BSW质量联盟委员会结构

	委员会的功能
会员资格和标准	制定入会标准，并管理所有参与者绩效；对医生和其他医疗服务提供者进行资格认证，制定急症后期护理服务提供者和机构的联盟标准
最佳医疗/临床综合	多学科协同建立延续性医疗过程的服务路径并监测其质量和效率；慢性疾病管理；医疗模式的过渡管理。该委员会拥有25个专科下属委员会，每个下属委员会负责特定专科的流程
遵纪守法	组织遵守法规要求；保障所服务患者的权利和伦理关怀需要
财务/合同	监督组织的财务绩效；创造并裁决奖励分配；批准托管医疗合同
信息技术	确保为临床整合提供支持以及衡量质量和性价比的电子设备和系统等的连接

(先前发表在 Ballard DJ, Fleming NS, Allison JT, Convery PB, Luquire R, eds. *Achieving STEEEP Health Care*. Boca Raton, FL: CRC Press; 2013. Table 27-2. 经许可转载)

BSW质量联盟的领导者来源广泛，是从BSW医疗集团和健康德州医生网络的过去和现任领导中抽调过来的，这意味着他们对该系统的运行、利弊和困境有深入的了解，这些都是BSW质量联盟要成功完成任务所需要面对的。例如，BSW质量联盟主席是最佳医疗委员会的前任主席、健康德州医生网络理事会和执行委员会成员，同时也是一名有40年从业经验的家庭医生。[3] BSW质量联盟首席行政官同样具有多年的领导经验，并被任命为健康德州医生网络的首席行政官。[3] 这种领导结构上的重叠有助于团结一致，在将人口健康的优先事项与BSW质量联盟系统内采取的其他举措和改革相结合时，这种团结精神至关重要。这减少了不必要的重复工作，并能够兼顾同样重要的事项，同时加强合作互助的文化氛围。

建立在已有基础上

建立责任制医疗机构从来都不是一项简单的任务。将系统内各部门整合在一起的过程会经历许多困难，如企业系统未充分融合，诊所电子病历获取过慢，门诊部、住院部和急症后期护理机构之间沟通不畅等[4]，但是BSW质量联盟在发展过程中，通过在既有已整合的医疗系统基础上向外发展的，而不是尝试融入不相关的部门，从而避开了其中的许多困难。在2011年，BSW质量联盟成立之初，该组织主要由贝勒医疗系统旗下医院(包括急症、专科和急症后期护理服务机构)和健康德州医生网络医生组成。几年前，健康德州医生网络在其所有诊所推出了电子病历系统，提供遵循统一标准的患者病历[5]，而贝勒医疗系统的所有医院也出现类似的推行统一电子病历和计算机医嘱输入系统的措施，目前该工作已接近完成。此外，健康德州医生网络还要求其所有初级保健诊所获得国家质量保证委员会的“以患者为中心的医疗之家”认证(该认证旨在让责任制医疗机构人口健康管理所必备的许多要素符合标准)，并建立门诊医疗协调部门，负责为患者提供医疗支持、开展出院后的延续医疗服务和随访、开展预防性服务及疾病管理。[5]此外，贝勒医疗系统医院和健康德州医生网络长期以来一直致力于改善医疗服务的质量，医疗集团和医院系统的领导者在彼此的基础设施中相互投资，并积极参与彼此的治理结构。[5]他们还拥有深厚的“数据驱动型质量改进”文化，并拥有关于质量评估和报告的广泛资源。[6]另外，他们还有斥重金投资的数据分析软件的加持，这些软件有助于自动识别患者、工作流程分析、风险分层和预测建模。

所有这些因素都促成了BSW质量联盟早期在建立其责任制医疗机构框架方面的成功。一旦这个框架建立起来，BSW质量联盟实质上就创建了一个模板，在这个模板中，可以将其他医生和机构添加到责任制医疗机构中。例如，从健康德州医生网络以外招募到的BSW质量联盟的初级保健医生需要在2年内获得“以患者为中心的医疗之家”认证，因为该标准在BSW质量联盟自健康德州医生网络和贝勒医疗系统中被创建之际就已被确立。[1]随着2013年贝勒医疗系统与斯科特-怀特医疗公司合并成为BSW医疗集团，BSW质量联盟在健康德州医生网络与贝勒医疗系统医院强强联合的基础上建立的结构吸纳了斯科特-怀特旗下医院，以及斯科特-怀特旗下诊所内的900多名新医生。斯科特-怀特公司中的医生和高管等更多领导层人物被引入 BSW 质量联盟，这些人中包括斯科特-怀特诊所的主席和首席医疗官，所以 BSW 质量联盟拓展后的网络继承了责任制医疗机构及其构成机构之间重叠的领导机制。此外，这些新成员的加入还带来了丰富的行为健康经验和专业知识，这造福了整个 BSW 质量联盟网络。

覆盖的患者数量

贝勒医疗系统最初的设想是 BSW 质量联盟能参与医疗保险共享节余计划。然而，一个实际的问题是，因为医疗保险共享节余计划要求按医生的纳税识别号进行患者分配。由于 BSW 质量联盟执业团体中的一些医生在计费时共用一个纳税人识别号，而且执业团体中还有未加入 BSW 质量联盟的医生，这样为患者看诊的医生很可能未参与 BSW 质量联盟的临床整合举措、风险与薪酬计划，从而使责任制医疗机构面临一定风险。[7,8]因此，BSW 质量联盟将重点转向提供共享节余机会的私营管控式医疗合同。2014 年，BSW 质量联盟签订了五份此类合同，其中一份涉及 BSW 医疗集团北德州分部员工健康福利，并与安泰、哈门那和斯科特-怀特公司签订了医疗保险优势计划合同。[2]2014 年 9 月，安泰和 BSW 质量联盟在北得克萨斯州推出了“安泰全人医疗”SM保险，并指定 BSW 质量联盟医生和机构成为达拉斯及沃斯堡周边七个县的首选网络服务成员。其中，有两个较大地区的用人单位在公开投保期内采纳了该保险，有超过 2 万名参保人投保该保险。[2]2015 年，BSW 质量联盟又接手了 BSW 医疗集团中部分公司(原斯科特-怀特公司)员工医保计划，并开始参与医疗保险共享节余计划。对于后者尽管仍按纳税识别号进行患者分配，但 BSW 质量联盟采取了切实可行的办法，只让没有非 BSW 质量联盟医生的初级保健诊所参与，因此顺利加入了医疗保险共享节余计划。加入医疗保险共享节余计划的初级保健服务提供者包括健康德州医生网络全部初级保健机构以及七名单独执业的 BSW 质量联盟初级保健医生，截至 2015 年 1 月 1 日，医疗保险共享节余计划覆盖的患者已达到 6.3 万名。

共享节余

到目前为止，只有 BSW 质量联盟签订的时限最长的合同，即其与 BSW 医疗集团北部分公司签订的员工医保合同能获取成本和节余数据。在签订合同的第一年(2013 年)，员工医保计划的实际支出比预算支出低 7%，实际成本为每位参保人员 480.63 美元/每月，而预算为 516.22 美元/每月。[9]然而，这 7%并不是实际节省下来的可以发放给责任制医疗机构的金额，因为预算成本的计算既考虑了预期医疗成本(基于历史支出),也考虑了系统内其他实体机构为创建 BSW 质量联盟而偿还的贷款。因支出低于预算而产生的约 1 400 万美元的节余分配情况如图 13.3 所示。

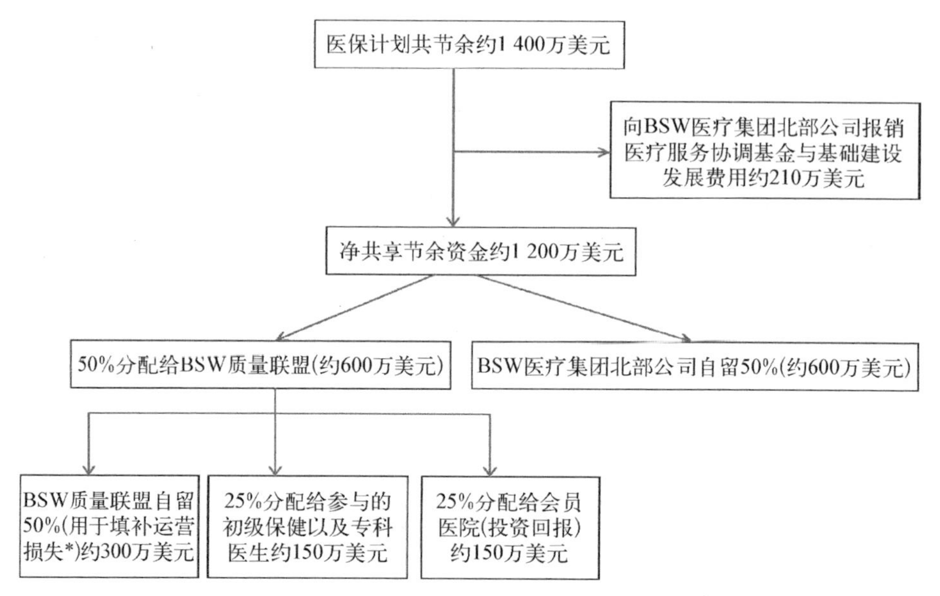

图 13.1 2013 年 BSW 质量联盟与 BSW 医疗集团北部分公司员工医保合同节余分配

为了获得共享节余资金,医生必须同时满足 BSW 质量联盟的会员守则和 BSW 医疗集团北部公司员工医保计划合同制定的质量指标(参见表 13.3)。

表 13.3 参与 BSW 医疗集团北部公司员工医保合同(2013 年)共享节余标准

BSW 质量联盟会员守则	获得共享节余的质量指标	
	指　　标	阈值范围
1. 支付资格认证和基本的团建费用	1. 三次尝试联系出院成员(第一次尝试需在出院 4 天内进行,最后一次尝试需在出院 7 天内进行)	95%
2. 提交质量和成本数据	2. 增加参与每年保健就诊的成员数	比去年增加 5%
3. 能够使用电子病历	3. 每年对确诊为糖尿病的成员进行糖化血红蛋白水平检测	90%或比去年提高 10%
4. 每 12 个月中有 8 个月以上有登录安全网站,查看质量和效率数据的记录	4. 每年对确诊为糖尿病的成员进行低密度脂蛋白检测	90%或比去年提高 10%

（续表）

BSW 质量联盟会员守则	获得共享节余的质量指标	
	指　　标	阈值范围
5. 同意将临床医疗与初级保健结合起来，采用商定的基于循证的临床路径和方案共同治疗患者	5. 被诊断为糖尿病的成员每年有 2 次以上糖尿病诊室就诊记录	90%或比去年提高 10%
	6. 被诊断患有慢性哮喘的成员除了需要抢救药物外，还需要服用控制药物，比如吸入类固醇	70%或比去年提高 10%
	7. 每年对诊断为冠状动脉疾病的成员进行低密度脂蛋白检测	90%或比去年提高 10%
	8. 降低因肺炎、心力衰竭或急性心肌梗死住院治疗的成员的再入院率	比去年提高 5%

签约第一年的质量指标主要侧重于过程指标，这是因为临床结果（例如，糖尿病患者的糖化血红蛋白水平，或高血压患者心血管疾病的发生率）可能需要花费比一个日历年更长的时间才能产生显著变化。此外，还因为从现有数据源（例如报销和账单数据以及电子病历）很容易获得关于过程指标性能的数据，而可靠、及时的结果数据（包括患者满意度和死亡率数据）则较难获得。[10-13] 虽然获得这些结果数据对于衡量和维持 BSW 质量联盟长期医疗质量非常重要，但在 BSW 质量联盟尚在发展的这个阶段，建立使用质量指标来分配共享节余的机制要比设法获取可靠结果数据更为重要。

克服挑战

BSW 质量联盟在迅速发展，在 BSW 医疗集团北部公司员工签订医保合同的第一年，其支出低于预算的表现和“Aetna 全人医疗”SM保险产品的采用都预示着未来的成功。但是，尽管 BSW 质量联盟拥有强大的领导力，并致力于在此基础上提升质量，但要收获成功，还必须克服重重障碍。

BSW 质量联盟早期面临的一个重大挑战是：招募足够数量的初级保健医生和专科医生，为足够宽泛的地理区域提供服务，以确保能够向其所服务的患者群体提供高质量的医疗服务。有些专科是由一两个医生团体主导市场，因此他们没有多少动力加入责任制医疗机构以确保不会失去转诊来源，事实证明招募这些医生尤其困难。[1]为此,BSW 质量联盟组建了一个网络,在其第一个合同生效之前,该网络已能满足其服务人群的常规医疗需求,但仍继续招聘了专科医生和儿科、肿瘤科等服务可及性有待改进的专科领域的医生。[1]

随着健康德州医生网络以外的更多医生(由于处在健康德州医生网络以外,这些医生未采用健康德州医生网络通用电子病历)加入 BSW 质量联盟,第二个大挑战出现了。[1]这时,就需要一种安全可行的方法来实现不同系统间的临床数据和绩效数据共享。这要通过安装医疗信息交换系统才能实现,这样不仅不同的电子病历系统能够联网,而且还能整合 BSW 质量联盟的数据分析系统。这让各系统能够同步上报患者的病史、风险状况、成本信息和与人群健康管理相关的其他数据,使患者和医生在治疗时能够一起做出明智的决策。[2]

展望未来,共享节余计划能否长期保持财政和运营上的可行性仍有待观察。尽管早期的财务结果令人鼓舞,但要判断是否做到了医疗成本的显著降低和人口健康方面的增长,还为时过早。目前,BSW 质量联盟所取得的成就是建立了一个强有力的组织框架,该框架的建立离不开医院与医生长久以来的团结一致和在高质量医疗服务上的全力以赴。凭借该框架,BSW 质量联盟将能适应各种要求,以达成为其服务的社区提供负责任的、基于循证的且成本效益高的医疗服务的使命。

案例研究三:在 12 个月内启动人口健康计划

马蒂·曼宁和加里·温纳

成立一个人口健康管理企业、临床综合项目或责任制医疗机构用不了几年时间,也不会产生几十万美元的咨询费用。成功完成这类项目的必备要素是:熟悉其常见组成部分,同时有适当的资源和强大的项目管理团队。在过去的十年中,笔者在全国各地建立或协助他人开发了十多个这样的项目。其中有“西北医生合伙人”项目,在此,笔者对该项目的快速组建的关键组成部分进行了概述,以飨读者。

《哈佛商业评论》有一篇标志性的文章提出,任何企业说到底无非在做两件事——做产品和卖产品。这一点对于人口健康项目的开发同样是适用的,只是会与此公式略有不同。对我们来说,有三个重要的部分:有一个医疗服务项目(“产品”),有一系列医生和其他服务提供者参与该项目(“服务系统”),与能为该项目带来患者和为该项目付费的支付方和其他方(“客户”)合作。

想要在短时间内开发人口健康项目的组织应该制定一个战略规划,概述其在这三个方面拟采取的行动。但是人口健康项目不应止步于“良好”，还应力争“完美”。即便是已趋于完善的人口健康管理组织，也会随着时间不断发展。首先，应制定未来(比方说，5 年)想要达到的愿景。其次，带着这一目标，将愿景分解为每年实现一定增长的任务。最后，制定远大但可控的工作计划来完成这些年度任务。

基础设施建设(“产品”)

人口健康管理项目的基础设施包括技术和人力资本，在建立医疗服务平台时必须对这两方面进行评估和考虑。

医生组成的领导班子是该项目的一个至关重要的组成部分，联邦贸易委员会在评估临床整合方案时经常会关注这方面。医生的“人力资产”对组织的成功至关重要。西北医生合伙人项目理事会和委员会中共有 58 个管理职务，其中只有 3 个是由非医生人员担任的。西北医生合伙人项目已开始通过规划组织机构和委员会结构来开发人力资本。母公司为西北医生合伙人项目指派理事会，负责监督其总体战略方向。该理事会由 17 名成员组成，其中 16 名是医生。之后，该理事会又批准成立了管理层，管理层人员包括一名总裁、一名医疗主任、一名质量与临床整合主任、一名医生关系协调主任和一名医疗服务管理主任。

该理事会还设立了几个委员会，委员会效仿了全美最成功的同类组织的结构。第一个启动的委员会是质量改进委员会。该委员会成员全部是医生，负责制定和监测用于跟踪医疗改进的指标的绩效。西北医生合伙人项目第一年的大部分工作是审核 100 多项指标，并利用其 IT 基础设施进行疾病和保健登记，制定患者划归方法，开发风险分层工具。第二年的工作计划包括：为提供慢性病和预防性医疗服务的最佳实践创建临床路径。

成员管理委员会也全部由医生组成，负责监督资格评审和入会流程。成员资格被视为一种特权，除了满足认证标准之外，伴随该特权的还有义务和要求。这些附加标准包括：响应临床整合和质量计划，诊室配备适当技术，以及参与西北医生合伙人项目所签订的全部合同，等等。

该委员会满足国家质量保证委员会下达的所有评审要求，并且由于其与上级组织的中央核查办公室的结构一致，使其可以迅速为新医生提供入会评审证明。

合同委员会负责起草和批准西北医生合伙人项目与支付方的合同，以及为担保西北医生合伙人项目面临的风险的健康维护组织合同制定费用表。

就医管理委员会负责监测成本和医疗服务情况，其目标是减少成本差异和确保医疗服务的适当利用。该委员会会监测相关数据，如急诊就医情况、非卧床护理敏感病症的入院率和三级医疗机构服务利用率等。当发现异常值时，该委员会会从医生或体系方面纠正存在的相应问题。建立就医管理委员会是西北医生合伙人项目参与健康维护组织合同的必要条件，该委员会的活动范围将包括按西北医生合伙人项目"以价值为导向的"合同(如"医疗保险共享节余计划""医疗保险优势计划"和商业共享节余合同)中的类似效率指标进行绩效监督。

西北医生合伙人项目中的护理管理项目是为其所有支付方合同提供支持的核心职能之一，由注册护士组成，工作内容包括：识别高风险患者以及为他们制定护理计划并进行跟踪。该团队负责协调服务，识别和缩小服务差距，提供社会和社区资源来使患者拥有更好的健康状况，从而帮助管理这些患者。

对大多数人口健康管理组织来说，拥有独立的电子病历系统或医政管理系统平台，以其为基础提高人口健康管理的信息技术实力，是种奢望。作为一种产品，这些人口健康信息系统还有很多需要改进的地方。此类系统往往昂贵且难于安装，而且很少有供应商能够提供一种能满足医疗机构所有业务需求的产品。根据我们的经验，人口健康管理组织应采取以下目标：确定指标，使用现有技术，制定在3—5年内待该领域产品成熟后更换平台的计划。考虑到现有系统很可能在几年内被替换，在制定较长期的解决方案时，最好与供应商订立"即付即用"的合同，以使弃用成本降至最低。初创企业通常不会在运营的头一两年就达到"黄金标准"，所以应该要"臻于至善"。幸运的是，在西北医生合伙人项目中，一半以上的医生都使用同一个电子病历平台。平台的统一使得西北医生合伙人项目能够建立一套注册信息和通信手段，更有效地弥补服务差距并协调医生之间的服务。西北医生合伙人项目还成功地建立了一个流程来引入外部数据，以提供一个统一的数据库，从而可以评估和分析全部人口。

医生网络("分配系统")

在整合医生网络时，通常有两个主要考虑因素：网络充裕度和成员期望。随着项目日趋成熟和复杂，人口健康组织对这两方面的需求将随着时间的推移而变化。网络充裕度是一个概念，其起源可追溯到健康维护组织：一个组织的网络在相应的医学专科和地理区域内是否拥有数量符合最低标准的医生，足以向市场展示其作为一个综合型医疗网络能够满足其负责的患者的大多数需求？成员的资格要求也会随着时间的推移而变化，但其宗旨是规范化网络中"良好公民"或"合格成员"的行为要求。成员资格标准远远不止满足基本的评审标准。

评审标准通常只设定了加入的最低门槛，以淘汰处于钟形曲线底端的5%的申请者。此外，在制定成员资格标准时，应使其描述出成为医生合伙人群体的一分子的要求是什么。这些标准应同样适用于聘用医生以及单独执业的医生。西北医生合伙人项目的原则始终是“与雇佣性质无关”；换句话说，从人口健康管理项目的角度来看，无论医生是受雇于该系统还是单独执业，都无关紧要。西北医生合伙人项目关注的是所有医生成员的“相互依存”。

西北医生合伙人项目能够让大量医生加入的一个方法是，让成员资格成为网络中医生加入母公司员工福利计划的必要条件。西北医生合伙人项目在相当短的时间内就招募到了医疗保健系统中为近八成患者服务的医生。

西北医生合伙人项目医生网络的发展始于由系统聘用的医生构成的核心群体，这些医生共用一个电子病历平台。这些受雇医生之前已与健康维护组织签订涵盖部分风险担保合同，该合同随后被转让给了西北医生合伙人项目。作为转让关系的一部分，西北医生合伙人项目公开招募社区单独行医的医生，在9个月内将网络中医生的数量从260名增加到了550名。

最初，西北医生合伙人项目是为满足健康维护组织产品的网络充裕度要求和对初级保健医生的大量需求而制定医生招募目标的。此外，西北医生合伙人项目的医生网络当时还必须具有由专科医生、亚专科医生以及第三级医疗服务构成的适宜的网络。由于西北医生合伙人项目与两家第三级医疗机构（一家成人医学中心和一家儿科医院）有着密切的合作关系，同时，西北医生合伙人项目所在医院已有强大的专科人脉，西北医生合伙人项目网络才能迅速地建成。

起初，西北医生合伙人项目成员资格要求是，医生必须在西北医生合伙人项目的核心医院工作。西北医生合伙人项目成员管理委员会的成立宗旨是满足支付方认证对其的所有要求。西北医生合伙人项目还获得州政府豁免政策，允许其每两年进行一次重新认证，与医院重新认证周期同步，而不是像对伊利诺伊州管理型医疗机构要求的那样每三年认证一次。这大大减轻了西北医生合伙人项目成员医生的行政负担。目前，西北医生合伙人项目除了一个签约支付方外，其他所有支付方都授权西北医生合伙人项目进行认证，这使得西北医生合伙人项目能够迅速将新成员纳入其网络。授权认证使西北医生合伙人项目能够加速巩固其医生网络。

获得患者以进行管理（“客户”）

与其他刚成立的组织相同，西北医生合伙人项目有两个现成的患者来源：

其母公司自身健康福利计划和医疗保险共享节余计划的参保者。通常,医院和医疗系统是其服务领域内最大的一家用人单位。医生已经在为将要划归给责任制医疗机构的医疗保险受益人提供医疗服务,因此他们通常很了解这些患者。对于那些从责任制医疗机构的常规工作(例如,管理登记的某种疾病患者和运营护理管理计划)中受益最多的患者来说,更是如此。

通过围绕这两类限定的受众构建初始项目,西北医生合伙人项目能够迅速达到"足够的规模",足以构建和测试项目基础设施(比如医生结果报告及其护理管理项目),并让医生参与该项目的管理活动。

通过签订西北医生合伙人项目医生参与协议,西北医生合伙人项目作为其成员医生的代理人与支付方协商签订了团体合同。因此,西北医生合伙人项目得以扩大其健康维护组织业务,并作为责任制医疗机构和伊利诺斯州医疗救助责任制医疗实体机构,迅速加入了医疗保险共享节余计划,同时还与母公司签订了员工医疗管理合同。经过这样迅猛的发展,西北医生合伙人项目管理的消费者数量在不到一年的时间内便达到了 4 万名。

刚成立的组织应该记住,与地区支付方的对话永远不会太早,甚至在其刚刚开始制定人口健康管理项目时就应开展交流。通过与支付方谈论组织愿景,可以借机判断支付方对此是否兴趣,并在早期相应地调整计划。在与这些支付方交谈时,应对他们提供的"以价值为导向的"项目进行盘点,索取并审查他们为这些项目制定的"标准"合同,并收集这些项目跟踪的一系列质量指标。应了解支付方选择了哪些指标,这样可以为自身日后的指标选择提供依据。这也是一个好时机,可以讨论项目运行所需数据类型,并衡量支付方是否愿意允许数据共享以帮助实现你们的项目目标。根据我们的经验,即使是从自己的医疗保险第三方管理公司或支付方来获取自己员工的数据,可能都很棘手。

案例研究四:改善服务协调的跨学科模式:拉什大学医疗中心的过渡诊所

维迪雅·查克拉瓦蒂,里贾纳·查克拉瓦蒂和克里斯托弗·M·诺兰(第一作者);罗宾·L·戈尔登和安东尼·J·佩里(第二作者)

背景

拉什大学医疗中心位于伊利诺伊州芝加哥市,是一家拥有 664 个床位的学术医疗中心。拉什大学医疗中心的许多工作都得到了全国的认可，它的使命是“通过整合卓越的医疗、教育、研究和社区伙伴关系，为个人和各类社区客户提供最佳的医疗保健服务”。该使命最近进行了更新，特别强调了“社区合作关系”，这是拉什在医疗保健环境变革形势下的重点工作。近年来，拉什积极与社区医疗保健提供者建立合作关系，以改善医疗服务的连续性，减少不必要的再入院率，并促进与初级保健机构的友好交接。拉什新近通过的愿景是“成为全国认可的医疗保健变革者”，为支持这一愿景，拉什于 2013 年 9 月创立了一种新的跨学科医疗模式——“过渡诊所”。过渡诊所由一个“过渡医疗小组”组成，包括初级保健医生、注册护士、注册临床社会工作者和医疗服务引导者。在初级保健医生的带领下，该小组成员共同致力于为出院后一周内无法获得复诊预约的患者服务，并协助这些患者建立与初级保健医生的联系。在诊所开业后，拉什了解到，超过 90％的计划在诊所就诊的患者要么没有初级保健医生，要么在过去一年内没有都没有看过初级保健医生。

过渡诊所的目标是：填补出院和初级保健复诊之间的空窗期，在患者的健康恢复到基线水平的过程中为他们提供支持。在过渡医疗小组的帮助下，诊所与患者合作，确定其健康知识和资源的缺口，并使患者在下一次复诊之前有能力进行自我健康管理。过渡医疗小组确保完成其诊所过渡性就诊的大多数患者转诊至合适的医疗之家，以建立长期的初级保健关系。通过更好地管理出院后医疗服务、提高可及性以及建立初级保健关系，过渡医疗诊所已经帮助降低了共计 14％的患者再入院率。

案例

弗雷德走进拉什大学医疗中心的急诊室，因为他也不清楚还能去哪里。在过去的两周内，他感到全身疼痛、虚弱和呼吸急促。他才 36 岁，怎么会这样呢？他所记得的唯一病症是听医生说他有高血压，但他确信医生在夸大其词。他的血压有点高有什么大不了的？它最终会下降，对吧？比起购买那些医生让他服用的昂贵药物，付房租和买食物重要得多。

等了一会儿后，弗雷德被叫回了检查室。护士接待了他，然后开始帮他量血压。当血压袖带中的最后一点空气被挤出后，护士看了看血压计，担忧地皱了皱眉。她又试了一遍，得出了相同的数值：198/128mmHg。于是，弗雷德因高血压被立即收治入院。

弗雷德在医院的病床上安顿下来，与多位医生交谈后不久，就很高兴地见到了莎拉——一名患者病历管理员。她非常友善，询问了他一些关于工作、家庭生活以及交通工具的问题。她似乎很担心弗雷德，但是他一直都是这样生活的，没觉得少了什么。由于收入有限，所以他只把钱花在必要的地方。

这时，库珀医生进入了房间，她证实了莎拉的担忧，确实发现弗雷德在医疗上有所欠缺。库珀医生注意到，弗雷德没有固定的初级保健医生。由于弗雷德的医疗保险并不在医疗服务网络范围内，她担心不会有医生定期监测弗雷德的血压和整体健康状况。在书写弗雷德的医疗记录时，库珀想起最近听到过的过渡诊所的介绍，这是一种新型的跨学科医疗服务模式，可以用来帮助弗雷德这样的患者。她随即通过电子病历系统给诊所发了一条信息，申请在弗雷德出院后尽快为他安排预约。

过渡诊所的医疗服务引导员贝蒂立即收到了库珀医生的这条信息，并在弗雷德出院四天后安排他到诊所就诊。不久，该诊所的社工琳达发现弗雷德的就诊预约信息出现在诊所接下来的日程之中。她彻底检查了弗雷德的就医记录，发现他已提早一天出院，因此可能需要协助他进行药物和整体健康状况的自我管理。琳达随即打电话给弗雷德，确认他接下来的需求，并确保他会在不久后前来就诊。在这段漫长的谈话中，弗雷德告诉琳达，他再也不想体会那种难受的感觉了，但他不明白疼痛和呼吸急促与高血压有什么关系。弗雷德也不明白为什么服药很重要。即使他知道服药很重要，他也不清楚怎样才能找到一个便宜的医生。

琳达非常认真地倾听了这些话，对弗雷德强调了药物依从性和有固定初级保健医生的重要性，这两者都有助于确保弗雷德不会沦落到要去急诊室的地步。她对弗雷德的生活安排和资源缺失有了更多的了解，并引导弗雷德在复杂的医疗体系中(以适合自己的方式)顺利就医。

琳达不辞辛劳地与弗雷德和过渡医疗团队的其他成员一起合作，帮助他找到了一家联邦政府认可的医疗中心，该中心离他家很近，最能满足他的医疗需求。她还安排了一次新的就诊预约，并向他提供了所有必要的信息，包括医生的姓名、诊所地址、电话号码和就医指导——所有信息都以易于阅读的形式提供。在见到琳达和过渡医疗团队之前，弗雷德认为拥有定期联系的医生对那些无法负担得起的患者来说是一种奢侈。他从来不知道有“联邦政府认可的医疗中心”这种平价医疗选择。有了正确的知识和资源，弗雷德认识到医疗保健服务确实是可及的——为此,他感谢这个被称作过渡诊所的地方。

自从去了过渡诊所之后,弗雷德再也没有去过急诊室或医院,而是与一位新的初级保健医生建立了关系,该医生定期监测弗雷德的血压。而且,正如琳达承诺的那样,弗雷德再也不会有当初走进拉什大学医疗中心急诊室时出现的那种难受的感觉了。

(请注意,所有人物姓名均属虚构。)

结论

世界上有太多像弗雷德这样的人,随着国家越来越重视解决不断上升的医疗成本、减少分散化的医疗服务和预防慢性疾病等问题,我们都必须尽自己的一分力量来改善人口的整体健康状况。拉什医疗中心不仅出资建立了过渡诊所来帮助缓解这种需求,而且还投资了许多其他项目来改善其自身以及芝加哥地区更大范围的患者群体的健康状况。拉什的人口健康计划之一包括加入医疗之家网络责任制医疗机构。该机构是一个由医院及医生主导的网络,由芝加哥西部和南部的医院和联邦政府认可的医疗中心组成,旨在改善医疗救助患者的医疗协调服务。拉什还开发了高级衔接协调项目,该项目旨在将患者与初级保健医生联系起来,帮助他们满足医疗保健需求,从而减少再住院现象。

为了向弱势群体提供最佳医疗保健服务,拉什和许多其他医疗机构需要完成的工作还有很多,上面的工作只是其中的一小部分。为了实现向我们所服务的个体和各类社区提供"最佳医疗保健服务"的使命,我们必须共同努力,不仅要创造机会,还要提供持续的富有人文关怀且协调一致的服务。

案例研究五:信诺集团合作性医疗服务

彼得·W.麦考利,理查德·D.萨尔蒙和哈里特·沃尔什

在信诺医疗集团,我们已经认识到并花费了大量时间来反思这样一个事实:美国当前的医疗体系是根据提供的医疗服务的数量而不是价值或质量来计算医生和医疗机构酬劳的。事实证明,这种传统医疗模式会导致质量低下、成本高昂、患者满意度低。据估计,质量低下和浪费性医疗支出占美国所有医疗支出的30%。[1] 目前,医疗体系存在两个关键性缺陷,这些缺陷是本可避免的医疗成本产生的根源。第一个缺陷是,当前体系是按服务数量而不是取得的服务结果的质量来计酬的;第二个缺陷是,由于医疗服务的分散化,医生通常缺乏所需的信息来为患者做出最有效、最高效的医疗决策。如果不了解患者的整体医疗体验(包括医疗欠缺、近期住院史、用药和专科治疗等情况),即意味着医生所掌握的信息往往是不完整的。

信诺医疗集团致力于创建按质量结果计酬的模式以弥补这些缺陷,并向医务人员提供实现这些结果所需的信息和支持。

2008年,信诺医疗集团首次与新罕布什尔州的达特茅斯希契科克(Hitchcock)医院达成了首个责任制医疗机构,称其为"信诺合作性医疗服务"的协定。我们现在在美国签订了100多份这样的协定。创新让信诺尝到了成功的滋味,同时也明白了如何支持合作团队迈向成功。

我们精心挑选了拥护并遵守循证医学准则的大型医生团体,采用了按价值计酬的模式,致力于推动在医疗管理的团队理念中使用助理医师,并且对医疗服务(如安装电子病历系统)进行了投资。

在与"信诺合作性医疗服务"团体合作时,我们会先针对划归给该团体的信诺医疗集团特定患者人群(通常至少5000人),进行医疗效率(成本)和医疗质量(结果)诊断性评估。通过这一评估,信诺医疗集团与"信诺合作性医疗服务"团体就哪些方面表现良好、哪些方面有待改进达成一致。这些有待改进的方面将被编入"重点行动方案"。"重点行动方案"是通往成功的路线图,使我们能够在规定的时间内齐心协力,做到在提升质量结果的同时降低医疗成本。举个例子,我们中西部的一个"信诺合作性医疗服务"团体在使用我们提供的数据时发现,他们的信诺医疗集团患者因充血性心力衰竭和哮喘等疾病去急诊室就医的比率高于市场水平。为了解决这个问题,他们增加了患者获取初级保健服务的机会。具体措施是:初级保健医生晚上、周六下午和周日上午加班,力求每周在正常接诊时间的基础上再增加8小时坐诊时间。

信诺合作性医疗服务团体认可"重点行动方案"后,我们将持续提供可操作的、针对特定患者群体的信息,以帮助信诺合作性医疗服务团体实

---

① 循证分析得出的医疗服务的差距,是普遍的研究结论。Health Leaders Media,2011年1月28日。

现这些改进。这些信息包括报销数据，如医疗服务缺口、最近住院治疗数量、急诊就诊数量、处方使用情况等。共享这些信息是为了向信诺合作性医疗服务团体指明哪些患者群体的风险最大，并有可能导致高成本，让他们知道为避免这些成本并改善结果而需要采取措施的对象，并确定措施的内容。

我们每个季度都会与信诺合作性医疗服务团体面谈，审查其成本和质量绩效指标，从而评估这些团体在实现改进目标上取得的进展，以及这些改进目标与当地市场同行的比较结果。除了这些季度会议，我们每月还会召开运营会议，以支持和维护有关协作关系的运营基础设施。

最后，我们每季度举行学习合作会议，让所有的信诺合作性医疗服务团体有机会互相学习，分享最佳实践案例。

信诺医疗集团以高标准严格要求信诺合作性医疗服务团体，但也积极推动彼此的合作，以支持信诺合作性医疗服务走向成功。除了前面讨论的范围之外，我们还提供如下服务：

- **临床资源**：我们帮助医生确定具体的质量和医疗成本性能改进的机会、提供指导和建议，以助其取得更好的结果；
- **与临床项目的整合**：通过我们，医生比较容易将患者接入信诺现有的健康改善项目，如病历管理和疾病管理，这有助于改善患者的健康结果；
- **与嵌入式医疗服务协调员共享信息**：通过可操作的、针对特定患者群体的数据，我们授权并培训合作伙伴的工作人员，使他们成为专门的患者/客户医疗服务协调员。这些协调员使用信诺提供的数据来规划和协调循证医疗计划，并进行跟进以确保这些计划得到顺利实施；
- **经济激励措施**：如果信诺合作性医疗服务团体提高了质量，减少了医疗总成本，并且成本趋势低于当地市场同行，信诺合作性医疗服务团体将可获得节余资金的一部分，作为绩效酬劳。通过我们提供的数据和信息，信诺合作性医疗服务团体能将这种绩效酬劳直接与医生的绩效挂钩，这样团体中每个成员都是根据取得的成果决定激励的多少。这样的安排能不断加速从按服务付费到按绩效计酬的转变过程。如果质量没有提高，则无论对医疗成本走势有何影响，信诺合作性医疗服务团体都不会获得绩效酬劳。

这种方法在降低医疗总成本和提高医疗质量方面很有成效。我们公布的结果显示：加入“信诺合作性医疗服务”两年或两年以上的团体的平均医疗总成本比市场平均水平低2%，平均质量比市场平均水平高2%，医疗总成本趋势比市场水平低1.1%。

这里列举其中一个成功案例：某团体在2013年延长坐诊时间，推行嵌入式医疗服务协调员外联服务及24小时分诊服务。得益于这些举措，每千人急诊量比2012年下降了17%，每千人可避免的急诊量比2012年下降了15%，与2012年相比，每千人严重病情急诊量比2012年下降了30%。

有一个信诺合作性医疗服务团体专注于乳房X光检查和糖尿病患者眼科检查，其在乳腺癌筛查方面的表现比市场水平高出5%，在糖尿病患者视网膜病变筛查方面的绩效比市场水平高出9%。有一个信诺合作性医疗服务团体实施了一项关于紧急医疗服务的有效利用患者宣教项目后，其每千人可避免的急诊量降低了26%，总急诊支出比市场水平低15%，总体成本趋势优于市场水平。

很多大型医生团体都参与了我们的信诺合作性医疗服务，信诺集团20%的高风险患者在这些医生团体处接受治疗。现在，我们正着手扩大该项目的范围，拟纳入占医疗总支出57%的专科医生，信诺集团有患病风险的客户每年接受治疗的25%的医院，以及就诊的40%的小型医生团体。在过去的7年里，我们收获颇多，相信我们已经为未来的成功做好了准备。我们深感自豪，我们已有诸多成果公之于众并受到外部各方认可，例如2014年11月发布的《2014年支付方责任制医疗机构能力研究报告》称，信诺集团的责任制医疗机构数量始终在全美名列前茅，同时在为合作伙伴提供有力支持(包括可靠数据)的方面也表现一流。

案例六：以患者为中心的医疗之家

凯瑟琳·迪莫，阿比盖尔·博耶和特伦斯·墨菲

拉什医疗中心

为了制定医院服务管理框架，我们选择在七家医院创建“以患者为中心的医

疗之家”。我们使用“以患者为中心的医疗之家”结构是希望更好地管理慢性病并减少过度就医造成的浪费。我们确定了两家医院作为嵌入式护理管理的试点医院，这类管理人员将协助患者管理事宜。基于慢性共病的风险分层被用于识别患者并进行干预。

我们还制定了人口管理登记制度，以识别慢性病控制不良和就医率高的患者群体。我们指定两家医院设立嵌入式护理管理人员，以提供病例管理服务。服务管理人员使用内部开发的模型来识别相应的患者，在医疗机构以外帮助这些患者，并助其完成医疗协调服务登记。

- 识别的慢性疾病包括：糖尿病、哮喘、高血压、高脂血症。
- 2014 年，这些医院有 210 名患者(患者总数 395 名)接受了医疗管理服务(总共识别出 515 名慢性病患者)。

登记后，患者可在医生诊室与医疗服务管理员面谈，或通过电话商讨后续医疗事宜。医疗服务管理员负责制定“诊前规划”，在患者如期就诊前交由医生审核。诊前规划会概述患者的总体健康状况，回顾确立的治疗目标和最近的化验结果，并提醒医生预约必要的化验、筛查和免疫接种。接着患者会如约前来就诊，医疗服务管理员可以陪同，以促进医生和患者之间的有效沟通。在两次就诊之间，医疗服务管理员应通过电话或电子邮件询问患者近况，以确保患者依从治疗方案，并扫除治疗道路上的绊脚石。所有的医疗服务管理员都可以获取特定病症的临床路径，从中了解能提供理想治疗服务的最佳做法。

这些指南讨论的主题包括健康维护、饮食和锻炼、药物依从性和自我监测依从性等。

结果表明，与符合该项目纳入标准但拒绝参与该项目的患者组成的对照组($n=102$)相比，积极接受管理的患者组($n=178$)的急诊和住院次数更少，但会较频繁地去诊室就医。

“以患者为中心的医疗之家”的主要目标人群是未受管控的糖尿病患者[糖化血红蛋白≥8.0]。与对照组相比，“以患者为中心的医疗之家”患者组的平均糖化血红蛋白较低，在糖化血红蛋白控制方面取得显著进展。

在两年多的时间里，患者在急诊服务的使用和住院方面均有持续降低，门诊就诊次数则有所增加。此外，接受医疗服务管理的人群的血糖控制也有所改善。

参考文献

1. Couch CE, Winter FD, Jr., Roberts WL. Engaging STEEEP care through an accountable care organization. In: Ballard DJ, Fleming NS, Allison JT, Convery PB, Luquire R, eds. *Achieving STEEEP Health Care*. Boca Raton, FL: CRC Press; 2013: 217–226.
2. Baylor Scott & White Quality Alliance, Value Report, 2014.
3. Baylor Scott & White Quality Alliance. Leadership. http://www.baylorquality-alliance.com/leadership/Pages/leadership.aspx. Accessed January 19, 2015.
4. Terry K. Health IT: The glue for accountable care organizations. Four big systems show how they're using EHRs, connectivity, and data warehouses to drive ACOs. *Healthcare Information*. May 2011; 28(5): 16, 18, 20 passim.
5. Couch CE, Winter FD, Jr., Roberts WL. Driving STEEEP care across a physician provider network. In: Ballard DJ, Fleming NS, Allison JT, Convery PB, Luquire R, eds. *Achieving STEEEP Health Care*. Boca Raton, FL: CRC Press; 2013: 99–112.
6. Kennerly D, Valdes M, Nicewander DA, Green RT. STEEEP analytics. In: Ballard DJ, Fleming NS, Allison JT, Convery PB, Luquire R, eds. *Achieving STEEEP Health Care*. Boca Raton, FL: CRC Press; 2013: 75–80.
7. Couch CE. Why Baylor Health Care System would like to file for Medicare Shared Savings accountable care organization designation but cannot. *Mayo Clinic Proceedings*. Aug 2012; 87(8): 723–726.
8. ABIM Foundation. Choosing Wisely®. http://www.choosingwisely.org/. Accessed May 15, 2013.
9. Baylor Scott & White Quality Alliance. Baylor Scott & White Quality Alliance (BSWQA) First Year Results Point to Future Success in Population Health Management. BID HTPN_2167 8.142014.
10. Mant J. Process versus outcome indicators in the assessment of quality of health care. *International Journal for Quality in Health Care*. Dec 2001; 13(6): 475–480.
11. Furrow BR, Greaney TL, Johnson SH, Jost TS, Schwarts RL. *Introduction to Health Law and Policy. The Law of Health Care Organization and Financing*. St. Paul, MN: Thomson West; 2008: 1–95.
12. Berenson RA, Provonost PJ, Krumholz HM. Achieving the potential of health care performance measures. *Timely Analysis of Health Policy Issues* 2013. http://www.rwjf.org/content/dam/farm/reports/reports/2013/rwjf406195. Accessed February 4, 2014.
13. da Graca B, Filardo G, Nicewander D. Consequences for healthcare quality and research of the exclusion of records from the Death Master File. *Circulation: Cardiovascular Quality and Outcomes*. Jan 1, 2013; 6(1): 124–128.

第十四章
未来医疗服务模式

乔治·梅泽尔

行文至此，希望笔者已令读者诸君信服：当前医疗模式下的服务系统是不可持续的。我们知道，这种服务体系低效、昂贵、被动（而不是主动），而且在许多情况下，不遵守循证医学。我们也知道，这种服务体系导致了医疗方面的巨大不平衡性，以及医疗资金和资源的浪费。同时我们还知道，为了让我们的国家具有竞争力，拥有强大的医疗保健体系、高效的生产力（工业）、幸福和“健康”的人口，我们必须进行改革。

正如我们所讨论的，当前体系是“不惜一切代价”按量计酬的。显然，我们必须采用不同的医疗计酬方式，而且大多数人认为，从以数量为导向到以价值为导向的支付趋势已经出现。我们必须按成果和效率计酬，并且必须利用患者的参与来实现这些成果。从图 14.1 中，我们可以一窥未来医疗模式的样貌。

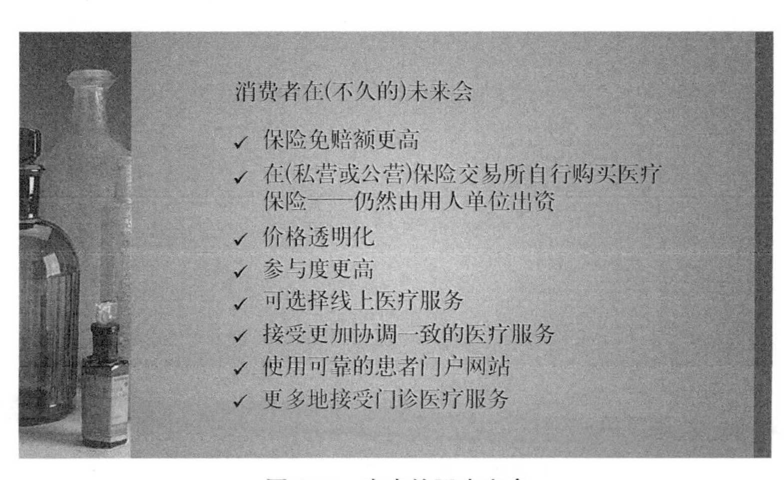

图 14.1　未来的医疗客户

在这方面，难点不在于我们的变革方向，而在于我们实现变革目标的速度。我们将借助两段医疗服务曲线来讨论这个问题。第一段曲线是我们当前的医疗体系曲线，多年来我们一直在试图扭转和改造该曲线。该曲线基于医疗的单位成本和服务量。虽然我们可能取得了一些成功，但大半只是在缓和趋势上的成功。我们只是减缓了医疗支出的增长速度。第二段曲线是一种不同的曲线，这是以价值为导向的支付曲线（人口健康曲线）。我们必须改变支付模式和服务体系才能达到第二段曲线——以创造价值（兼顾成本与质量）为本的曲线。至少在可预见的未来，这两种曲线之间的过渡期将存在不少挑战。这就像一只脚在码头上，另一只脚踩在船上一样。这一过渡期很难适应。这与 20 世纪 80 年代非常相似，当时的医院里，一部分患者的医疗费用是按人头付费的，另一部分患者的医疗费用是按服务付费的。这两种服务模式非常不同，并且很难同时存在于同一个医疗系统中（图 14.2）。这种过渡期会持续多久，我们不得而知，但很有可能会持续一段时间。大多数人认为，按服务收费的模式会逐渐式微，但无论如何都不会完全消失。按服务支付的特约医疗和以现金结算的医疗市场仍将存续。医疗保健行业非常庞大，拥有很多既得利益方，因此很难改变现状。

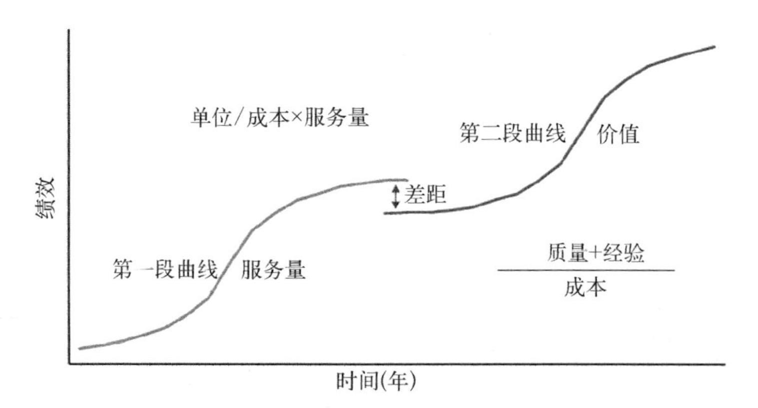

图 14.2　从数量到价值（改编自 Navigant Executive Summary: Our Point of View Regarding Alignment and Performance Effectiveness，2014 年 10 月）

在想象新的支付模式是什么样子前，可以先参考该模式的以下关键属性：

- 个体责任
- 统一的支付方式
- 医疗与沟通的过渡

- 个体层面和群体层面的数据
- 注重预防和早期干预
- 从治病体系转移至保健体系
- 为服务场所的循证医疗提供“决策支持”
- 透明的医疗服务价格和医疗保健信息
- 医生组成的领导班子

目前的许多趋势仍将继续。很多服务系统或侧重于纵向一体化，或侧重于横向一体化，随着这些系统的不断合并，医疗行业将持续得到整合。这是实现有效的医疗服务的关键所在。各个医疗实体不再通过提供服务自谋其利，新的无缝衔接的医疗服务体系将显著提高效率。商业上常有“三强鼎立法则”现象，笔者认为这在医疗行业同样存在。医疗机构不断并购与倒闭，直到最后每个地区只剩下三个主要竞争者，这是常有的事。医疗服务面临的更大挑战是，为了满足用人单位的需求，往往必须从国家层面考虑给付制度。这将需要国家更多地关注医疗服务运行状况。

在未来要面对的难题中，一个有意思的部分是支付方在该种新环境下将扮演什么角色。未来，支付方将被纵向整合进医疗服务系统，因此财务管理直接在医疗服务系统内部进行。目前，一些医保计划已开始致力于实现按价值支付的模式，而另一些医保计划则要么被医疗服务系统购买，要么购买医疗服务系统。很难知道政府将扮演什么角色。许多人认为我们正在慢慢向单一支付方的体系发展。

计酬模式将从按数量转向按价值，我们有望看到更多的捆绑式服务。在我们当前的医疗模式中，患者会分别收到医院、化验室、X光检查室、医生、放射科医生和其他医务人员的相同服务内容的账单。而将来，患者接受一次手术或医疗服务时只会收到一份账单，而提供服务的每名人员均将分别收到酬劳。对患者来说，这些服务将是无缝衔接的。我们也有可能会经历一段参照定价的时期，其间，特定诊疗流程的价格将是固定的。在这个薪酬体系中，任何超过规定价格的费用都需要由参保人员支付。透明度将是这个新模式的关键要素，它使患者能够清楚地了解医疗和服务的定价方式。

此外，公营以及私营医疗保险交易所的数量还将持续增长。新近颁布的法律可能会改变公营交易所的一些规则。然而，大多数人认为，随着公司和用人单位加入定额支付计划，私人交易所将会蓬勃发展。在这些医保计划中，用人单位将为雇员和/或其家属支付固定费用以使其获得医疗保障，如果他们想要更丰厚的医疗保险给付计划，需自行弥补差额。参保人员的共付额和免赔额也将很高并会继续上涨，使参保人员需自付一开始产生的医疗费用。这些高免赔额的保险计划或消费者导向的医疗保健服务有助于降低保费，但也给客户带来了医疗支出负担。未来，医疗保健服务将继续迎来这种大刀阔斧的“零售化”（表 14.1）。

表 14.1 不同的人口健康指标

指标	举例
总体	健康调整预期寿命 质量调整预期寿命 质量调整生命年 健康寿命年
健康状态	不良健康状况报告 免疫接种率 预防性健康筛查
心理状态	心理状态评分 自杀率 重度抑郁症人群占比
功能	成人残疾率 过去 30 天内的活动受限情况 成人肥胖症情况
不平等	不同地区的年龄和死亡率差异 不同性别、种族的死亡率对比 不同性别、种族的预期寿命对比
医疗服务可及性	有医疗保险的人口的百分比 有初级保健医生的人口的百分比
社会决定因素	平均受教育水平 吸烟率
成本	人均医疗总成本 生命最后 60 天的医疗成本 急症处理与预防的成本对比

（改编自 Parrish RG. *Measuring Population Health Outcomes*, July 2010; 7(4)及《2020 年健康国民》, 2013.）

三到五年内的愿景

三到五年内，医疗行业将持续变革，在此期间，以医生为中心的模式将不断地转向以患者为中心的模式。目前，大部分的医疗服务模式都是围绕着患者且只是围绕着“患者”来建立的。我们希望不再有候诊室，因为候诊对所有人来说都是一种浪费。医疗服务将持续朝门诊主导的方向发展，与住院服务及医院实现分离。医院将不再是医疗服务体系的中心，随着医疗资源的不断整合，一体化服务体系将不断发展。住院服务将主要由住院医生（包括普通住院医生及专科医生）管理。

随着患者的要求越来越高，对服务的期望越来越高，医生和诊所必须采取新的服务模式。这将推动与零售式诊所和其他机构的连接，这些诊所等机构将持续激增。如果沃尔玛和其他公司大举进军医疗服务行业，可能是种“破坏性的创新”。未来，床边检测和居家检测的情况会越来越多，患者/消费者将对医疗保健服务有更多的控制权。零售式诊所将继续发展，并整合进其他医疗社区，这些零售诊所将以各种零售网点的形式出现，并通过电子媒体与一体化服务体系相连。

强大的远程医疗将提供医疗信息、医疗保健就诊服务和持续随访。这些系统将能够监测血糖、血压、心律，检查肺功能和皮肤损伤情况（通过摄像头），从而跟踪居家慢性疾病患者的病情。未来，将出现更多的智能手机和智能手表应用程序，帮助个人跟踪自己的健康状况。医生以外的其他医务人员和社区卫生工作者将更多地参与医疗保健行业，以便在社区中提供医疗服务并降低医疗费用。真正意义上的社区医疗中心将不断发展，将患者与社区资源、教堂和宗教组织以及其他非传统资源捆绑在一起。

此外，为实现这三到五年内的愿景，还需要在信息技术领域取得重大进展。目前，大多数医疗保健体系都有许多不同的电子病历系统，其中许多系统彼此之间并未实现对接，也很少有主动的医疗信息交流。电子病历将越来越多地使用中间件，以实现系统间的通信。事实将证明，能够跨系统无缝获取患者信息将是一个巨大的竞争优势。此外，电子病历系统之间必须能实现跨地域和跨联盟通信。

医疗保健领域的另一个关键变革将是伴随侵权法重大改革而来的对法律体系的重塑。多年来，人们一直就这一问题的实际财政影响争论不休，而医疗服务提供者和患者也因为该问题面临着越来越大的压力。因此，未来必须建立一个公平公正的侵权法改革体系。

新的人口健康模式将针对纳入非传统患者而展开。非传统患者是指那些“健康”或未曾就诊过的患者。与传统意义上的健康人群相关的人口健康工作将侧重于预防保健和适当的行为改变，随着不断发展的经济模式的支持，该工作将逐步展开。另外，我们还需要一些医生以外医务人员的参与，他们将是新型医疗保健服务模式的一部分(图 14.3)。

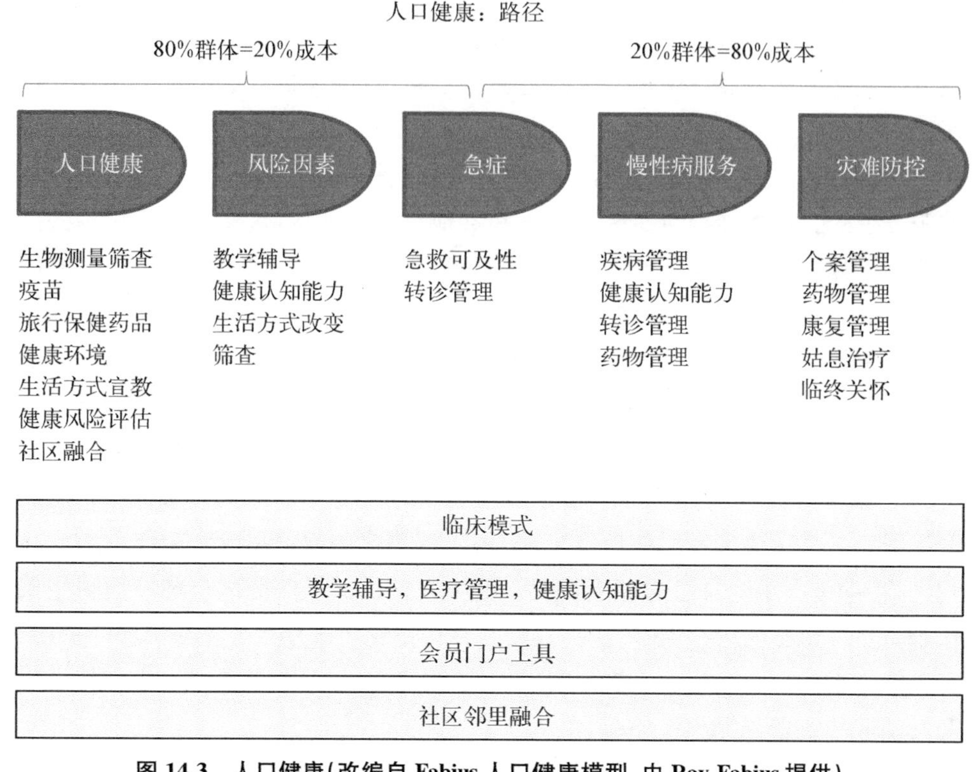

图 14.3 人口健康(改编自 Fabius 人口健康模型，由 Ray Fabius 提供)

五到十年内的愿景

消费者将发挥更大的主导作用，并在自己的医疗方面更有主动权。随着大部分医疗服务均能由患者在家自行管理，还将出现更多的颠覆性技术，因而他们将有能力与医疗保健提供者无缝沟通，并使用决策支持工具解读医疗信息。

政府必须解决的一个基本问题是，接受医疗服务是一项正当权利还是特权。随着《平价医疗法案》的合法性争议逐渐平息，这一基本问题将得到一定解释。接受医疗服务是一项权利还是特权，这个问题换言之，即纳税人是否会为那些负担得起医疗费用的人群支付部分医疗费用，这对于未来医疗服务发展方向至关重要。

与全国医疗服务网络结合进行发展的情况会更多。零售企业，如沃尔格林（Walgreens）、沃尔玛（Walmart）和类似企业，将与更传统的医疗服务系统进行强有力的整合。有意思的是，未来很可能出现这样的现象：实质上推动新的医疗模式的将是这些零售巨头，而不是当前的医疗服务提供模式。其中一些零售巨头可以轻易地改变医疗服务的过程和最终交付系统。技术将促成这些系统的无缝连接。价格将完全透明，并将实现捆绑支付，这样的话，如果患者接受核磁共振造影检查，就不会有核磁共振、医生读片和造影等各项费用账单。这种透明度会使价格竞争更加激烈，患者将能在完全了解医疗价格和效果的情况下购买医疗服务。我们甚至可能面临参照定价制度，在这种情况下，医疗服务的每段流程或每个部分的价格是由政府或其他支付方规定的。如果价格超过这部分可报销的定额，则患者必须承担差额。

医生和其他医务人员将成为医疗服务体系的一部分，并全部适用聘用制。这些体系将以团队方式提供医疗保健服务，并配备注册护士、医生助理、执业护士以及其他医务人员，这些人员均将在同一屋檐下工作。未来，医疗行业将持续整合，同时将有少数大型国有医疗系统以及一些大型地方医疗机构。

医疗服务体系将基于医疗价值和结果进行支付，而不再仅仅关注服务本身。鼓励消费者参与自己的医疗过程，并针对医疗支出和自身健康控制制定明确的经济和医疗奖励制度。

未来，“健康”将涉及更多方面，而不限于医疗；将更多地关注预防和保健，而不是“疾病”治疗。在姑息治疗和临终关怀（以及签署预立医疗指示/遗嘱）方面，将采用人们广泛接受的照护流程，患者意愿可以通过云系统或个人病历进行查询，个人病历也可以像信用卡一样由患者随身携带。

此外，通过云技术、便携式钥匙链或闪存盘，病历在服务系统之间的传输将变得更容易。这是目前医疗保险交易所将会带来的微小的进步。医疗系统将更多地与社区服务、家庭、教堂和其他社区服务相结合。

另外，在五到十年的时间内，纯粹从人口统计学角度来看，我们将有更多的老年人，特别是85岁以上的老年人。照护服务的众多环节都必须为这个年龄段量身定制，并重点关注一些老年功能模型。对于这个年龄段的人群而言，医疗系统关注的焦点应在于其是否感觉身体良好且人体机能处于较好状态，而不仅仅是延长寿命。

随着技术的发展，远程医疗和居家医疗将受到更多的重视。医生将通过远程电子医疗系统与患者沟通，同时许多就诊过程将通过远程医疗完成。

未来,电子病历系统将实现互通,并建立法定通信标准,以便医疗信息可以在任何需要的地方无缝流动。此外,为循证医疗决策提供支持的信息将不断丰富,这些信息会被直接集成到电子病历系统中,这样一来,鉴别诊断、治疗方案和循证医疗的相关信息将全部被直接集成到电子病历系统和药物管理模块中。

在医疗方面,新技术将聚焦个体患者,个性化的用药和医疗服务将成为常态。患者将接受基因组扫描,医疗系统将据此制定针对患者个人的用药方案,这类信息和计算机建模会用于实现个性化医疗服务,从而提供为患者量身定制的医疗服务。

总结

对于医疗变革的方向和变革后应达到的状态,很多人都有着相同的见解。他们之间的最大争议在于,该以怎样的速度进行这些变革,以及这些变革多久能实现。许多竞争性利益关系的存在可能会减慢医疗行业很多颠覆性革新的步伐。总而言之,推动这些变革的仍是供需经济学。我们实在无法继续负担不断上涨的医疗费用了(图 14.4)。

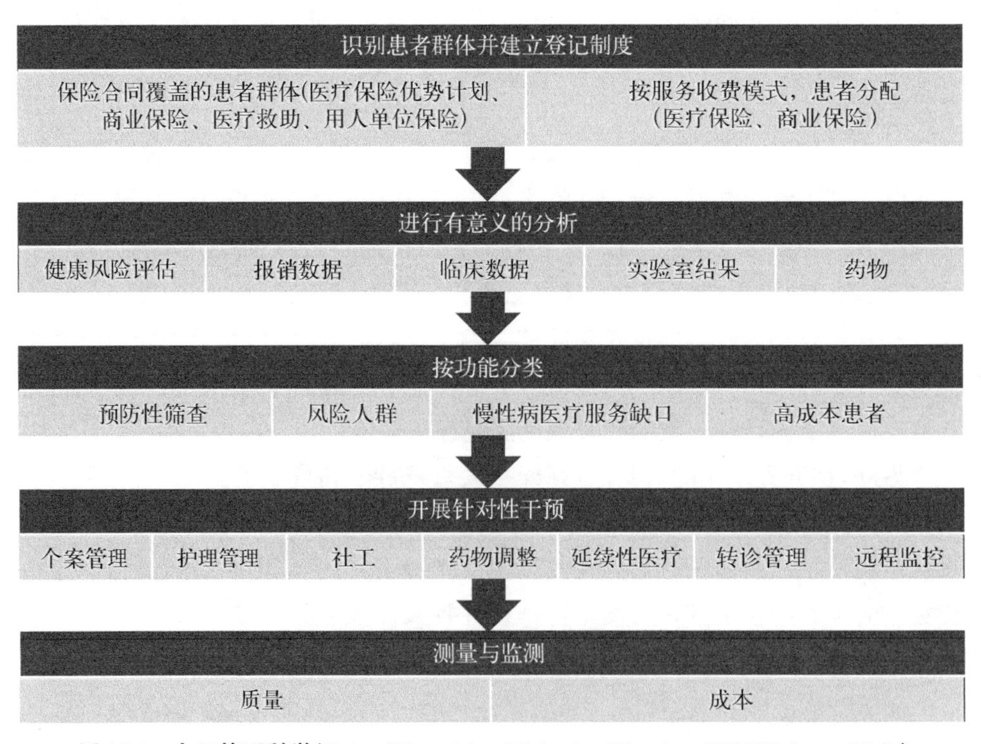

图 14.4 人口管理科学(Brian Silverstein, Managing Director, HC Wisdom, LLC.)

参考文献

1. Nash DB, Reifsnyder J, Fabius RJL, Pracilio VP. *Population Health Creating a Culture of Wellness*. Jones & Bartlett Learning 2011. www.iblearning.com.
2. Kue Young T. *Population Health Concepts and Methods*. Second edition. Oxford University Press, Oxford, 2005, pp. 392.
3. Health Care Transformation: First Curve to Second Curve Markets. HRET. Prioritizing Population Health Interventions from Data Aggregation to Actionable Insights. 2013 The Advisory Board Company. Advisory.com
4. HRET. Trends in Hospital-based Population Health Infrastructure. December 2013.
5. Moving Forward. Winter 2013. Executive Summary.
6. IHA Illinois Hospital Association, Commitment to Transformation, Navigating the Journey to the "NewH," IHA Transforming Illinois Health Care Task Force 2014.
7. Health Care Advisory Board. The Consumer-Oriented Ambulatory Network, Converting Patient Preference into Durable System Advantage.
8. HBI Cost and Quality Academy. Best Practices in Population and Disease Management, Engaging Patients to Ensure Adherence with Care Plans.
9. Porter ME, Lee TH. The strategy that will fix health care. *Harvard Business Review*, October 2013; 91(10): 50–70.
10. The Advisory Board Company, Health Care Advisory Board, Care Transformation Center, The Scalable Population Health Enterprise, Generating Clinical and Financial Returns from Cost-Effective Care Management.
11. Bodenheimer T. Coordinating care—A perilous journey through the health car system. *New Engl J Med*. Health Policy Report. March 6, 2008; www.nejm.org.
12. Bush H. *Caring for the Costliest*. H&HN; November 2012. www.hhnmag.com.
13. Larkin H. *Population Health*. Embracing Risk.
14. GovernanceInstitute.com. *Moving Forward*. Winter 2013. Executive Summary.
15. Silverstein B. Managing Director, HC Wisdom, LLC.
16. Parrish RG. Preventing chronic disease, *Measuring Population Health Outcomes*, July 2010; 7(4).
17. The Fabius population health model. *Population Health: Creating Cultures of Wellness*; 2nd edition, Jones & Bartlett Learning.